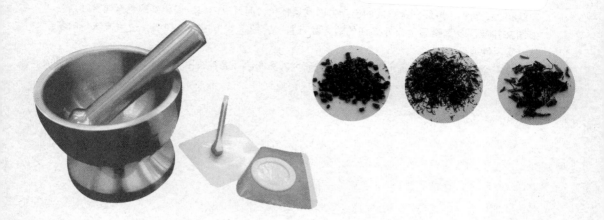

ZHONGYI TESE
TIEFU LIAOFA HE CHUFANG

中医特色
贴敷疗法和处方

《中医外治杂志》◎组织编写　　　朱庆文 ◎主编

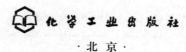

化学工业出版社

·北京·

贴敷疗法是传统中医外治方法的一种，数千年来一直应用于中医临床，具有使用方便、疗效突出等优点。"三伏贴"疗法作为贴敷疗法的一种，已被广泛应用。贴敷疗法在外科、骨伤科、皮肤科、五官科、肛肠科等疾病的治疗方面独具特色，而且对内科、妇科疾病也有显著疗效。本书图文并茂，收集整理了疗效确切的验方数百首，介绍了处方组成、制法和使用方法，内容丰富，实用性强。

本书适用于临床各科医师、药师和相关研究人员阅读，尤其适用于基层医疗机构从业人员选方疗疾。

图书在版编目（CIP）数据

中医特色贴敷疗法和处方/朱庆文主编 . —北京：化学工业
出版社，2017.1 （2025.1重印）
ISBN 978-7-122-28536-2

Ⅰ.①中… Ⅱ.①朱… Ⅲ.①中药外敷疗法 Ⅳ.①R244.9

中国版本图书馆CIP数据核字（2016）第277045号

责任编辑：陈燕杰　　　　　　　　　　　　　　　装帧设计：韩　飞
责任校对：宋　玮

出版发行：化学工业出版社（北京市东城区青年湖南街13号　邮政编码100011）
印　　装：河北延风印务有限公司
710mm×1000mm　1/16　印张17　字数293千字　2025年1月北京第1版第13次印刷

购书咨询：010-64518888　　　　　　　　　　售后服务：010-64518899
网　　址：http://www.cip.com.cn
凡购买本书，如有缺损质量问题，本社销售中心负责调换。

定　　价：49.80元　　　　　　　　　　　　　　版权所有　违者必究

本书编写人员

主　　编　朱庆文

副主编　杜　红　袁丽莎　申萌萌　刘桂廷

编写人员　朱庆文　杜　红　袁丽莎　申萌萌

　　　　　刘桂廷　张慧芳　张明敏　赵丽红

　　　　　李健保　王醊恩　李　昕　张燕霞

前言

　　贴敷疗法是以中医基本理论为指导，将中药制成适宜的制剂形式，施于皮肤、孔窍、腧穴或病变局部的治疗方法，属于中医外治法的药物外治法范畴。贴敷疗法包括敷法和贴法，敷法的药物一般没有和皮肤的黏合力，需要用辅料调和药物，使其和皮肤贴合；贴法的药物制剂一般有自黏力，很容易和皮肤贴合，如黑膏药、橡胶膏等。

　　贴敷疗法是中华民族传统的中医疗法之一，其历史悠久，临床应用广泛。贴敷疗法具有"简、便、廉、验"的特点，深受患者喜爱。

　　贴敷疗法适用于临床各科疾病，不仅在外科、骨伤、皮肤、五官、肛肠等科疾病的治疗方面独具特色，而且对内科、妇科疾病也有显著疗效，尤对老幼虚弱之体、攻补难施之时、不肯服药之人、不能服药之症，更有内服法所不具有的诸多优点，故贴敷疗法从古至今一直受到临床医家关注。随着一些内服药物毒副反应、耐药性等问题的出现，中药贴敷疗法越来越受重视。

　　在祖国医学历史上并无贴敷疗法的专著，其内容散见于历代的医籍著作中，至清代吴师机《理瀹骈文》集贴敷疗法之大成，标志着本疗法的临床应用达到了比较完善的水准。1991年起《中医外治杂志》的公开出版发行为贴敷疗法的传播和交流提供了平台。贴敷疗法的一些内容已经形成很有特色的疗法，比如敷脐疗法、膏药疗法等。随着新材料不断出现，新的药物加工分离方法得以应用，贴敷疗法也随之不断发展。在国家中医药政策的扶持下，"三伏贴"在全国得到了推广应用，这也正是中医外治法发展的成果。

　　为系统总结近二十年来贴敷疗法的成就，促进包括贴敷疗法在内的中医外治法的发展，为广大基层医务工作者提供贴敷疗法的指导，我们组织编著了本书。本书分基础篇和临床篇两大部分，基础篇介绍了贴敷疗法的概念及历史沿革，贴敷疗法作用的机理，贴敷疗法常用的八种剂型，以及在贴敷疗法操作使用过程中的注意事项。临床篇重点介绍各种贴敷疗法在临床不同科别的应用。本书所选病种多为临床多发病、常见病，选方时围绕临床实用为主，所选方药及操作使用方法描述尽量详尽，一些偏方、验方我们也收录进来，以方便临床工作者参考使用。

　　本书是在2008年出版的《常见病敷贴实效方》基础上，结合近年贴敷疗法的优秀成果，进行删补整理而成。

　　由于作者水平有限，本书内容不足之处在所难免，恳请读者批评指正。

编　者

2016年11月

目录

基础篇

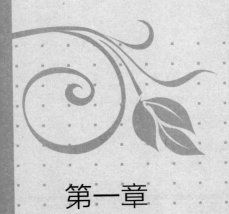

第一章

概　述

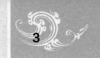

　　贴敷疗法又称外敷疗法、外贴疗法等，较口服药物为简便、实用，属于中医外治法范畴，是我国劳动人民几千年来在同疾病作斗争中总结出来的一套独特的、行之有效的治疗方法。贴敷疗法是以中医基础理论为指导，将药物提取物或生药细末，与各种不同的辅料一起制成膏糊状制剂，贴敷于所需的皮肤、孔窍、穴位，以治疗疾病的方法。病多从外入，医有外治法以应之，故先取其外。病亦生于内而形诸外者，亦可以外治，非外者不能治内，此贴敷所由来也。贴敷疗法可使药物有效成分直达皮肤病灶处发挥作用，还可通过穴位使药性通过皮毛腠理而由表及里，循经络传至脏腑，以调节脏腑气血阴阳，扶正祛邪，从而治疗疾病。

　　贴敷疗法源远流长，疗效显著。早在远古时期，人们就已经学会用泥土、草根、树皮外敷伤口止血；在《周礼·天官》中就记载了治疗疮疡常用的外敷药物法、药物腐蚀法等。在《帛书·灸经》中（1974年在湖南长沙马王堆三号汉墓出土的文物）就有"蚖……以蓟印其中颠"的记载，即白芥子捣烂外敷百会穴，使局部皮肤发红，治疗毒蛇咬伤。春秋战国时期，在《黄帝内经》还有"桂心渍酒，以熨寒痹"，用白酒和桂心涂治风中血脉等记载，被后世誉为膏药之始。

　　汉晋时期，随着针灸学发展，外敷法和经络腧穴的特殊功能结合起来，使贴敷疗法得到了长足的发展。晋代葛洪《肘后备急方》载有穴位贴敷疗法的方剂："治疟疾寒多热少，或但寒不热，临发时，以醋和附子末涂背上"；治面神经麻痹"乌头研末，以鳖血调散，待正，则即揭去"。书中载用鸡子、白醋、猪脂、水、蜜、酒等作为外敷药和调和剂，并首次记载了用生地黄或天花粉捣烂外敷治伤；用软膏剂贴敷疗金疮，并收录了大量外用膏药，如续断膏、丹参膏、雄黄膏、五毒神膏等，注明了具体的制用方法。其用狂犬脑外敷伤口治疗狂犬病的方法，为中医免疫学的早期实践。

　　隋唐以后，贴敷疗法在临床上得到大量应用。最早的儿科专著，隋代《颅囟经》共载医方56首，属外治法的方剂28首，其中就有外敷法的应用。唐代孙思邈《备急千金要方》的风毒脚气治法中记载有外用膏药8首。宋代王怀隐《太平圣惠方》谓："治疗腰脚风痹冷痛有风，川乌头三个去皮脐为散，涂帛贴须臾即止。"明代朱橚《普济方》谓："鼻渊脑泻，生附子末、葱涎和如泥，贴涌泉穴。"明代李时珍《本草纲目》中记载了很多敷药疗法，如药敷神阙治水肿法等，为人们所熟知和广泛采用。

　　虽然贴敷疗法在明代以前有大量应用，但其应用范围和理论基础并不十分明确，纵观整个贴敷疗法的发展历程，鼎盛时期及理论成熟应属清代。在这一

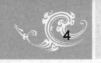

时期，贴敷疗法的发展以膏药的应用为代表。对于膏药，清代名医徐灵胎曾谓："用膏贴之，闭塞其气，使药性从毛孔而入其腠理，通经贯络，或提而出之，或攻而散之，较之服药尤有力，此至妙之法也。"这一段论述已较明确地阐述了贴敷疗法皮肤吸收的机制。

吴尚先将从事研制膏药等外治法所获的丰富医疗经验，进行了系统的总结，编撰成《理瀹骈文》（又名为《外治医说》），是一部以中医学理法方药为理论依据，而以外治法为主要内容的临床著作。这应该是我国早期的外治经皮吸收理论，使贴敷疗法达到更为完善的水平。

目前，随着中医外治法的发展，贴敷疗法得到更广泛的应用和全新发展。很多关于贴敷疗法的著述出版，《中医外治杂志》的公开出版发行，为贴敷疗法的发展交流提供了平台，我国政府在"十一五"期间也设立了中医外治疗法研究的专项课题。

现代科技的发展使得学科交叉变得更加必要，利用声、光、电、磁等原理配合中药贴敷治疗的方法不断出现，贴敷疗法不断创新。随着制药技术的进步和药用新辅料特别是高分子药用材料的应用，除了传统的贴敷剂型外，涂膜剂、膜剂、巴布剂、贴膏、贴片等经皮给药新剂型不断出现；并对中药贴敷经皮给药透皮特性、影响因素和吸收机理等进行了研究，以揭示中药贴敷经皮给药这一古老给药方式的客观、科学的内涵，赋予其新的生命力。

第二章

贴敷疗法的作用机制

贴敷疗法是用适宜技术将药物制成散剂、糊剂、膏剂、饼剂等，贴敷于病变部位或穴位上而起治疗作用的方法。贴敷疗法的作用机制比较复杂，目前认为其可能的机制有如下3方面：①药物对相应经络穴位的刺激与调节作用；②药物吸收后的局部或全身药效作用；③两者的综合叠加作用。

一、经络穴位作用

　　中医理论认为，人体是一个有机的整体，构成人体的各个组成部分之间，在功能上是相互联系的，在病理上是相互影响的，这种联系和影响是以脏腑为中心，通过经络的联络作用而实现的。经络"内属于脏腑，外络于肢节"，可"沟通表里，贯穿上下"，是人体气血运行出入的通道，而穴位则是脏腑气血在运行中的汇聚之处，是"肺气所发"和"神气游行出入的场所"。穴位通过经络与脏腑密切相关，可反映相应脏腑生理、病理情况，也是临床上治疗脏腑疾病的刺激点。邪于内致病，当于在外的经络腧穴有所反应，故用穴位贴敷疗法，刺激和作用于体表腧穴相应的皮部，通过经络的感传，调整脏腑的阴阳平衡，改善经络气血的运行，恢复脏腑的生理功能，产生治疗作用。研究表明，经穴对药物具有外敏性和放大效应，经络系统是低电阻的运行通路，药物贴敷于特殊经穴，迅速在相应脏腑产生较强的药理效应，起到调节作用。

　　当药物贴敷于皮肤及相应穴位之后，通过渗透作用透过皮肤，进入血液循环到达患处或脏腑精气失调的病所，发挥药物"归经"和功能效应。贴敷药物直接作用于体表穴位或病灶，使局部血管扩张，血液循环加速，有助于药物的吸收和局部代谢产物的排泄，可改善周围组织营养，还可使药物透过皮毛腠理由表入里，通过经络的贯通运行，联络脏腑，沟通表里，发挥较强的药效作用。

　　对具有不同特性的药物，在皮肤、经络腧穴辨证用药后，通过病体的皮肤及相应经络腧穴进行吸收，并对局部产生一定的刺激，某些成分易于透入皮肤而进入体液，通过经脉气血输布五脏六腑、四肢九窍，散布于全身，进而发挥其药理作用。现代研究证明：穴位贴药还可能通过刺激穴位以及药物的吸收、代谢，对机体产生影响，直接反射性地调整大脑皮层和植物神经系统。

二、局部或全身药效作用

　　药物的贴敷吸收除与药物的理化性质和药理性质有关外，还与皮肤有关。药物渗透通过皮肤吸收进入体循环的途径有两条，即表皮途径和附属器途径。表皮途径是指药物透过表皮角质层进入活性表皮，扩散至真皮被毛细血管吸收进入体循环的途径，它是药物经皮吸收的主要途径。另一条是皮肤附属器吸收途径，即通过毛囊、皮脂腺和汗腺吸收。药物通过皮肤附属器的穿透速度要比表皮途径快，但因附属器数量少，故其不是主要途径。

药物贴敷后在贴敷局部形成一种汗水难以蒸发扩散的密闭状态，使角质层含水量从5%～15%增至50%，皮肤水化，引起角质层细胞膨胀成多孔状态而使其紧密的结构变得疏松，易于药物穿透。研究证明药物的透皮速率可因此增加4～5倍，同时还可使表皮温度从32℃增至37℃，加速局部血液循环。

贴敷制剂中的基质多含有机溶剂，这有助于药物的跨膜转运。一些芳香药物及贴敷药物的透皮促进剂可促进药物吸收。

三、综合作用

贴敷疗法是传统针灸疗法和药物疗法的有机结合，其实质是一种融经络、穴位、药物的局部和全身作用为一体的复合性治疗方法，其应用以敷脐疗法为代表。

脐部神阙穴属任脉、督脉，二脉互为表里，共理人体诸经百脉，故神阙穴与诸经百脉相通，又为冲脉之经所行之域。冲用任脉之海，任、督、冲三脉经气相通，更由奇经纵横，串通于十二经脉、五脏六腑、四肢百骸、五官九窍和皮、肉、筋、膜。脐在胚胎发育过程中为腹壁最后闭合之处，表皮角质层最薄，血管丰富，屏障功能最弱，药物容易穿透并弥散而吸收，并且脐部皮下无脂肪组织，皮肤和筋膜、腹膜直接相连，故渗透力较强，因而脐部皮肤给药，更有利于药物吸收。脐部皮肤除了一般皮肤所具有的微循环网外，脐下腹膜还布有丰富的静脉网。浅部和腹壁浅静脉、胸腹壁静脉相吻合，深部和腹壁上下静脉相连。腹下动脉分支也通过脐部，从现代医学上说药物在脐部皮肤穿透后，直接扩散到静脉网或腹下动脉分支而入体循环，所以经脐部皮肤吸收比较迅速。现代医学也证明脐部比其他透皮给药部位更易于药物吸收，生物利用度高。

脐疗的实践表明，穴位贴敷作用于人体主要是几种治疗因素之间相互影响、相互作用和相互补充，共同发挥的整体叠加治疗作用。首先是药物的刺激对局部气血的调整，其次是药物的经皮吸收进入血液循环，由此增强了药物的作用，药物外敷于病变部位、穴位上则刺激了穴位本身，激发了经气，调动了经脉的功能，从而对机体进行调整。

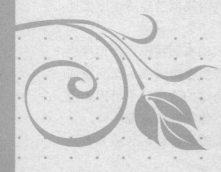

第三章

贴敷药的常用剂型

贴敷疗法使用的剂型很多。常用的有下列8种，其中散剂、糊剂、膏剂最为常用。

一、散剂

根据病情辨证用药，确定外敷散剂配方后，将配方中的特殊药物按要求进行炮制，然后混合加工粉碎成细末。也可将配方中的单味药材单独进行加工研细过筛，根据处方混合。用时将散剂可直接外撒于患部，或者和水、白酒、醋、油等调拌均匀，应根据患者症状及皮肤干湿燥润等实际情况，分别将敷药料调拌成稀湿状、黏稠状。分装后，消毒备用。

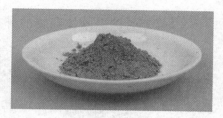

散剂

1. 贴敷方法

患部或穴位先用乙醇擦洗，再贴敷药物；也可先进行推拿、刺血、拔罐施术后敷药，把贴敷的药物用纱布包扎好。对于胸、腹或关节处可选用胶布贴于药上，但胶布上要剪几个孔，以便通气，隔1日或3日更换敷药1次。根据病情需要，可在敷药外面进行熨烫或渗透酒药，以增强药效。

2. 散剂特点

散剂的特点是制作方法较简便，贴敷时药量增减可灵活掌握。凡贴敷穴位，由于药散集中于穴位，故用量不宜过多。凡贴敷患部，药散应散布四周，用量可多些。散剂研成细末后，瓶装密封可长期存放，需要时随调随用。散剂稳定性高，储存方便，疗效迅速，且药物粉碎后，接触面积较大，刺激性增强，易于发挥作用。

3. 疗效反应

一般用水调拌的散剂，其药性渗透力较弱，开始贴敷无明显反应，仅肿毒红紫患部有冷凉之感。如用的是消肿散热解毒药，贴敷1日即有疗效反应。

凡用白酒调拌的散剂，其药性渗透力较强，对陈旧性损伤、瘀血包块、内伤疼痛等在贴敷1日以后，皮肤出现瘙痒者为正常反应，贴敷3日后可换药1次。

凡配合推拿、刺血术、拔罐等施术的，若散剂贴敷的患部或穴位出现水疱或流水样液，均为散剂敷药的正常反应，可停敷1～2日后再贴敷。

4. 注意事项

① 散剂一定要研成细末，不可有粗粒存在。

② 散剂一般应加入芳香开窍、具有渗透皮肤能力的药物。

③ 凡患者皮肤有外伤出血、溃烂等，不可直接用散剂贴敷，可采用专治外伤出血、溃烂的敷药。

④ 散剂敷料在存放中注意防潮、防霉、防虫蛀等。凡调拌后的敷料在临床上只使用一次，如药性较强的敷料，可连续使用两次。

二、糊剂

含有25%以上固体药物的外用半固体制剂称为糊剂，制法与散剂、软膏基本相同，稠度大于软膏。可将鲜药直接捣烂成泥糊状，或将处方应用的药物经过加工粉碎研为细末，过筛混合后，加以调和剂（黏合剂）如水、唾液、酒、鸡蛋清、醋、芝麻油及某些生鲜药物的鲜汁等调和而成。用时涂于穴位，外用纱布固定。此法可延缓药效，缓和药性，或取鲜药之雄烈气味，加强疗效。

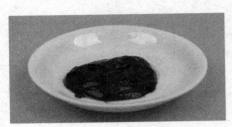
药糊

1. 贴敷方法

在贴敷的患部或穴位，先用姜汁或白酒擦洗，消除皮肤上的不洁之物，如遇皮肤溃烂或疮毒红肿，应先进行清洗或拔毒处理，然后贴敷糊剂药物。凡在四肢部位及关节部位包扎不宜太紧。

2. 糊剂特点

糊剂药物取材方便，制作简单；在临床上对中毒、损伤等疗效显验；糊剂贴敷后，患者皮肤顿感冷凉退热；有健肤活络，消肿泻热的功效；糊剂可以缓慢释放药效，延长药物的作用时间，增强药物的治疗效果，临床应用最为广泛。另外，糊剂对外伤性皮肤溃烂、疮疡肿毒等有润肤祛毒、生肌收口的作用。

3. 疗效反应

用糊剂贴敷治疗高热、红肿疼痛、中暑昏迷、实热急症等，其疗效反应快，在3h内即有疗效反应；而跌打损伤、内科疾患，疗效要在3日以后才可以见到；而疑难杂症要连续贴敷数次，才略见疗效反应。

4. 注意事项

① 糊剂药物一定要加工研细，捣烂为准。

② 凡对皮肤有刺激性的药物或患部皮肤对药物过敏者，均不宜过久贴敷。如出现不良反应，要及时停药就诊。

③ 糊剂贴敷后，为加强药性渗透性，可以根据病情变化，在包扎纱布外

面适当地淋撒白酒、醋或其他药液等。

三、饼剂

　　制备方法与散剂基本相同，将应用的药物经过加工粉碎、研细过筛，将细粉与合适的辅料（水、面粉等）混合均匀后制成饼状；或取药物的浓煎液加入适量面粉，制成小饼状，放笼上蒸熟。也可将新鲜药物捣烂与适宜液体及面粉混合后捏饼贴敷，成形的饼可放在日光下晒干或文火烘干，以不散为度。在临床上根据患者病情需要，可在饼中间与皮肤接触处做一凹陷，内可加一些散剂

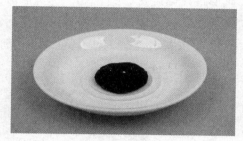

药饼

或者药糊，以增强饼剂的药性。药饼也可做成长条，围成圆圈，中置药糊，挤压而成饼剂，其大小根据贴敷的部位及病情确定。可在饼剂上同时施加灸法，以利药物吸收和激发经穴效应，饼剂主要用于脐疗及温灸。

1. 贴敷方法

　　贴敷时，可以将饼剂加热后贴敷，然后用纱布或胶布包扎固定。隔1日或2日更换1次，如将饼剂放置在腰带或绷带中包扎一定部位可半月更换1次。

2. 饼剂特点

　　饼剂药性较缓，药物多选用草药或蔬菜、水果等。特别适宜于老年人和婴儿，或有皮肤过敏者使用。饼剂贴敷对皮肤刺激性不强，贴敷时间为1～2日。治疗时可根据病情随时换药。另外，饼剂贴敷后可适当配合艾条温灸，以使药性较快传导入里。温灸可1日数次，每次时间不宜过长。

3. 疗效反应

　　饼剂多采用新鲜药物配制，在临床上对部分急性症状贴敷后，在5min至1h内就有疗效反应。其他慢性疾病，一般在2～3日后才有所反应。饼剂贴敷初期，皮肤有冷凉感，中期皮肤瘙痒，后期皮肤有水疱或隐疹。个别患者不适应对皮肤刺激性较强的新鲜药物，不宜过久贴敷，应在一次贴敷后间隔2日再贴敷。

4. 注意事项

　　① 因饼剂药物多选用新鲜药物配制，有些应蒸熟贴敷，但不能久蒸，以蒸熟为度，以免药性走失。

　　② 凡外伤出血或皮肤溃烂等，不宜用饼剂贴敷。如用饼剂作拔毒或急证止血，在药物配伍上应慎重考虑。

③ 贴敷饼剂后，患者应少走动，避免饼剂散落。

四、丸剂

丸剂俗称丸药，将处方药物粉碎成细粉后，将细粉或药材提取物加适宜的赋形剂，如蜂蜜、蜡、凡士林等制成的球形或类球形剂型，丸药的大小可根据患者及临床需要，灵活掌握。定型后的丸剂直接贴敷于一定部位或穴位上，然后用胶布固定。在一些孔窍使用丸剂贴敷要注意丸剂的大小应适合相应孔窍，不能过大或过小。

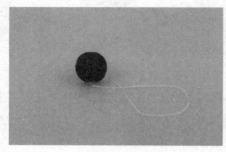
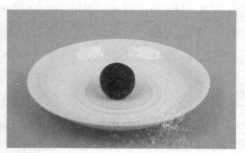

药丸

五、膏剂

在使用上分3种类型。

① 硬膏　又称膏药，是祖国医学传统的固体制剂。制法是将应用的药物放

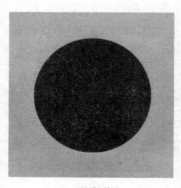

黑膏药

入麻油或其他油类内浸泡，煎熬至一定程度，去渣后加入铅丹、白蜡等收膏呈暗黑色膏药，再将膏药涂抹于布或纸等裱背材料上以供贴敷于皮肤的外用剂型。其在常温下呈固体状态，36～37℃时则熔化，可治疗局部或全身性疾病，并有机械性保护作用，用法简单，携带、贮存方便。

② 软膏　又称药膏。是用适当的基质（醋、酒、凡士林、猪油、茶油、蓖麻油或蜂蜜等）与药物粉末均匀混合制成的一种易于涂抹在皮肤、黏膜的半固体外用制剂。软膏基质在常温下是半固体，具有一定的黏稠性，但涂抹于皮肤或黏膜能渐渐软化或熔化，有效成分被缓慢吸收，持久发挥药效。

③ 浸膏　是一种半固体制剂。制作方法是将应用药物粉碎后，加入适量

水中，用锅煎熬浓缩制成的一种稠膏状物，用时贴敷于皮肤或穴位上。

1. 贴敷方法

临床上使用时，首先应将膏药烤软，然后进行搓揉，将四周药料调揉厚薄匀称。根据患者情况，在贴敷膏药内还可以添加丹药。丹药一般是在搓揉膏药时少许地加入，待膏药微凉后贴敷于患部。

2. 膏剂特点

膏剂可保持较长的药性，制作良好的膏剂可存放数十年之久。在贴敷一定部位或穴位时，可以根据临床需要延长贴敷时间，或用一张膏剂反复多次贴敷。

另外，根据临床辨证，将膏药烤化后再加入一些丹药，可进一步提高膏剂药效。如患者疼痛，可加入芳香性药物。除加丹药外也可加入散末药物，然后烤化揉搓拌匀。贴敷时应掌握膏药的温度，切忌过热烫伤皮肤。

3. 疗效反应

膏药的疗效观察分两种，一种是见效快，凡是跌打损伤、红肿胀痛的患者，药贴后，1～3日内就见疗效。开始是患处疼痛减轻，然后红肿渐消，即活络镇痛、活血化瘀；另一种是见效慢，凡是内科疾病、风湿痹证，贴敷后1周或2周内才有所反应。开始皮肤痒痛，然后皮肤发疱，药性渗透入里（即入筋或骨）一般要在3日以后；还有一种方法是，膏药配合其他手法治疗，如刺血术、针灸推拿、拔罐熨烫等，贴敷药性反应十分迅速，贴敷1日后皮肤瘙痒，2～3日皮肤奇痒难忍，3日后可取下膏药，如皮肤呈白水疱点状为正常反应。

4. 注意事项

① 膏药的熬炼一定要掌握火候，用火不可太猛或太弱，不然膏药会粘不牢，药性发挥效果差。

② 在贴敷膏药中掺入丹药时，丹药不可太多。根据病情，适当地增加少量镇痛或祛风、散寒或芳香类丹药即可。

③ 贴敷药物后皮肤呈水疱状，可用消过毒的针点破水疱，隔2日后再贴敷膏药。

④ 出现过敏等其他不良反应，要及时停药就诊。

六、锭剂

把药物研成极细粉末，加适当黏合剂制成纺锤形、圆锥形、长方形等不同形状的固体制剂。外用时可用水、醋或麻油等磨或捣碎成粉，调匀涂布患部或穴位。这种锭型多用于慢性病，减少了配制麻烦，便于随时应用。常用锭剂有紫金锭、万应锭、蟾酥锭等。

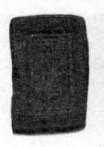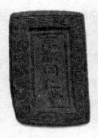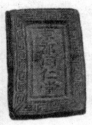

紫金锭

七、鲜药剂

将应用的生鲜药物，捣烂或切成片，直接贴敷于相应的穴位上。

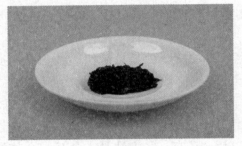

鲜药

八、水渍剂

将应用药物，加水煎熬，一般水位高于药物1.5cm。熬至原水减至二分之一时，以纱布两块，浸透药液，轮换渥渍穴位，每次2～3h，一日1次或3次，此法可使药气由外入内，无处不到，既可振奋气机，疏通经络，又可滋生津液，濡润器官，如腰痛渍等。

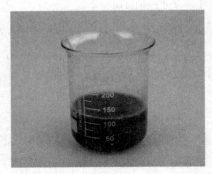

浸渍

第四章

贴敷疗法的注意事项

① 贴药时，必须很好掌握病人姿势。根据患病部位或穴位所在部位，分别采取平卧（侧卧、俯卧、仰卧）、正坐、俯首、平肩等姿势，使药物能伏贴稳当，以防药物流失或灸熨烧灼。

② 贴药部位要按常规消毒。因皮肤受药物刺激会产生水疱和破损，容易发生感染。通常用75%乙醇棉球作局部消毒。

③ 贴药后要外加固定，以防药物脱落。通常选用的为医用胶布或不含药物的清膏。若贴在头面部的药物，外加固定特别重要。这可防止药物掉入眼内，避免发生意外。

④ 每个或每组穴位，不宜连续贴敷过久，要交替使用，以免药物刺激太久造成皮肤溃疡，影响继续治疗。

⑤ 头面部、关节、心脏及大血管附近，不宜用刺激性太强烈的药物进行发疱，以免发疱遗留瘢痕，影响美容或活动功能。

⑥ 孕妇的腹部、腰骶部及某些敏感穴位，如合谷、三阴交穴等处不宜采用贴药发疱治疗。有些药物，如麝香等孕妇禁用，以免引起流产。

⑦ 小儿的皮肤嫩薄，不宜用刺激性太强的药物，贴药时间也不宜太长，一般只能贴 1～2h 或 1h 以内，以免引起不良反应。并要注意做好护理，勿令抓破和拭擦。

⑧ 穴位贴饼剂或贴药后加灸加熨，要掌握温度适当，不能烫伤。灸后的艾炷要及时熄灭，以防复燃，引起火灾事故。

⑨ 对久病体弱消瘦以及有严重心脏病、肝脏病等的患者，使用药量不宜过久，以免患者发生呕吐、眩晕等。

⑩ 使用膏剂贴敷时，应注意膏的软硬度，并须及时更换，以防药膏干燥、裂伤皮肤，引起疼痛或溃烂。

⑪ 在冷天和严寒情况下，用药贴敷穴位时，要注意保暖，防止受寒。在夏季用药贴敷穴位，胶布固定后，防止因汗液浸润而致滑脱，宜用绷带固定。

⑫ 有皮肤过敏或皮肤破损者，不宜用此法。

⑬ 由于某些中药成分有毒，炮制或使用不当，可能会引起不良反应。因此在使用贴敷疗法前，要向专业的医师咨询；如出现不良反应，也应立即停药，并及时就诊。

临床篇

第一章

内科常见病

第一节 面瘫（口僻）

口僻又名面瘫，多由风邪入中面部，痰浊阻滞经络所致，以突发面部麻木，口眼㖞斜为主要表现的疾病。相当于西医学的面神经麻痹。该病起病急，病前有受凉、吹风史；任何年龄均可发病，但以20～40岁男性较多；常为单侧发病，偶见双侧。主要表现为一侧面部肌肉瘫痪，眼睑不能闭合，额部皱纹消失，鼻唇沟变浅，口角歪向健侧，不能做皱眉、闭目、露齿、鼓腮和噘嘴等动作，进食时食物常滞留于病侧的齿颊之间；可伴多泪，舌前2/3味觉障碍，听觉过敏，外耳道疱疹等症状。

本病病位在面部经络，与阳明经、少阳经关系最为密切。病机特点为正气不足，脉络空虚，卫外不固，风邪乘虚入中面部经络，或素有风痰瘀血内蕴或耳周及耳内疾病影响，面部经脉阻滞而发病。

一、单方便方

1. 黄芥子：针刺后，用黄芥子末适量，温水调成糊状，摊在纱布上，面积2～3cm^2，厚0.5cm，外敷患侧颊车、下关、地仓三穴之间，麝香虎骨膏固定。如有额纹消失加敷阳白穴，眼不能闭合加敷太阳穴。敷后12～24h取下，局部红肿起水疱时，外搽甲紫溶液（紫药水）即可。凡未愈者可间隔10～15日，再行重复治疗。（《中医外治杂志》，1994年第4期）

2. 白芥子：取白芥子粉15g敷于患侧，上至阳白穴，下至地仓穴，8h后取下，此时局部紫黑色并起水疱，涂烫伤膏5日后皮肤恢复正常，无瘢痕及色素沉着。（《中医外治杂志》，1997年第6期）

3. 鳝鱼血：先将患部洗净擦干，取活鳝鱼一条，用镊子夹住离头三寸处，用菜刀把头剁下，将其血滴于茶碗内，待鳝鱼身体不动时，从尾至刀口挤两三遍，使血出净。医者用食指醮血涂于患者麻痹侧面部之四白、牵正、迎香、地仓四穴上，面积为五分硬币大，片刻血干再涂上一层，涂够三层后，在特定电磁波治疗器（神灯）下照射10min。以上为1次治疗。每日涂鳝鱼血3～4次，神灯照射1次。第二日治疗前，应将脸洗净。当涂上鳝鱼血3min左右患侧面部即有牵动感，治疗3日后面肌有跳动感。（《中医外治杂志》，1995年

第2期）

4. 自拟千金子膏：将千金子捣成泥状，成人按5∶1加入冰片，和匀，涂摊于小圆布上，左歪敷右，右歪敷左，贴敷健侧太阳穴、下关穴及颊车、地仓等穴，若见矫正即速取下药物，勿让矫正太过，早期治疗一般1～3次即可，隔日换药1次，应嘱患者随时观察病情转归进程，结合辨证采用中药内服适应证方剂，一般使用7～14日。（《中医外治杂志》，1999年第3期）

5. 巴豆：先取胶布一块，中间剪一直径1.5cm圆孔，贴于太阳穴，使穴位暴露；取巴豆6～8粒，去壳，大蒜3瓣，捣碎成糊状，将其敷于圆孔处，上面再贴一胶布固定即可。6～8h后揭除胶布，可见皮肤起水疱，此时用无菌注射器抽吸疱内液体，外敷京万红软膏。隔日观察皮肤，换药1次。（《华北国防医药》，2003年第5期）

6. 马钱子：用马钱子研成细末置于风湿止痛膏中心部位，分别贴敷在患侧太阳、下关、颊车穴位，每3日更换1次。若患者出现过敏反应，可停止贴敷。（《广西中医药》，2001年第5期）

7. 牙皂末：取牙皂末30g，用醋调成糊，涂于患侧颊车、地仓穴，每日换药2次。（《穴位用药》人民军医出版社，1993年第1版）

二、秘验方

验方

【组成】蔓荆子6g，生黄芪6g，炙甘草9g，全蝎1条等。

【用法】上药共研细末，以生姜汁调为糊状。将调好的糊剂外敷于患侧面部（口角左斜涂右侧，口角右斜涂左侧），一昼夜换药1次，5日为1疗程，用药期间应避免冷风刺激。

【来源】《中医外治杂志》，1997年第5期。

验方

【组成】生白及15g，米醋、姜汁适量。

【用法】将白及加水浸泡30～60min，文火煎煮30min，过滤后再加水煎20min，滤汁去渣，合并头二煎药液浓缩成糊状，然后加米醋和生姜汁适量，烧沸调匀即可。

先用温开水擦洗患侧，再将加温的药液用鹅毛醮涂患侧，每日3～5次，翌晨仍先温水擦洗再涂，病程长者可同时用白及粉内服，每次30g，饭后用姜汤送服，每日3次，5日为1疗程，一般1～3个疗程。

注意：外涂面部时应歪左涂右、歪右涂左，切勿反了，不要涂入眼内，涂药后要注意保暖，避风或加热敷，个别病例涂药后有痒感或有红点，停药后则自行消失，一般无需处理。

【来源】《中医外治杂志》，1995年第2期。

验方

【组成】血竭6g，没药9g，乳香9g，儿茶6g，铅丹9g，黄精120g，郁李仁100g（去壳），麝香1g（另包）。

【用法】前五味药焙干，研成粉末，黄精放入温水中浸泡24h后，连同郁李仁碾成膏状，再调入药末备用。

取厚4～5层纱布块，其大小视患侧面颊，将所制成的药膏，摊敷于纱布上，厚度约0.4cm，最后将麝香的1/2撒于药膏上，贴敷患侧面部，胶布固定，每日换药1次。

【来源】《中医外治杂志》，2000年第1期。

验方

【组成】全蝎、白僵蚕、白附子、白芷、防风、羌活、红花、川芎各6g，茯苓、乳香各10g、肉桂、吴茱萸各4g。

【用法】每剂药用4～6层纱布，做成5cm×5cm大小的4只小药袋，把药研粗末分别装入袋内封口，然后把药袋放入500ml水中煮沸10min。

待药液冷却至50℃左右时，用其中的两只药袋一组热敷在翳风、牵正穴位上，待药袋冷却时再放入热水中加热；再将另两只药袋热敷在巨髎骨、地仓穴位上，两组轮换热敷4次，每日做治疗2次，每剂药可连续用2日，此项治疗法由患者自己完成，首次由医生指导，注意请勿烫伤皮肤。

【来源】《中医外治杂志》，2000年第5期。

验方

【组成】斑蝥8个，巴豆8个，生姜50g。

【用法】上药混合捣烂成膏，摊于双层纱布上。将制成的膏药贴敷于患侧面部。范围：上界为眶下缘、太阳穴稍上方至发际，下界为下颌骨下缘平齐，外界为耳屏前下颌骨开支平齐，内界为鼻唇沟，绷带包扎固定。每隔2h可在纱布外滴水10滴左右，视纱布厚薄而定，以保持一定的湿度，促使局部充分发挥药效。8h后，去除贴敷物，然后用无菌注射器抽出水疱中液体，用香油纱布覆盖疱面保护，每日更换1次，一般疱面贴敷4日左右即可。贴油纱后，用艾条熏蒸，以驱散余邪，预防邪毒内侵，每日数次，时间愈长效果愈佳。

注意：从治疗之日起，让患者食发物，促进局部血液循环，食热饭，居室避风一周。

【来源】《中医外治杂志》，2001年第4期。

验方

【组成】巴豆1个，斑蝥1个，生姜1块（如枣大）。

【用法】将巴豆去皮，斑蝥去翅、足，生姜切碎，将以上3味药共捣碎，制成约0.5cm大小的药饼，备用。

在患者的患侧取牵正穴（位于耳垂前0.5～1cm处），先用热毛巾将局部擦洗干净，而后，将药饼贴敷在牵正穴上，用麝香虎骨膏固定，约2.5～3h即可取下，以局部微发疱为宜（部分病人可在药膏取下数小时后发疱）。如一次不愈，可在一周后重复贴敷，如局部有破损或渗液，可局部涂少量甲紫或烧伤药膏即可。

【来源】《中医外治杂志》，2004年第3期。

自制牵正膏

【组成】荆芥、防风、桂枝、川芎、当归、赤芍、白附子、胆南星、僵蚕各50g，全蝎30g，蜈蚣10条，香油1000g，铅丹500g。

【用法】上药浸入香油24h，用文火熬至药枯，去渣过滤，加入铅丹充分搅匀，文火徐徐成膏。

取纯棉布1块，大小以将周边下关、颊车、四白、地仓等穴完全覆盖为宜。药膏适量，均匀涂于棉布之上，厚约0.2cm，贴敷患处。每3日更换1次，5次为1疗程。药膏冷却后可加温变软再用。

【来源】《中医外治杂志》，1996年第2期。

桂细散

【组成】肉桂10g，白芷5g，细辛5g。

【用法】将上药碾细成散剂。加散剂1g于膏药上贴太阳、地仓两穴，向左歪斜则贴右侧穴位，向右歪斜则贴左侧穴位，贴3日换药1次。

【来源】《中医外治杂志》，1996年第6期。

松香玉真膏

【组成】松香300g，防风、羌活、白芷、铅丹各250g，天麻、制南星、白附子各200g，麻油2500ml。

【用法】先将防风、羌活、白芷、天麻、制南星、白附子六味药加入麻油中，用文火煎枯，滤去药渣，再加入松香、铅丹收膏，冷至25℃左右保温将药膏涂布于牛皮纸上备用。

将上药膏加温熔化后，分别贴于患侧下关、颊车、太阳穴。此外，每5日用75%的酒精擦揉上述穴位1次，更换1次膏药，总疗程不超过30日。

【来源】《中医外治杂志》，1995年第2期。

牵正膏

【组成】马钱子60g，白附子、猪牙皂各80g，樟脑15g。

【用法】上药粉碎成极细末，过100目筛，用蓖麻子油调制成稠膏状，置油膏缸中备用。

先将透气医用胶黏带或医用胶布剪成圆形，直径约2cm。取上药约绿豆大小，置于胶黏带（或胶布）中央，药堆聚成圆形，贴敷腧穴。取穴：阳白、攒竹、太阳、四白、颧髎骨、迎香、地仓、颊车、大迎、牵正、完骨等穴。一般选用8个腧穴贴敷。

注意：贴敷过程中出现微痒、微痛感为"得气"现象，无须揭去药膏或中断治疗。贴药后腧穴处微红者亦不需处理，适当偏离微红部位贴药即可。牵正膏治疗面神经炎每天上午贴敷1次，次日上午更换。10日为1疗程，一般使用1～2个疗程。

【来源】《中医外治杂志》，2000年第1期。

三白膏

【组成】白花蛇10条，白芷100g，白附子40g，冰片5g。

【用法】上药晒干，共研极细末，瓶装密封备用。

将药用白纸粘贴在7.5cm×7.5cm的红布块上，以熔化的黑膏药油在红布面摊成小圆形膏药，每张膏药上撒入上述药粉1g，混入膏药油中摊匀，上覆盖玻璃纸，装入小塑料袋中，封口备用。

以患侧下关穴为中心，用三白膏药1张，揭去玻璃纸，放酒精灯上慢慢烘烤，待软化后趁热贴上。每4日换1张，可给患者带回自贴，直至痊愈即停止使用。治疗期间，嘱戒酒、忌食辛辣、注意避风。患侧面部无膏药处可用湿毛巾热敷，并辅以按摩，每日数次。

【来源】《中医外治杂志》，2000年第2期。

新牵正膏

【组成】蓖麻仁10g，松香末30g，蜈蚣15g。

【用法】上药分别研细末。取纯净水1000g煮沸后，倒入蓖麻仁，煮5min，入松香，小火煮3～4min，再入蜈蚣粉，煮1min，倒入备用的1000g冷水盆中，捻收成膏，切成糖块状，每块3～6g备用。

用时将膏药用热水烫软，捻摊在小圆布上，贴患侧下关穴，用胶布固定，5～7日换药1次。

【来源】《中医外治杂志》，2000年第2期。

自制面瘫膏

【组成】白附子0.5g，麝香0.2g，乳香0.5g，蓖麻子9粒，凡士林膏20g。

【用法】将前三味药研末，过筛去渣，将蓖麻子捣烂，然后与凡士林膏混匀即成。将面瘫膏均匀摊涂于患侧面部，其上用大小合适的塑料布覆盖，周围以橡皮膏封闭固定，以保持膏药湿度，保证药液成分充分内渗。隔3日换药1次。

【来源】《中医外治杂志》，2000年第3期。

麝香血竭膏

【组成】麝香1g，血竭15g，蓖麻仁（去皮）100g。

【用法】先将血竭、蓖麻仁捣烂如泥，再取棉布一块，按面部大小剪成3块直径约10～18cm的圆形布块，将上药分成3份。每次应用前，先将1份药膏摊至棉布上，再将0.3g麝香撒于膏药表面。

敷药前用毫针取患者下关穴，成人直刺1～1.5寸，强刺激不留针，起针后即将药膏敷于耳前面神经分布区，胶布固定，按压贴牢即可，每6日换药1次。

【来源】《中医外治杂志》，2000年第5期。

牙皂鳝鱼血方

【组成】鳝鱼数条，猪牙皂末适量。

【用法】取鳝鱼数条，背黑者为佳，断其尾让其滴血与猪牙皂末适量调成糊状，摊在纱布上，面积5cm×5cm左右，厚0.5cm。外敷于患侧颊车穴与地仓穴之间，用麝香壮骨膏固定。敷后数分钟即觉患侧面部肌肉抽搐，12～14h取下。局部如有红肿水疱可挑破水疱，外擦红霉素软膏，避开皮损部位继续外敷，或隔1～2日待皮损部位痊愈继续外敷。病程时间超过1个月、年龄40岁以上者需加服补阳还五汤和牵正散加减以提高疗效。

【来源】《中医外治杂志》，2000年第6期。

陈氏牵正膏

【组成】巴豆3～4粒，斑蝥6个，老生姜5g，冰片粉1g。

【用法】将前二味药为细粉，与老生姜一起锤成膏，均匀地摊平在

5cm×5cm的纱布上面，撒上冰片粉，在洁净纱布外侧面放同纱布大小的塑料薄膜，以保持药膏的湿度，促使药效向组织内渗透。

将陈氏牵正膏贴于牵正穴处，胶布固定，6～8h除去药膏，局部起水疱，挑破水疱，放出疱液，外涂红霉素软膏或香油，即达到治疗目的。忌凉、避风1周，本方法每3个月1次，可用3次。

【来源】《中医外治杂志》，2001年第1期。

鳝血乳香方

【组成】鲜鳝血、乳香末适量。

【用法】鲜鳝血加适量乳香末拌匀备用，左歪涂右侧穴位，右歪涂左侧穴位。取穴：地仓、颊车、下关、颧髎、大迎、巨髎。

【来源】《穴位用药》人民军医出版社，1993年。

附乌散

【组成】熟附子、制川乌各90g，乳香30g。

【用法】上药研成细末，分成8～10包。临用前加生姜末3g，放入药末内，用开水调成糊状，即可使用。

取太阳、地仓穴。敷药前嘱患者用生姜片擦患处，擦至局部充血为好，再将上药敷患侧（上至太阳穴，下至地仓穴），宽约3cm，用纱布覆盖，胶布固定。嘱患者用热水袋热敷，第二日另取一包，加生姜末3g，配制用法同上，每日1次，直至症状完全消失。

【来源】《穴位用药》人民军医出版社，1993年。

面瘫膏

【组成】制草乌、生芥子（鲜者佳）、制马钱子各9g，细辛15g。

【用法】上药研为细末，加入适量凡士林和少量松节油调成糊状。在患侧的颊车、地仓、下关、太阳、四白、眉冲等穴位处交替贴，每次贴穴2～3处，贴12h取下，每日换药1次。

【来源】《穴位用药》人民军医出版社，1993年。

治㖞膏

【组成】干鹅不食草9g，鲜鹅不食草15g。

【用法】将干药研成细粉，与凡士林混为软膏，均匀放在纱布上，再取鲜鹅不食草捣烂如泥，共摊于纱布上。患者面部向左歪斜贴右面，向右歪斜贴左面，每2日换药1次。

【来源】《中药贴敷疗法》中国医药科技出版社，1988年。

第二节　痹证

> 痹证，是因风、寒、湿三邪相结合侵袭人体，阻痹经络，引起气血运行不畅而发病，以肢体关节疼痛、麻木、肿胀、僵直、变形、活动受限等临床表现为特征。本病的临床表现多与西医的结缔组织病、骨与关节等疾病有关。

一、单方便方

1. 苍耳叶：取新鲜苍耳叶适量洗净捣烂摊在小片塑料薄膜上，贴敷患处，包扎固定，干后更换新药，不拘次数。（因虑及对皮肤的刺激，建议改为每晚敷药1次，翌晨取下。《中医外治杂志》，1992年第3期）

2. 川芎：将川芎研粉过筛，用醋拌成稀糊状，密封储罐备用。治疗方法：按足跟大小缝制小布袋，装入适量川芎粉，放置足跟上，暖水袋中装入32℃左右热水，将患侧足跟踩于其上，每晚治疗20～40min。川芎粉热敷后可再入醋调以供第二次使用，第三次则换新药，每10日为1疗程，可连用3个疗程，治疗期间可配合热水烫脚。（《中医外治杂志》，1998年第2期）

3. 毛茛：取新鲜毛茛全草适量，洗净，捣烂如泥，盛入一药瓶盖内，敷于所选穴位或患部皮肤，再用胶布固定瓶盖。贴敷范围一般直径不超过2cm，一次贴敷部位不得超过两处，贴敷时间为2h，敷处略有火辣或针刺感，一夜后敷处皮肤发红、水肿、起水疱，用针刺破，待黄水流尽。为预防感染，局部可涂甲紫药水，继发感染用青黛敷之。（《中医外治杂志》，1999年第3期）

二、秘验方

验方（用于膝骨性关节炎）

【组成】透骨草20g，牛膝20g，乳香、没药、红花、川乌各15g，独活、穿山甲、五灵脂、血竭、防风、白芥子、细辛各10g，冰片6g。

【用法】取上方用45%酒精2500ml浸泡7日后，过滤去渣后备用。治病时取10cm×10cm大小，厚10cm棉纱垫，用药液浸湿，外敷于患侧膝关节部位，外用红外线灯照射，热度以患者耐受为度，每次1h，每日1次，连续治疗 15 日为 1 疗程。治疗期间，尽量卧床休息，限制活动。

【来源】《中医外治杂志》，2001 年第 4 期。

验方

【组成】川芎 60g，白芥子 12g。

【用法】上药共为细末，陈醋调膏（每穴用药 5g），摊于 4cm×5cm 的塑料薄膜上，贴于腧穴，胶布固定。每次贴 5～10h，7 日贴 1 次，连贴 4 次为 1 疗程。肩关节取穴：肩髃、肩髎、臑俞、阿是穴；膝关节取穴：血海、梁丘、膝眼（双）、足三里；腰痛取穴：命门、肾俞（双）、志室（双）。其他关节可据证选穴。

【来源】《中医外治杂志》，1996 年第 1 期。

验方

【组成】仙人掌若干，川芎、威灵仙各 50g，米醋适量。

【用法】先将川芎、威灵仙两药焙干，磨成粉末状，然后用适量的米醋调成糊状，备用。再取仙人掌用刀将其两面的毛刺刮去，对剖成两半。

将上述糊状药物适量敷在仙人掌的剖开面，并贴到足部疼痛处，最后用绷带胶布固定。敷 12h 后，再按上法换半片。1 周为 1 疗程。

【来源】《中医外治杂志》，1996 年第 2 期。

验方

【组成】生姜（带皮）500g，松节（去粗皮）200g，葱白（带须）100g，生天南星、生草乌、白芷、姜黄、独活各 50g，苍术、路路通、皂角刺各 25g。偏风加防风、威灵仙各 25g；偏寒加麻黄、桂枝各 25g；偏湿加薏苡仁、防己各 25g；偏热加栀子、黄柏各 25g；偏瘀加红花、桃仁各 25g。

【用法】生姜用粗纸包裹、浸湿、煨熟、打烂如泥（后下）；葱白打烂如浆（后下）；其余药碎成粗末，放在铁锅内，加入适量黄酒，文火加热，拌炒至烫手时，再加入生姜、葱白拌匀，离火，装入棉布袋内（视患部大小自制），趁热在患部烫熨，既要使患部发红发热，又不致肌肤烫伤。候冷，将药料敷于患处，绷带包扎，次晨取下，当晚如法再用（但每次需重新再加葱白），每日临睡前 1 次，每剂药可用 10 日，10 日为 1 个疗程。

【来源】《中医外治杂志》，1995 年第 5 期。

验方（用于腰椎骨质增生疼痛症）

【组成】生川乌、生草乌、透骨草、伸筋草、樟木、红花、乳香、没药、杜仲、独活、白芷、威灵仙各 10g，丁香 2g，细辛 5g。

【用法】上药共研细末备用，为一份量。用米醋拌匀，以醋不从药粉渗出为度，装纱布袋内，放在所要治疗的部位上，然后置神灯照射药袋，以病人能耐受为度，直至烤至醋干，药粉散开，约1h左右，每份药粉可再复用1次，每日治疗1次，如皮肤不耐醋者可隔日1次，10次为1疗程，未愈者可隔1周后进行第2疗程治疗。

【来源】《中医外治杂志》，1999年第3期。

验方

【组成】红花10g，威灵仙、乳香、没药、血竭、黑胡椒各30g。

【用法】上药共为细末，过筛备用。根据患病部位，取5～7g药末，加醋或药酒搅拌成膏状敷于患处，其上用塑料薄膜覆盖，再贴上胶布，最后用绷带包裹固定。每日1次，每次3h，10日为1疗程。

【来源】《中医外治杂志》，1999年第5期。

验方

【组成】独活、桑寄生、桂枝、麻黄、红花、川芎、赤芍、血竭、王不留行、川牛膝、杜仲、续断、补骨脂、骨碎补、狗脊各二等份，地鳖虫、干地龙各一等份。

【用法】上药共研细末，饴糖调制成膏状，均匀摊在棉纸上，直接敷在患膝上。1疗程3～5次，每次贴敷3日，一般2～3疗程。

【来源】《中医外治杂志》，1999年第6期。

验方

【组成】草乌1份，天南星1份，白芷5份，莱菔子5份，北细辛1份，徐长卿2份，黄柏5份，苍术1份，三七3份，川牛膝1份，防己3份。

【用法】上药共研细末备用，用时加酒调成厚糊状，均摊纱布上，敷患膝，盖油纸，外用绷带包扎。

【来源】《中医外治杂志》，1999年第6期。

验方

【组成】透骨草、伸筋草、海桐皮、骨碎补、木瓜、桂枝、防风、川乌、草乌各30g，红花、牛膝、川椒、乳香、钻地风、赤芍、白芷各20g。

【用法】上药分两等份，用纱布缝制成两个约20cm大小的药袋（纱布4层），将药装入后，用陈醋浸透，放于锅中蒸热，外敷患处。两袋交替使用，每日2次，每次20min，10日为1疗程。

【来源】《中医外治杂志》，2000年第1期。

验方

【组成】生三棱、生莪术各3g，生草乌5g，生酒糟适量。

【用法】前三味药研粉末，均匀撒在酒糟面上，然后敷到患处，用胶布或绷带固定。隔日外敷患处1次，每次3～6h，痒即取下。

【来源】《中医外治杂志》，2000年第1期。

验方（用于骨质增生）

【组成】附子20g，细辛10g，续断、威灵仙、杜仲、桑枝、桂枝各30g。颈部加葛根30g，胸腰部加金狗脊30g，膝部加牛膝30g，足跟部加地龙、地鳖虫各5g。

【用法】将上药醋炒研末，装入粗布袋中。填装药物后，药垫规格分别如下：颈部20cm×10cm×8cm，胸腰部40cm×20cm×2cm，膝部20cm×20cm×2cm，足跟部10cm×6cm×2cm。药垫大小可自行调节，以舒适为度。颈部骨质增生入睡前将药垫垫于枕外粗隆至大椎穴处，不影响枕头的使用；胸腰部骨质增生将药垫垫于患部，取仰卧位；膝部可用护膝固定；跟部骨质增生可将药垫直接置于鞋内。半月为1疗程，两疗程之间间隔5日。治疗期间停用其他疗法。

【来源】《中医外治杂志》，2000年第2期。

验方（用于足部骨质增生）

【组成】丹参、红花、桃仁、生半夏、生南星、生草乌、白芷、白术各等份。

【用法】上药混合研成粉剂，过筛备用。将患足或双足浸泡于温水盆中，水温应偏高，浸泡时间约10min左右，然后擦干，取粉剂15g，用凡士林调成膏，摊于纱布上，趁热贴于患足，用胶布固定，并保持6～8h以上，每日1次，以临睡时为佳。

【来源】《中医外治杂志》，2000年第3期。

验方

【组成】刘寄奴60g，川椒30g，川芎、川乌、乳香、没药、白芥子、肉桂、细辛各20g，樟脑、冰片各5g。

【用法】上药共研细末备用。火针治疗后，取上述药粉适量，用酒精（8∶2）调成糊状，敷于局部，用纱布覆盖，胶布固定，5次为1个疗程。

【来源】《中医外治杂志》，2001年第1期。

验方

【组成】白矾200g，食醋1000g。

【用法】将白矾置于食醋中加热熔化，待凉后，取生姜50g，切片，浸泡48h。取大粒食盐块1000g，用锅炒热后装入布袋，将浸泡后的姜片贴于

患处及周围，将热盐块放于其上20～30min，避免皮肤烫伤。

【来源】《中医外治杂志》，2001年第3期。

验方

【组成】水蛭、猪牙皂各150g，肉桂30g，白花蛇5条，冰片20g，血竭30g，麝香5g。

【用法】上药除麝香外，研末备用，将肉桂、白花蛇、冰片、血竭研成细粉，过筛混匀，水蛭、猪牙皂碎断，与食用植物油2kg同掷锅内，炸枯、去渣、滤过，炼至滴水成珠，另取铅丹750g加入油内搅拌均匀，收膏，将膏徐徐倒入冷水中，按常规法去火毒。同时取膏用文火熔化，将上述药粉末加入搅匀，分摊于牛皮纸或布上即可，麝香粉在治疗前临时撒在膏药表面少许即可。

贴膏药前先用酒精棉球消毒局部皮肤，再将膏药加热软化，撒上少量麝香粉贴于患处。每3日更换1贴，4贴为1疗程。

【来源】《中医外治杂志》，2001年第5期。

验方

【组成】独活、苍术、黄柏、生大黄、当归、川牛膝各15g，丹皮、生薏苡仁、泽泻、郁金、白芥子各10g，板蓝根30g，忍冬藤20g。

【用法】上药研细末，蜜水各半调拌备用。每次取药适量，摊于棉纸或纱布上，绷带包扎，隔日换药1次，3～5次为1疗程。

【来源】《中医外治杂志》，2003年第5期。

验方

【组成】桃仁、红花、当归、牛膝、羌活各50g，土鳖虫、乳香、没药各30g。

【用法】上药研末，每取40g，加醋或凉茶水调成糊，外敷患处，用纱布固定，每次2h，每日1～2次，每5日为1疗程。

【来源】《中医外治杂志》，2004年第5期。

验方

【组成】当归、川芎、赤芍、桃仁、红花、丹参、川牛膝、秦艽、防风、鹿衔草、桑寄生、川续断、淫羊藿、补骨脂各10g，生甘草5g。

【用法】上药共研细末，装瓶备用。用时取药粉适量，用米酒调成糊状，敷于脐部，外以长、宽各6cm的胶布固定，每日换药1次。

【来源】《中医外治杂志》，2005年第3期。

验方

【组成】威灵仙800g，生川乌、生草乌、生南星、乳香、没药、川断、细辛各500g。

【用法】上药共研细末，装瓶备用，取蜜（醋）调成巴掌大的饼状，直接贴敷患处，每24h更换1次，10次为1疗程。局部可稍加热。

【来源】《中医外治杂志》，2006年第1期。

验方

【组成】桃仁、生川乌、生草乌、血竭、白芷各20g，制乳香、川续断、桑寄生各50g，赤芍30g。

【用法】上药粉碎成细末，备用。取已粉碎的药末适量，食醋调成糊膏状，摊于20cm×20cm纱布块上，贴敷第三腰椎横突处，外衬塑料薄膜纸，胶布固定，并用弹力腰围固定，24h后去除药物。隔日1次，3次为1个疗程。

【来源】《河南中医》，2005年第9期。

验方

【组成】当归、川芎、桃仁、红花、乳香、没药、白芷、川乌、草乌、吴茱萸、延胡索、木香各等份。

【用法】上药研成极细末，过120目筛，用白醋适量，调成厚糊状备用。

取穴：大椎、颈夹脊、肩井、肩髃、手三里、外关、阿是穴、脾俞、肾俞、涌泉穴等。操作方法：首先在患者需要贴敷的穴位处用75%乙醇消毒，然后再将药糊制成厚0.5cm、直径约1cm规格药饼贴敷在穴位上，用曲安奈德新霉素贴膏固定，24h后取下。每隔1～2日治疗1次。穴位贴敷处起水疱可间隔治疗次数，一般10次为1个疗程。

【来源】《山东中医杂志》，2001年第7期。

草乌镇痛膏（用于痛痹）

【组成】生草乌50g，马钱子、乳香各40g，闹羊花、细辛各30g，白芷60g，赤芍100g，冰片12g。

【用法】上药研粉调成膏状。第1次在疼痛部位敷约0.2～0.3cm厚，用油纸或薄塑料纸敷盖，外用绷带包扎，松紧要适宜，外用热水袋不断加热，每日换下已用的药膏1次，另敷新药膏0.1～0.5cm厚，然后将取下的药粉再用酒醋调膏重敷新药上包好，至药粉用完为1疗程。选择部位：上肢为指、腕、肘，下肢为趾、踝、膝关节，主要以疼痛和关节功能障碍最明显处贴敷。

【来源】《中医外治杂志》，1994年第3期。

蛇散

【组成】白花蛇1条，寸香1.5g，冰片、乳香、没药各6g，肉桂30g。

【用法】除冰片、寸香外，其余四味焙黄，共为细粉，然后加入冰片、寸香研匀，装入瓶内密封备用。

将患处用温水擦洗干净，取蛇散少许，撒在患处或腧穴上，然后用伤湿止痛膏贴好，每3日更换1次，7次为1疗程。

【来源】《中医外治杂志》，1994年第3期。

白乌散

【组成】白芥子、生川乌、生草乌、威灵仙、透骨草、巴豆霜、杜仲炭、生乳香、生没药、蟾酥各等份。

【用法】上药共为细末，用凡士林调匀敷于患处，贴药20h左右，患处有刺痒感，见患处起有小水疱即可揭去。水疱消失后，如法再敷。

【来源】《中医外治杂志》，1994年第3期。

白芥子膏

【组成】白芥子、延胡索、细辛、防己、半夏、天南星、木瓜、制川乌、制草乌等。

【用法】上药粉碎，过80目筛，装瓷缸备用。

取穴：膝关节取犊鼻（双）、梁丘、血海、足三里；踝关节取申脉、照海、昆仑、丘墟；肩关节取肩髃、肩髎、臑俞、肩前；肘关节取曲池、天井、肘髎、小海。每年初、中、末伏的第1日各贴药1次。每穴取药末3g，用生姜汁调膏，穴位用75%酒精棉球擦后贴敷，外用敷料或塑料薄膜覆盖，胶布固定。贴药时间一般为3~4h，可根据贴后的反应缩短或延长贴药时间。若贴后热辣、烧灼感明显，可提前去药，以防烧伤皮肤；反之贴后微痒舒适可适当延长贴药时间。3年为1疗程。

【来源】《中医外治杂志》，1994年第4期。

乳没消炎痛

【组成】乳香、没药各10g，血竭6g，吲哚美辛100mg。

【用法】前三味药入钵研细过筛后加入吲哚美辛细面，混匀后撒于风湿膏或胶布上（每穴用药粉1~2g），贴于阿是穴。每3日1换，连贴3次以巩固疗效。

【来源】《中医外治杂志》，1997年第1期。

益肾强筋蠲痹散

【组成】骨碎补、狗脊、千年健、当归、淫羊藿、仙茅各60g，生乳香、生没药各50g, 丁香、肉桂各20g, 樟脑10g。

【用法】上药共研细末, 每取50g加适量黄酒调成膏状敷于膝关节部位, 外用绷带绕扎并佩用护膝, 24h换药1次, 10日为1疗程。

【来源】《中医外治杂志》, 1997年第4期。

颈痛散（用于颈椎病）

【组成】当归、红花、防风、威灵仙、姜黄、羌活、透骨草、川乌各20g, 冰片10g。

【用法】前八味药共为细末, 冰片为细末后单包备用。每次取药粉20g、冰片2g用食醋调成糊状, 摊在两块8cm×8cm的布上, 分别贴在两足部颈椎反应区, 或压痛点, 或小结节反应点, 用胶布固定牢, 每日1次, 10日为1疗程。用药前用热水（以耐受为度）浸泡足部10min, 再将反应区按摩数分钟后再贴药, 效果更佳。

【来源】《中医外治杂志》, 1996年第1期。

祛风通络散

【组成】威灵仙20g, 桂枝10g, 羌活、独活各15g, 狗脊15g, 杜仲15g, 葛根20g, 刘寄奴15g, 五加皮10g, 苏木24g, 伸筋草20g, 透骨草30g, 仙茅15g, 苏木24g, 透骨草30g, 淫羊藿15g, 鸡血藤20g, 细辛10g, 高度白酒适量。偏寒者加制川乌、制草乌各15g; 偏湿者加苍术24g, 花椒24g; 偏瘀者加制乳香、制没药各10g, 延胡索、川芎各20g。

【用法】上药共为粗粉, 布裹, 放蒸锅内, 蒸水开后20min即可, 出锅前加入高度白酒约50ml, 然后外敷患处, 每日2次, 每剂可连用5日, 10日为1疗程。

【来源】《中医外治杂志》, 1996年第3期。

杜仲膏（用于寒湿腰痛）

【组成】杜仲、白芥子、延胡索各30g, 川续断、细辛、乳香、没药各10g, 桂枝6片。

【用法】上药粉碎过80目筛, 装瓷缸备用。

取穴: 悬枢、命门、腰阳关为主, 选配肾俞（双）、气海、大肠俞（双）。上穴交替使用, 每次贴敷5穴。

取药末（每穴3g）用鲜生姜汁或陈醋调膏, 摊于4cm×4cm的无毒塑料薄膜或纱布上, 贴于腧穴, 胶布固定。贴药时间, 夏季2～4h, 春秋4～6h, 冬季6～10h。贴后热辣、烧灼感明显者可提前去药, 以防灼烧皮肤; 若贴后微痒舒适则可酌情延长贴药时间。每10日换药1次, 连贴3

次为1疗程，疗程间隔10日，连贴2～3个疗程，停药观察。疗程结束后，内服金匮肾气丸3个月以巩固疗效。嘱其勿受寒，适当保暖。

【来源】《中医外治杂志》，1996年第6期。

金茛梅片膏（用于膝关节痛）

【组成】金钱草、毛茛。

【用法】将两药洗净晒干，文火焙干存放，等份研成细末。加一定量的麻油及梅片调成糊状备用。使用时，将药物摊于纱布上敷于疼痛部位及穴位，用胶布固定，隔3～5日换药1次，直至痛止。金茛梅片膏外敷，适用于肩关节周围炎、肘关节痛、膝关节痛、踝关节痛等，一般外敷2～3次。

【来源】《中医外治杂志》，1996年第6期。

腰痛膏（用于肌痹、腰肌筋膜炎）

【组成】红芽大戟、延胡索各100g，狗脊、透骨草各300g，五加皮、天南星、桑寄生、川续断、丹参、桃仁各200g，没药、麻黄各150g等。

【用法】上药研成细末过45目筛，取蜂蜜1000g，凡士林油膏300g，加热至70℃搅拌熔化后，待温度降至40℃左右，加入药粉500g，逐渐搅拌混合至冷却装入药罐，密封备用。用时将制好的腰痛膏摊在20cm×25cm大小的白布上敷于患处，用纱布覆盖2层，胶布固定，每日更换1次，3周为1疗程。

【来源】《中医外治杂志》，1996年第6期。

活络镇痛膏（用于颈椎病）

【组成】川乌、草乌、威灵仙、乳香、没药、全蝎、白花蛇、桃仁、续断、川芎各150g，三棱250g，白芷100g，麻黄50g，桂枝、狗脊、赤芍、当归各200g，铅丹1250g，香油2500ml。

【用法】上药放锅内香油中浸2日煎至深黄色时去渣，用纱布5层过滤后再放铅丹。然后将膏药摊在约5cm²大小布上备用。以颈部疼痛为主的贴阿是穴、大椎穴；颈部疼痛伴上肢疼痛麻木者贴大椎穴、肩井穴。每次贴药5日后再换药，10日为1疗程。

【来源】《中医外治杂志》，1995年第1期。

自拟刺椎散（用于颈椎病）

【组成】千年健200～500g，羌活、独活、川乌、草乌各100～250g，葛根200～500g，透骨草、五加皮各100～200g，马钱子50～100g，川芎、刘寄奴各150～250g。

【用法】上药分别或混合低温烘干或晒干（勿焦），研碎过100目筛，搅匀。然后用布袋（勿用纤维的确良布料）分别按颈部20cm×10cm，腰部

40cm×20cm，膝部15cm×10cm，足底10cm×5cm大小装药，反折缝口调匀固定药末，做成同患者病痛面积相等的大小药枕，将鲜姜汁或正骨水或高粱酒用药棉蘸湿擦并按摩颈、腰及其他疼痛肿胀关节、腰椎部位，直至局部皮肤渐红或酸痛，然后将药枕袋固定贴敷上面，并在袋上面用热水袋或理疗热磁加压热敷，促进药物的穴位渗透，每次热敷为2h，6～8h可重复1次。药袋每5日换1次，1月为1疗程，可连续使用。

【来源】《中医外治杂志》，1994年第4期。

蜈鳖散（跟骨骨刺）

【组成】蜈蚣粉、鳖甲粉等份适量。

【用法】上药粉用醋调成糊状，敷于患处。嘱患者在此期间尽量减少活动，7日为1疗程。

【来源】《中医外治杂志》，1996年第2期。

消刺膏

【组成】威灵仙60g，透骨草20g，生川乌10g，生草乌10g，乳香20g，没药20g，血竭10g，冰片、麝香酌量。

【用法】上药研为细末，用陈醋调成糊状药膏。使用时视疼痛范围及骨刺位置大小，将药膏涂于纱布棉垫上外敷于皮肤表面，然后用胶布固定。隔日换药1次，10次为1疗程。

注意：皮肤有破溃面忌用，敷药后若皮肤过敏，出现湿疹、瘙痒者，应立即停药，2～3日后疹可自愈。

【来源】《中医外治杂志》，1995年第2期。

速效骨质增生散

【组成】乳香、没药、生草乌、生川乌、白芥子各20g，生马钱子、川椒各10g，穿山甲10g，元寸少许。

【用法】生马钱子放在凉水中浸泡5～7日，每日换水1次，除皮切薄晾干后与上药共研成细末备用。用食醋将上药粉调湿后装进小布袋（袋口缝好），放在锅内蒸热后敷患处，每日1次，10日为1疗程。

【来源】《中医外治杂志》，1995年第3期。

威灵仙散

【组成】生天南星、生半夏各6kg，生川乌、生草乌、羌活、独活、伸筋草、透骨草、刘寄奴、威灵仙、海风藤各4.5kg，红花、桃仁、当归尾、骨碎补、乳香、没药、鸡血藤各3kg，冰片、白芥子、细辛各1.5kg，樟脑、白芷各10kg。

【用法】上药粉碎成末，分装在塑料袋内，每袋0.25kg，密封备用。敷药部位：颈椎骨质增生继发颈、肩、臂痛或指麻者，取后颈部、肩井、肩髃、臂臑、支沟、肩胛内沿等处疼痛较明显的部位热敷，一般每次取2～3处。若只在颈部疼痛，热敷局部痛处。腰椎骨质增生继发下肢痛、麻者，取增生部位、环跳、殷门、委中、承山、风市、阳交等处疼痛较明显的部位热敷，一般每次取2～5处。若只在腰椎增生部位疼痛，而无压迫神经症状者，只敷局部痛处。膝、足跟骨质增生者，热敷局部痛处。

使用时有几处较明显的痛点，取几袋药，把药末倒在铁锅内加白酒和醋各半（1：1）拌成泥状炒热（切勿炒干），然后分装在与痛点数目相同的白布袋内，每个白布袋大小为30cm×10cm，扎口热敷各个痛处，要把药末摊匀。不热时再倒入锅内加白酒和醋各半，炒热再敷，如此反复数次，敷2h，亦可用热水袋压在药袋上热敷，但每隔40min也要加白酒和醋各半，把药末拌湿成泥状，炒热再敷。每日1次，痛甚者可每日2次，10日为1疗程；若不愈，间隔3～5日再敷下1疗程，每袋药可连用3日。

【来源】《中医外治杂志》，1995年第4期。

风寒消痛方

【组成】生川乌、生草乌、透骨草、威灵仙、独活、牛膝各20g，生铁末100g，樟脑10g。

【用法】上药研粗末，加铁砂拌匀，用时再加食醋适量搅拌装入布袋放患处烫贴，每次15～30min，每日2次，每袋药物可用3～5日。

【来源】《中医外治杂志》，1995年第4期。

骨刺消痛膏（用于跟骨骨刺）

【组成】荜茇15g，川椒15g，木瓜30g，川乌15g，麻黄15g，大风子60g（去皮），乳香15g，蓖麻子30g。

【用法】上药共研末，过80目筛将细末分6份，为6次用。每次1份用食醋调成稠膏，纱布包好放在热砖上（砖根据足跟大小挖圆窝放火中烧至发红）。脚踏在药上，时间以砖凉为度。

【来源】《中医外治杂志》，1995年第6期。

首乌膏（用于鹤膝风、髌骨前滑膜炎、滑囊炎）

【组成】何首乌粉、猪板油各100g。

【用法】共捣为软硬适中的膏备用。外敷患处，每隔1日换药1次，5次为1疗程。

【来源】《中医外治杂志》，1998年第1期。

百痛消糊剂

【组成】白花菜子80g，威灵仙40g，透骨草60g，延胡索40g，牛膝40g，川椒60g。

【用法】上药研粉贮瓶备用，临用时用醋与温水各半把药粉调成糊状即成。将糊剂敷于患处，厚约3mm，然后用塑料膜覆盖。每次敷30min，每2日1次，4次为1疗程。

【来源】《中医外治杂志》，1998年第2期。

白矾外敷液（用于腰椎骨质增生）

【组成】白矾250g，醋1000g。

【用法】用砂锅文火煮化后外敷患处，温度适中，每日2次，每次25～30min，局部外敷时避免烫伤患处，15日为1疗程。

【来源】《中医外治杂志》，1998年第3期。

追风活血散

【组成】制乳香、制没药各50g，炙麻黄、桑寄生各20g，制马钱子、冰片、木瓜、红花、鸡血藤各30g，当归、川芎各15g。

【用法】取菜子油1000g，加热至油开，将上药倒入油锅中，片刻，捞渣。徐徐放入适量铅丹，不停搅拌，至滴水成珠不散，其膏即成。趁热将其用模子摊在缕缎或帆布上，风干放凉。用时将膏药稍加热，撒一层樟脑粉，即可敷于患处，视病情可保留3～5日。

【来源】《中医外治杂志》，1998年第3期。

颈椎膏

【组成】制川乌、制草乌、芒硝、雄黄、细辛。

【用法】上药等份研末加凡士林调匀成膏，用时取膏适量掺布于麝香追风膏中央，面积约2cm^2，贴于大椎穴与哑门穴中间区域，7日为1疗程，连用2个疗程。

【来源】《中医外治杂志》，1998年第5期。

五龙威灵膏（用于颈椎病）

【组成】威灵仙、穿山甲、穿山龙、凤仙草、伸筋草、乳香、没药、秦艽各30g，川乌、草乌、羌活、独活各20g，山楂60g，五味子40g，血竭25g，麝香10g，铅丹适量。

【用法】上药中除麝香、血竭、没药、乳香外，其余药物全部浸入油内（植物油），浸泡1周；然后把药和油全部置于锅内，用文火熬，熬至药物枯焦呈黑色，滤去药渣；再把药油倒入锅内，文火熬至药油滴水成珠不散时，再下铅丹，熬至药油呈黑色，离火，降温至60℃左右时，再把麝香、乳香、没药、血竭研细末，加入油内拌匀，冷却后捏成条，浸入水中1周左右（每日换1次凉水）以除去火毒，取一定量摊于牛皮纸或厚布上对折起来即成。把膏药拆开，加温后使膏药软化，同时用酒精或白酒棉球擦洗患处，晾干后，再用鲜姜片擦至皮肤略发红色，即可贴敷。每贴贴敷时间10日左右，3贴为1疗程。

【来源】《中医外治杂志》，1999年第1期。

骨刺消痛膏（用于骨质增生性腰腿痛）

【组成】红花、川乌、草乌、细辛、骨碎补、透骨草各30g，生地黄、冰片、三七粉、当归、丹参、马钱子、怀牛膝、樟脑粉各10g，麝香5g，麻油1000g，铅丹350g。

【用法】上药按传统制剂工艺熬制成黑膏药，其中麝香、冰片、樟脑三味药宜在膏药熬制已成，准备摊涂时加入。摊于白棉布或牛皮纸上，每贴膏药规格：20cm×9cm，质量：30g/贴。将骨刺消痛膏外贴腰椎患处，每周1贴，连用4周为1疗程。

【来源】《中医外治杂志》，1999年第3期。

消肿止痛膏

【组成】马钱子、生川乌、生草乌、乳香、没药、甘遂、皂刺各100g，麻黄50g，细辛30g，苍耳子油2000g，铅丹适量。

【用法】苍耳子油于铁锅内烧沸，上述药物分粗细两组，分别榨枯并滤去残渣，然后文火慢烧。药油熬至搅动时有微黏感时，取几滴滴入30℃左右的清水中，以入水成珠、稍散复聚为准。此时应准确称量药油，然后将铁锅离火，立即缓缓加入铅丹，边加边搅，每1000g药油以加入250g铅丹为宜，加完铅丹后可立即试用。小铁杵蘸取少许药膏，摊于牛皮纸上，若纸背面有油迹渗出，为入丹前药油火候不够，可文火补熬，若黏度不够，药油火候已老，熬膏失败。

消肿止痛膏的贴敷部位以关节的压痛点为佳。先用湿热毛巾擦净局部皮肤，然后将膏贴均匀加热、揭开，贴敷于关节的压痛点。72h后更换膏贴，10日为1疗程。

【来源】《中医外治杂志》，1999年第3期。

藤黄膏（用于跟痛症）

【组成】藤黄100g，丁香20g，当归100g，血竭10g，冰片30g。

【用法】上药粉碎后麻油调成膏状待用。患者以跟后痛就诊者，让患者俯卧于床上，屈膝90°，医者一手握住患足作背屈固定，用另一手小鱼际处揉跟腱周围滑囊7～8次，把待用的藤黄膏适量用胶布固定跟腱周围，每3～4日更换1次；以跟下痛为主症的，采用牛角按压足跟部6～7次，再用牛角击打足跟部5～6次后用藤黄膏外敷即可。

【来源】《中医外治杂志》，1999年第5期。

风湿伤痛膏（用于膝骨关节炎）

【组成】五灵脂10g，制南星、川芎、白芷各5g，冰片3g，松香100g，麻油20g，蜂蜡9g。

【用法】将前四味中药及冰片分别粉碎，过80目筛备用。将松香、麻油、蜂蜡一同熬炼至滴水成珠，出现白色浓烟时离火；降温至120℃左右时，在不断搅拌下徐徐加入五灵脂等四味中药粉（注意：加入药粉不宜过快，以免药油外溢），充分拌匀后即成膏。将制成的膏药徐徐倾入冷水中，每日换水1次，连换7日，以去火毒。最后将药膏阴干，除去水分，水浴加热熔化后，加入冰片粉拌匀，摊涂于牛皮纸或厚布上备用，每贴约7g。

选准患者最痛部位或压痛点明显处，将膏药加温软化的同时，用酒精或白酒棉球擦洗患处，晾干后，再用鲜姜片擦至皮肤略发红色，即可贴药。每贴贴敷时间4日，5贴为1个疗程。贴药期间所有患者禁用非甾体抗炎药及皮质激素类药等治疗。避免过量活动，预防重复损伤。

【来源】《中医外治杂志》，1999年第6期。

自拟清痹膏（用于热痹）

【组成】生石膏3份，黄柏2份，生大黄1.5份，生栀子1.5份，黄芩1份，防己1份。

【用法】上药共研细末，凡士林调配成膏备用。用时将膏药外贴患处，48h更换1次。

【来源】《中医外治杂志》，2000年第1期。

威灵散方（用于颈椎病）

【组成】威灵仙、山楂各100g，羌活、苍术、川乌、大茴香各50g，桂枝、吴茱萸各30g，川芎、姜黄、白芷各50g。

【用法】以上干燥药材，搅匀后研粉。选用透气性能好的棉布，制成约30cm×20cm×5cm大小的布袋后把上药粉纳入布袋中，再缝成药枕。白天或晚上环枕外敷颈项患处。每日至少敷10h，10日为1疗程。第1疗程结束后停止治疗3日，按上方药重制药枕，继续第2疗程。

【来源】《中医外治杂志》，2000年第3期。

消瘀散（用于痛风性关节炎）

【组成】蒲公英500g，土鳖200g，苏木100g，大黄220g，泽兰250g，当归250g，乳香220g，蒲黄200g，丹参300g，三七200g，没药200g，五灵脂650g，刘寄奴250g，老鹳草300g。

【用法】上药烘干研粉，过80目筛，装瓶备用。常规消毒病变处，以梅花针重叩患处至出血，加拔火罐，出血5～20ml，约10min后取罐。取消瘀散适量，用蜂蜜和陈醋将药调成糊状，均匀敷在患处，以纱布块覆盖，绷带或胶布缠绕固定。嘱患者回家后定时用陈醋浇灌于纱布块上以保持药物湿润，隔日治疗1次。

【来源】《中医外治杂志》，2000年第3期。

蠲痹膏（用于寒痹）

【组成】白芥子36g，延胡索、全蝎、血竭、乳香、没药各10g，丁香、肉桂各3g，鸡血藤、络石藤、青风藤、木瓜、薏苡仁各30g，细辛、生川乌、生草乌各6g。

【用法】配制方法：①研药：白芥子（炒焦，用手捏之即碎，闻之有香窜味）、延胡索（用陈醋适量拌匀，焖一夜后微炒）、全蝎（烘干）、乳香、没药、血竭共研极细末，装有色玻璃瓶内密闭，丁香、肉桂研细另贮。②药液：上药（丁香、肉桂除外）入95%酒精（或白酒）500ml中密闭浸泡，夏3日，冬10日，春、秋季7日，滤去药渣，装瓶备用。③制膏：取药末（每穴3g）加适量药液拌匀，用手捏之成团，松手散开为度，再加入凡士林适量，调成软硬适度的药膏，摊于敷料或塑料薄膜上，再掺少量丁香、肉桂粉，贴于腧穴，胶布固定。

贴药次数和疗程：蠲痹膏治疗寒痹，每10日贴1次，连贴3次为1个疗程，贴3～6个疗程停药。每次贴敷时间：夏季一般4h左右；春、秋季为6～8h；冬季为10～12h。亦可根据患者局部的反应缩短或延长贴敷时间，如贴后热辣烧灼感明显，穴位四周皮肤潮红者，可提前去药，以防灼伤皮肤；若贴后局部微痒舒适者，可酌情延长贴敷时间，但以不烧伤皮肤为度。

贴敷腧穴：肩部取肩髎、肩髃、臑俞；膝部取犊鼻、梁丘、血海、足三里；踝部取申脉、照海、昆仑、丘墟。其他关节可据证选穴，不论何部位均可加贴肾俞、关元和阿是穴。

贴敷后的局部护理：去药后若皮肤潮红、灼痛，用75%酒精棉球擦数遍以防起疱；如火欣红痛甚或稍停起绿豆大水疱，应先用酒精棉球擦后，再涂以清热泻火、消肿止痛的黄连膏，外用敷料包扎；更有甚者则贴后起大疱（整个腧穴起一个大疱如鸡卵），内含疱液者，则用消毒针头刺破水疱，放出内容物，把疱皮贴好（勿揭破），涂以甲紫药水，使其干燥结痂而愈。个别不慎把疱皮揭掉则露出鲜红的溃疡面，可常规消毒后撒生肌散（煅石膏30g，制乳香、制没药各9g，血竭6g，共研极细末），再用生肌玉红膏（《医宗金鉴》方）薄涂盖贴，每1～2日换药1次，至痊愈为止。

【来源】《中医外治杂志》，2000年第4期。

舒颈散（用于颈椎增生症）

【组成】当归、川芎、红花、桃仁、乳香、没药各30g，千年健、独活、秦艽、威灵仙各20g，明天麻、细辛各15g，木防己、赤芍、地龙、鸡血藤各25g。

【用法】上药晾干或烘干，共研细末，装瓶备用。先取医用胶布1块，胶面向外呈斜形卷紧，呈条索并两端对接成环，环大小视颈椎病变个数而定，粘附颈后患部，压紧粘牢。取舒颈散适量置于换药碗内，用优质食醋调成稠糊状，填入颈后备好的胶布环内与环口平，然后用胶布块封住并粘牢，敷药后嘱患者热敷患部，每2日换药1次，10日为1疗程。

【来源】《中医外治杂志》，2000年第4期。

骨刺消痛散

【组成】生川乌、生草乌、生天南星、生半夏各10g，威灵仙60g，木瓜、艾叶、防己、川续断、白芷、桂枝各15g，当归、丹参、樟脑、乳香、没药、川牛膝、羌活、秦艽、木瓜、透骨草、伸筋草、毛姜各30g，山柰15g。

【用法】上药共为粗末。取上述药末，用50°～60°白酒250ml、陈醋适量拌湿，以不滴水为度，装入事先缝制大约20cm×28cm的布袋中，扎口，放锅内蒸30min，然后取出乘热可衬垫一毛巾或旧布敷于患处病变部位上，以患者能耐受为度，以不烫伤皮肤为宜，其后可缓慢将衬垫撤下，使药袋紧贴患处。其药袋上方可外敷一塑料布，以保持局部温度及湿度并可防止药物挥发，有利于局部对药物的吸收。每次40～60min，每日1～2次，如此反复可用10日，10日为1疗程，2个疗程后观察疗效。（注：下次用时可只拌适量陈醋）。

注意：保护皮肤以防烫伤，如皮肤对本药过敏者慎用。足跟骨质增生亦可用加水煎、乘热熏洗方法治疗。

【来源】《中医外治杂志》，2000年第6期。

复方蚂蚁膏（用于热痹）

【组成】蚂蚁、秦皮各100g，绵萆薢、虎杖各50g，六轴子、川芎、赤芍各30g，桂枝20g，甘草10g。

【用法】上药研为细末，装瓶备用。根据病变部位的大小取药末适量，加薄荷油2～5ml，用凡士林调成膏状，均匀地摊在棉纸上，药膏厚约2～3mm，敷于患处，在棉纸外盖塑料薄膜，绷带加压包扎固定，每2日换药1次，3次为1疗程。

【来源】《中医外治杂志》，2001年第1期。

舒筋活络热敷方（用于关节疼痛）

【组成】羌活、独活各15g，桑寄生12g，防风、防己各12g，当归12g，川芎15g，红花12g，乳香15g，没药15g，川乌、草乌各10g，伸筋草30g，透骨草30g，海风藤30g，鸡血藤30g，黄药子15g，片姜黄15g，川桂枝15g，细辛12g，地鳖虫20g，半夏12g，生天南星12g，杜仲20g。

【用法】上药打成粗末，和入等量的中细沙中，装入布袋，每袋约1kg左右，置蒸笼（蒸馒头用的）中加热1h，拿出外敷关节患处，外用药膜包好，防止热气、药味蒸发，便于药味透入，再加盖棉被，每隔1h更换沙袋1次，每日治疗4～6h。每周为1疗程，病轻者1疗程而愈，重则3个疗程，视病情而定。

【来源】《中医外治杂志》，2001年第1期。

寻骨风散（用于骨痹）

【组成】寻骨风、川芎、生大黄各等份。

【用法】上药烘干，研极细末，收贮于瓷瓶中备用。用时先将骨关节处用清水洗净，揩干，用鲜鸡蛋清将药末调成糊状，均匀平摊于关节面上，用塑料布包裹，24h后取下，清水清洗关节面，每日外敷1次，10日为1疗程。使用本法时，停用其他治疗方法。

【来源】《中医外治杂志》，2001年第1期。

灵骨血膏（用于骨性关节炎、骨痹）

【组成】威灵仙、透骨草各30g，血竭、马钱子各10g，陈醋、薄荷油适量。

【用法】上药共研细末，过100目筛后，用适量陈醋3份，薄荷油1份调匀成糊状，均匀涂在纱布上，外敷疼痛的关节上，胶布固定，每日1次，15日为1疗程，一般治疗1～2个疗程。

【来源】《中医外治杂志》，2001年第2期。

骨刺蠲痹散（用于跟骨骨刺）

【组成】桑寄生、骨碎补、威灵仙、刘寄奴各10g，独活8g，白芷、防风各6g，冰片2g（另包）。

【用法】将前七味药研扁软，布包，放锅内煎煮，沸后10min出锅，撒入冰片末和高度白酒少许。取一块砖，视足跟大小，凿一个坑，放在火上烧至发红后，将食醋100g倒入坑内，即把前药袋放在坑上，跟踏药袋（以不烫为度）至砖凉。每日1～2次，每个药袋可连用2日，6日为1个疗程。

【来源】《中医外治杂志》，2001年第4期。

自拟威灵桃红散（用于风寒湿痹）

【组成】威灵仙、桃仁、乳香、没药、木瓜、五加皮、大黄、延胡索各15g，生川乌、生草乌、川芎、赤芍各20g，红花、全蝎各10g等。

【用法】上药共同研末备用。根据患者病变部位大小，取20～40g，用陈醋或白酒调成膏状，外敷病灶处，绷带外缠，每24h换药1次，10日为1疗程。

注意：散剂要调匀、调黏，不宜过湿、过干。治疗期间注意休息、保暖、防潮、防湿，绷带外缠松紧适度。个别病人用药部位皮肤会感瘙痒，或起红色丘疹，若难以忍受，取下药物，用清水洗净皮肤即可，无需特殊用药。本法适用于风寒湿痹，忌用于热痹。

【来源】《中医外治杂志》，2001年第4期。

骨灵散

【组成】川乌、川芎、徐长卿、全蝎、乳香、没药、透骨草、伸筋草各45g，三七、穿山甲各30g，血竭、麝香各10g等。

【用法】上药共研细末调匀，分成每份15g，用适量蜂蜜、黄酒或蛋清等调成糊状外敷，每1～2日更换1次，15日为1疗程。

【来源】《中医外治杂志》，2001年第5期。

消刺膏（用于骨质增生）

【组成】①威灵仙、炮山甲、生半夏、生天南星、白芥子；②马钱子、生川乌、生草乌、全蝎、蜈蚣；③血竭、土元、乳香、没药、延胡索；④生麻黄、肉桂、羌活、独活、透骨草；⑤冰片、樟脑粉。

【用法】上药（同组中每味药量相等）各组之间按2∶3∶2∶1.5∶0.5的比例称量，根据药品总量称取等量的铅丹和倍量的麻油。将血竭、乳香、没药、冰片、樟脑粉研细过筛为2号粉，装瓶中密封备用；再将其他诸药烘干加工成细粉为1号粉备用。先把麻油入锅内武火烧开，后改用小火熬至油成滴水成珠状态，继而加入铅丹，同时不断搅拌，待油由红色变为绛紫色，锅内烟雾弥漫，速将锅撤离火炉，并继续快速搅拌，约5～10min后徐徐撒入1号药粉，充分搅匀，收膏，将膏浸泡于冷水中24h以去火毒。然后取膏放入锅内用文火熔化，约至60℃左右撒入2号药粉，搅匀冷却备用。

取药膏适量加温软化，涂于消毒布料，贴敷于患处，每5日换药1次，30日为1疗程，3个疗程后评定疗效。

注意：患处皮肤有破溃面忌用；贴药后若皮肤过敏，出现湿疹、瘙痒者，应立即停用；3日后疹可自愈，但愈后不宜再用；孕妇禁用。

【来源】《中医外治杂志》，2001年第5期。

痛风止痛膏（用于痛风性关节炎）

【组成】川乌、黄柏、青黛、川芎各100g，白芷50g，冰片30g。

【用法】上药分别研成细末（100目过筛）备用。先将基质（凡士林500g，羊毛脂25g）熔解，再分别加入药末，制成膏剂，罐装备用。

将痛风止痛膏外敷于患处。敷药厚度约0.3～0.5cm，每日更换1次。

【来源】《中医外治杂志》，2001年第6期。

张氏祛痹复元散

【组成】马钱子、白芥子、洋金花、生天南星、生川乌、生草乌、白芷、红花、五加皮、威灵仙、透骨草、细辛、麻黄、老鹳草、川芎、寻骨风、生大黄、骨碎补。

【用法】上药按1∶2.5∶3∶2∶2∶2∶2∶2∶2∶3∶2∶1.5∶2∶2∶2∶2∶2∶2比例配制后粉碎成药粉，每袋装50g，密封备用。

取药粉适量用温水调成糊状外敷患处，敷药20min左右患处有热痛感，敷药时间以能耐受为度（不能少于1h），如敷药后热痛难忍，可改用鸡蛋清调药，能减轻热痛感但不影响疗效，每2日敷药1次，10次为1疗程，一般治疗1～3个疗程，较重者需3～5个疗程。

【来源】《中医外治杂志》，2002年第2期。

自拟速效宽筋镇痛散

【组成】宽筋藤30g，川芎20g，丹参50g，延胡索20g，乳香20g，没药20g，独活30g，穿山甲20g，川乌、草乌各30g，追地风20g，伸筋草、透骨草各30g，海风藤30g，威灵仙30g，牛膝30g，红花30g，蜈蚣10条，土鳖虫20g，新疆雪莲40g，血竭30g，冰片20g。

【用法】上药除血竭、冰片外，全部混合粉碎，过100目筛，后将血竭、冰片研粉混入上药，装瓶备用。

治疗时首选疼痛敏感部，洗净擦干局部皮肤，将药物适量均匀摊于伤湿止痛膏上，止痛膏周边各留1cm不摊药，以贴皮肤固定用。每48h更换药物1次，7日为1个疗程。用药期间同时用热水袋局部外敷，每日3次，每次1h，有利于药的渗透吸收。

【来源】《中医外治杂志》，2002年第3期。

乳没二乌散

【组成】乳香、没药、川乌、草乌、当归各30g，川芎、红花各15g，肉桂6g。临症加减：腰部加独活、桑寄生、狗脊、威灵仙；膝关节加麻黄、桂枝、独活、秦艽；关节红肿加黄柏、苍术、麻黄、桂枝；腱鞘炎加栀子、大黄。

【用法】根据患病部位，随症加减药物配方；将诸药烘干加工成细粉，装瓶备用。使用时以白酒或75%酒精调稀糊状，即可应用。在病患局部用大于疼痛范围的无菌纱布外敷，涂约1cm厚的药糊，上面盖1层薄塑料纸，以保持一定的湿度，用远红外仪照射30～60min，距离不可太近，以免烫伤皮肤，每日1次，15日为1疗程，连续治疗2～3个疗程。

【来源】《中医外治杂志》，2002年第4期。

三仙散

【组成】川芎、枯矾各6g，威灵仙、淫羊藿各12g。

【用法】上药共研极细末。另取仙人掌12g，捣烂，合并药粉作药饼。先于患足疼痛处鞋底部，开一空洞，放入药饼穿用（不宜穿厚袜，可穿薄袜），每3日1换，连用3个月。

【来源】《中医外治杂志》，2003年第2期。

蜈麝散（用于跟痛症）

【组成】蜈蚣10条，麝香1g，冰片、血竭、吴茱萸各2g。

【用法】先将脚洗净，刮去老皮，找准跟骨下痛点，将药粉均匀撒于痛处，然后用胶布或伤湿止痛膏固定，每7日换药1次，5次为1疗程。

【来源】《中医外治杂志》，2004年第2期。

三生散

【组成】生天南星、生半夏、生草乌各等份。

【用法】上药研碎，过120目筛，充分混合拌匀而制成散剂，装塑料袋内密封备用，每袋重25g。

治疗时首先选定治疗部位即压痛敏感部位，洗净擦干局部皮肤，角质层厚者应适当去除。将该散剂25g倒入碗或杯内，用凉水或温水约20ml调成糊状（稀而不流为佳），匀摊于长20cm、宽10cm的白棉布一端，将另一端折叠上去压平，即成药垫，将药垫贴敷于足跟处，用绷带缠好，每3日换1次。5次为1疗程，疗程间隔5日。

【来源】《中医外治杂志》，2004年第3期。

消瘀通络散（用于颈椎病）

【组成】葛根60g，白花蛇3条，穿山甲30g，透骨草60g，防风45g，威灵仙60g，川乌、草乌各18g，当归45g，乳香、没药各30g，鹿衔草60g，骨碎补30g，血竭18g。气滞血瘀型加香附30g，土元30g；肝肾亏虚型加熟地黄30g；风寒湿痹型加白芥子30g，细辛15g。

【用法】上药精选烘干，粉成细粉，过80目筛，封装大口瓶备用。视颈椎病变部位大小，取消瘀通络散20～30g，用适量黄酒、陈醋（温热）各半，调药粉成糊状，装入白布袋内，缝合袋口，贴敷于颈椎病位，覆盖用白布装入的麦麸200g，再用塑料薄膜覆盖在麦麸袋上，布条捆绑固定，每次热敷治疗4～8h，每日1次（每次热敷后的药可掺入麦麸内再用），10日为1疗程，可停药2日再行第2疗程，如热敷过程中，颈部痒甚，起小水疱多者，可减少敷药时间或慎用，少者为正常。

【来源】《中医外治杂志》，2004年第3期。

自拟灵马消肿散（用于膝关节滑膜炎积液）

【组成】灵猫香1g，制马钱子15g，乳香、没药、生麻黄、当归、小茴香、肉桂、丁香、生天南星、血竭各10g，轻粉2g，独活15g，滑石粉50g。

【用法】上药共研为细末，再加凡士林150g混匀，瓶装备用。用时取上药15g左右平摊于纱布上，敷于患膝处，每日1换，7次为1疗程。

【来源】《中医外治杂志》，2005年第4期。

骨痹消痛散

【组成】豨莶草、千年健、威灵仙各15g，桂枝、干姜、独活、秦艽、海风藤、海桐皮、桑枝、乳香、没药、川续断、红花、炙蜈蚣、松节、伸筋草各10g，甘草、细辛、血竭各5g。

【用法】上药共研细末，过100目筛备用。上药50g/次，温水加蜜调成糊状敷于膝关节，绷带固定，每日1次。

【来源】《中医外治杂志》，2006年第1期。

抵挡汤加味（用于膝关节外伤性滑膜炎）

【组成】大黄30g，水蛭、虻虫、桃仁、芒硝各20g，牛膝9g。

【用法】上药共研末为一次量，用食醋适量与药末调匀成糊状，均匀敷于患膝，外以白布轻度缠敷，然后以弹力护膝外固定，每3日换药1次，半月为1疗程，2疗程间隔1～3日。

【来源】《中医外治杂志》，2000年第2期。

自制消肿膏（用于膝关节外伤性滑膜炎）

【组成】黑老虎、虎杖、苍术、木瓜、海桐皮、续断、栀子、透骨草、鱼腥草（上药均为粉末）、四生散（生川乌1份，生南星6份，生白附子4份，生半夏14份）各120g，医用凡士林4kg。

【用法】上药粉混合，过筛多次至均匀后与医用凡士林煮沸，不断搅拌约5min，即可熄火，分罐。隔天膏凝后即可使用。将消肿膏摊于牛皮纸上，周边用棉花围一圈，外盖油纸，缚扎在患膝上，每2日换药1次。

【来源】《中医外治杂志》，2000年第5期。

伤科消炎膏（用于膝关节骨性关节炎）

【组成】独活375g，皂角75g，生天南星180g，姜黄250g，生草乌150g，川断续250g。

【用法】上药研末混匀，加薄荷油10ml，樟脑0.6g，蒸馏水适量，用饴糖适量调和如糊状，直接涂于棉纸上，厚约2mm左右，常用面积为8cm×12cm，直接贴敷于患膝，用绷带包扎，每日1贴，连续用药7日为1个疗程。

【来源】《现代医药卫生》，2006年第18期。

治痹膏

【组成】斑蝥50g，血竭、重楼、肉桂各10g，冰片、炮山甲、细辛、雄黄、生川乌、升麻各5g。

【用法】上药研末和匀，用蜂乳调成糊状。于痛点穴位涂敷直径约1cm，膏上再撒适当干药末，胶布固定，24h后形成药疱，1周后自行吸收。

【来源】《穴位用药》，人民军医出版社，1993年。

白川草糊剂

【组成】白花菜子12.5g，川椒10g，透骨草10g。

【用法】上药研粉，贮瓶备用。临用时将药粉用冷水或温水调成糊状即成，敷于患处（敷药厚约2～3mm），然后用油布或塑料布等物覆盖，以免油污衣服。每次敷药约40min取下，每周2～3次，4次为1疗程。

【来源】《中药贴敷疗法》，中国医药科技出版社，1988年。

敷痹粉

【组成】炒白芥子、原蚕砂、生香附各120g，樟脑6g。

【用法】上药共研细末。按痛区大小，酌量应用，以蜂蜜调敷6～8h，痛缓为度，如痛未止，可继续敷用。如局部略有发热感，可加川柏粉32g，用米醋调敷。

【来源】《中药贴敷疗法》，中国医药科技出版社，1988年。

第三节 便秘

便秘，是指由于大肠传导功能失常导致的以大便排出困难，排便时间或排便间隔时间延长为临床特征的一种大肠病症。便秘既是一种独立的病证，也是一个在多种急慢性疾病过程中经常出现的症状。西医学中的功能性便秘，即属本病范畴，包括肠易激综合征、肠炎恢复期、直肠及肛门疾病所致之便秘，药物性便秘，内分泌及代谢性疾病所致的便秘，以及肌力减退所致的便秘等。

验方

【组成】大蒜20g，附子10g，苦丁香8g，川乌12g，白芷10g，胡椒6g。

【用法】上药共捣烂制成饼，贴敷脐中神阙穴处。

【来源】《中医外治杂志》，1992年第2期。

验方

【组成】芫花、大戟、甘遂各等份，大枣适量。

【用法】上药共研细末，以蜂蜜和丸，密封于干燥处保存备用。用时取适量的热水或蜂蜜调成膏状，摊于医用胶布中，每块儿童约1～2g，成人约3～5g，贴于穴位固定，一次贴敷48～72h。取穴：神阙、天枢（双）、大肠俞（双）。48～72h之后换药，每贴敷3次为1疗程，3疗程仍无效者，改用它药治疗。治疗中如有过敏者可改用小敷料。

【来源】《中医外治杂志》，1997年第3期。

验方

【组成】蓖麻仁2份，芒硝1份。

【用法】上药共捣成饼状，外敷天枢、神阙穴，加用按摩则疗效更佳。

【来源】《中医外治杂志》，1996年第1期。

验方

【组成】生牵牛子适量。

【用法】上药洗净、晾干后，装瓶备用。取生牵牛子4粒，分别粘在四块1cm×1cm大小的胶布中心，嘱患者仰卧位，然后将上药分别贴在患者的上脘、中脘、下脘、水分四穴上，嘱患者常用手指按压上述穴位，隔日换1次，连用7次为1疗程。

【来源】《中医外治杂志》，2000年第4期。

验方

【组成】气秘选用大黄、枳实、木香、陈皮；热秘选用大黄、芒硝、皂角；虚秘选用党参、黄芪、芒硝、皂角、生地黄。

【用法】将上述药物混合碾碎加入蜂蜜和醋制成糊状药膏，敷在脐部，用胶布固定，隔日换药1次，14日为1疗程。

【来源】《中国民族民间医药》。

黄榔散

【组成】由大黄10份，槟榔6份，厚朴10份，白术8份。

【用法】共研细末过120目筛，每包15g。用胶布6cm×6cm，脱脂棉将1包黄榔散敷于肚脐，每日1次，连敷3日。

【来源】《中国实用护理杂志》，2004年第20卷第5期。

验方

【组成】吴茱萸、干姜、肉桂、小茴香、广木香、白及、白芷、山柰。

【用法】上药各等份，共研细末，加蜂蜜调和制成直径为2cm的药饼备用。取天枢、腹结、关元穴。将药饼贴敷于穴位上，用纱布、胶布固定。隔日更换1次，15次为1个疗程。

【来源】《辽宁中医杂志》，2005年第8期。

验方

【组成】附子、白术、丁香、吴茱萸、枳壳、延胡索各等份。

【用法】上药粉碎成细末，过100目筛，装瓶备用。鲜姜捣汁，取些许药末，用姜汁拌匀，捏成直径2cm的药饼3个，分别贴敷于双侧大肠俞、神阙穴3处，外用塑料薄膜覆盖，以医用胶布固定，12h后取下。每3日1次，15日为1疗程。

【来源】《四川中医》，2006年第7期。

验方

【组成】生川乌250g，白芷500g，花椒500g，白附子100g，干姜250g，川芎500g，细辛200g。

【用法】上方共研细末，黄酒调敷。穴取天枢、关元、气海、大肠俞，每次贴敷4h，每日1次，30日为1个疗程。

【来源】《江苏中医药》，2013年第45卷第9期。

【备注】适用于功能性便秘。

通便膏

【组成】大黄、厚朴、枳实各2份，火麻仁3份，芒硝、番泻叶各1份。

【用法】上药共研末过筛，用透皮剂调和成膏备用。使用时先将此通便膏填纳于脐中神阙穴，再用麝香膏固定，每日调换1次，调换时先用温水湿敷片刻，再揭麝香膏。

【来源】《中医外治杂志》，2005年第5期。

验方

【组成】川乌250g，白芷200g，白附子100g，干姜250g，川芎500g，细辛100g。

【用法】上方共研细末，用姜汁调和贴于患者神阙穴上，每次4～6h，以局部发红为佳。以一周为1个疗程，共治疗2个疗程。

【来源】《湖北中医药大学学报》，2015年第17卷第1期。

【备注】适用于肛肠手术术后便秘。

大黄膏

【组成】大黄粉。

【用法】取大黄粉适量，水调成膏。外敷上巨虚、下巨虚两穴每日1次，每次4h。

【来源】《广东医学》，2001年第7期。

第四节　泄泻

　　泄泻，是指大便次数增多、粪质稀薄或夹不消化食物，甚至如水样的一种病证。可见于消化器官功能性或器质性病变。主要涉及西医学的急慢性肠炎、肠功能紊乱、肠结核、过敏性结肠炎、食物中毒等疾病。

【组成】大蒜、大粒食盐适量。

【用法】将大蒜与食盐炒热，用布包好，热熨腹部。暴泻、久泻、寒泻者，大蒜20g，朱砂0.3g，捣烂压成饼状，贴脐中及涌泉穴。

【来源】《中医外治杂志》，1992年第2期。

第五节　痢疾

痢疾，以大便次数增多、腹痛、里急后重、下痢赤白脓血为主症。多发生于夏秋季节。本病病位虽然在肠，但肠与胃密切相连，如湿热、疫毒之气上攻于胃，或久痢伤正，胃虚气逆，则胃不纳食，而成为噤口痢。如痢疾迁延，正虚邪恋，或治疗不当，收涩太早，闭门留寇，积滞内停，或痢疾失于摄养，饮食不节，房事不戒，而成虚实夹杂、时愈时发的休息痢。

一、单方便方

1. 大蒜：适量，捣烂如泥，贴脐中。（《中医外治杂志》，1992年第2期）

2. 木鳖子：木鳖子仁5g（研面）备用；在治疗中如属寒湿者加生姜、葱白；属湿热者加绿豆；属虚寒或脾肾阳虚者加黑附子、吴茱萸、丁香、肉桂等。均研细末，用时将药面与米醋适量调如泥状，敷于脐部（即神阙穴），外以胶布固定，然后用暖水带放于脐部热敷半小时以上，水冷可换，每日1次，一般1～2次即可。（《中医外治杂志》，1995年第3期）

二、秘验方

【组成】吴茱萸30g，胡椒30粒，凡士林适量。

【用法】将吴茱萸、胡椒研成细粉，每次以凡士林作为基质，制成每粒含药粉1g的锭，将脐部洗净擦干，放一枚药锭于脐内，上盖伤湿止痛膏加以固定，每24h换药1次，7日为1疗程。

【来源】《中医外治杂志》，1995年第6期。

验方

【组成】蒲公英60g，败酱草30g，白头翁30g，白及20g，黄柏15g，白花蛇舌草30g，槐米15g，丹参15g，蒲黄20g，三七10g，吴茱萸30g，冰片10g，硫黄10g。

【用法】上药研成细末，装入14cm×12cm大小的双层白细布袋内，内袋缝成1cm距离同心圆，固定药末，外袋外层内加薄膜，防药物气味外散，外袋四角缝布带固定用。每袋药物至少用1～2个月，日夜均可敷在神阙、命门穴上，药物能缓释放和慢吸收，同时24h内有效药物都可以作用于病灶。

【来源】《中医外治杂志》，2000年第4期。

验方

【组成】干苦参、干马齿苋各90g。

【用法】上药烘脆，研成极细粉瓶贮备用。取上药粉10g，用温开水适量调和做成小饼，敷于脐孔上，外以橡皮膏贴紧，每隔8h换药1次，连敷2～3日。

【来源】《中草药外治验方选》，安徽科学技术出版社，1984年。

第六节　哮病（哮喘）

哮病，是一种发作性的痰鸣气喘疾患，以发作时喉中哮鸣有声，呼吸气促困难，甚则喘息不能平卧为特征。本病呈发作性，一般以傍晚、夜间或清晨最为常见。发作前常有鼻痒、咽痒、喷嚏、流涕、咳嗽、胸闷等先兆症状。发作时病人突感胸闷窒息、咳嗽，迅即呼吸气促困难、呼气延长、伴有哮鸣，为减轻气喘，病人被迫坐位，双手前撑，张口抬肩，烦躁汗出，甚则面青肢冷。发作可持续数分钟、几小时或更长。西医的支气管哮喘可按本病辨证论治。

验方

【组成】白芥子10g，干姜、天南星各15g，皂角、细辛、薄荷、紫苏叶、杏仁、木香、冰片各30g。

【用法】上药研细与蜂蜜混合成膏备用。将膏以30g为1贴，摊于20cm

长、10cm宽的纱布上，取膏（两贴）分别贴于背部（从心俞往下）脊柱两旁。每5日1次，6次为1疗程，休息10日可继续贴敷。

【来源】《中医外治杂志》，2006年第1期。

验方

【组成】白芥子、细辛、甘遂、莪术、延胡索、硫黄。

【用法】上药按比例为6：5：6：4：3：1混合研末（过60目筛），每100g药末另加麝香0.9g，逐次和匀。贴敷前先绞生姜取汁，取冰片溶入75%的乙醇制成饱和溶液，把姜汁与冰片酒精溶液按5：1的比例混合，随即以此混合液调药末（每100g药末约需120ml姜汁冰片混合液），制成药糊密封备用。

具体操作：取大椎、定喘（双）、肺俞（双）、膏肓（双）、心俞（双），计九个穴位，以酒精棉球擦除皮肤汗垢，擦至皮肤微红，使毛孔充分舒张，取药糊置于穴位上，呈直径2cm、厚约0.5cm的圆饼状，上覆盖以3cm^{2}的塑料薄膜，以防药物挥发，并用胶布封贴固定。每次贴敷时间为4～6h，小儿为2h。贴敷后患者背部即有不同程度的烘热及烧灼感，揭除药饼后可见穴位表皮形成红斑或为水疱，此为正常的穴位反应。若水疱较大，可用消毒针头刺破放水，注意勿令感染，以免影响下一次贴敷治疗。

【来源】《中医外治杂志》，2000年第3期。

验方

【组成】炙白芥子、延胡索各27g，甘遂、细辛各9g。

【用法】上药共研细末备用。取上药末用姜汁调成糊状，分为8块，分别放在油纸上贴于8个穴位上，用胶布固定。取穴：大杼（背部第1胸椎棘突下旁开1.5寸处，此穴有宣散外邪、祛风止痛的作用）、肺俞（第3胸椎棘突下旁开1.5寸处，主治咳嗽气喘）、心俞（第5胸椎棘突下旁开1.5寸处，此穴具有养心安神、调理气血的作用）、膻中（在胸骨中线上，平第四肋间、两乳之间，主治气喘咳嗽、胸痛等）、天突（位于胸骨上窝正中处，此穴能通利气道宣肺降气，止咳平喘等）。如果用药后局部有热烫现象属正常，如局部起疱，可对症处理，下次贴敷时避开此处，时间缩短些。连用3伏，每伏贴1次，每次贴4～6h，3年为1个疗程。

【来源】《现代中西医结合杂志》，2006年第4期。

验方

【组成】麻黄、细辛、甘遂、延胡索、川芎、白芥子。

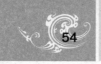

【用法】前五味药与白芥子（生炒共用）按1∶3的比例研成粉末，用时以老生姜末调成糊状，将0.1～0.2g的麝香加入糊中，拌匀，制成1cm×1cm大小的贴敷，备用。

发作期取大椎、风门、定喘穴；缓解期取肺俞、膏肓、肾俞穴。将药物放于穴位处，以药用胶布固定，每次据病人耐受程度贴药4～8h，每7日1次，4次为1疗程。

【来源】《河南中医学院学报》，2006年第5期。

验方

【组成】白芥子、延胡索各21g，细辛、甘遂、洋金花各12g，冰片2g。

【用法】上药分别研为细末，以姜汁和3%的氮酮调为稠膏状，做成直径1.5cm的圆饼。

取穴：①大椎、定喘、肺俞、心俞、膈俞、脾俞；②天突、膻中、风门、肺俞、膏肓俞、肾俞，两组轮流选用。针刺得气后不留针，用6cm×6cm橡皮膏将药饼贴于上述穴位，保留4～8h。每年夏季初伏开始，每10日治疗1次，4次为1疗程。

【来源】《甘肃中医》，2003年第5期。

辛日辛时贴辛穴

【组成】穿山龙30份，麝香1份，制半夏30份，细辛40份，白芥子30份，甘遂30份。

【用法】上药烘干、粉碎，过120目筛备用，用时将药物与氮酮、鲜生姜汁按10∶1∶3比例配制成膏状。麝香随用随加。

取穴：中府、肺俞、膻中、大椎、定喘，痰多者加丰隆；外感风寒者加大杼、风门；寒热虚实错杂者加脾俞、肾俞。贴敷时间：选辛日（天干）辛卯时（5～7点）贴敷，治疗3次，每次间隔10日，连续治疗3年。

【来源】《中医外治杂志》，2006年第6期。

白芥子散

【组成】白芥子33%，细辛15%，延胡索33%，甘遂15%（以上4药共研细末），六神丸2支（研末），生姜适量（捣烂取汁）。

【用法】取穴：定喘（双）、肺俞（双）、膏肓（双）、膻中；痰多者加丰隆（双），肾虚者加肾俞（双），脾虚体弱者加脾俞（双）及足三里（双）。

贴敷方法：首先将前四味药末用生姜汁调和后摊在油纸上，做成直径4cm，厚为0.8cm的小饼，再将六神丸粉末（每次2/3量）压在药饼中心处，然后将药饼贴在选准的穴位上，用胶布固定。每年冬天为1、2、3三九天，每年夏天为初、中、末三伏天各贴一次为1疗程。每次贴药3～6h，患者感觉贴药处发热或起水疱时应立即取掉。

【来源】《中医外治杂志》，2005年第6期。

芥子伍大黄贴

【组成】白芥子、生大黄、肉桂、冰片、白及。

【用法】取白芥子2份，生大黄1份，干燥后共为细末，瓷瓶收藏备用；另取肉桂1份，冰片半份，白及适量分研细末，分瓷瓶收藏备用。

取天突、膻中、肺俞（双）、肾俞（双）共六穴。以天突、肺俞（左）、肾俞（左）为一组；以膻中、肺俞（右）、肾俞（右）为另一组。用时取芥子、大黄末3～6g置调器内，入白及粉适量，加水、酒各半调匀后（干稀适中），做成黄豆大小丸，每次1丸，置于药膏（或胶布）中，贴于穴位上，每穴1丸。

【来源】《中医外治杂志》，1991年试刊。

红砒半夏散

【组成】红砒0.3g，生半夏6g，阿胶20g。

【用法】用红砒、生半夏，调入阿胶内，制成膏作薄饼状外贴肺俞穴。红砒、生半夏先研成粉末备用。阿胶临用时烊化。每次贴24h，每周1次，3次为1疗程，贴时用胶布固定。

【来源】《中医外治杂志》，1994年第1期。

温肺化痰膏

【组成】白芥子50%，细辛15%，甘遂15%，细麻黄20%，麝香0.5%。

【用法】上药烘干、研末、过筛、装瓶加盖贮存。使用前以生姜适量煎水取汁，调成膏状，取指甲大小涂于敷料，然后胶布固定在穴位上。于每年夏季的初、中、末伏天，选患者背部定喘（双）、肺俞（双）、心俞（双）及前胸天突穴各贴敷1次，每次2～4h取下。

【来源】《中医外治杂志》，1997年第2期。

验方（用于支气管哮喘）

【组成】苏子、白芥子各15g，甘遂、红花、细辛各10g。

【用法】以上药物研成细末，用温开水将其调成膏状，将药膏贴在患者的肺俞、肾俞、天突、大椎、足三里等穴位上，进行穴位贴敷的时间为1～2h。治疗2周。

【来源】《当代医药论丛》，2015年第13卷第3期。

喘贴宁

【组成】细辛、白僵蚕各等份。

【用法】上药共研细末，用二甲基亚砜调膏。将药膏摊于3～5cm大小的胶布上，贴于神阙穴，每2日换药1次，10日为1疗程。

【来源】《中医外治杂志》，1998年第4期。

平喘散

【组成】白芥子、延胡索、法半夏、甘遂、细辛、生甘草、百部、肉桂、葶苈子。

【用法】上药依次按8：8：8：5：4：4：5：5：3的比例组成，烘干，粉碎研末，过100目筛。用时取药末用50%姜汁调成较干稠糊状，置冰箱冷藏室备用。治疗时，取药12～18g分两等份置于两片医用胶布或香桂活血膏中间，分别敷于天突穴和大椎穴处，成人一般贴4～6h，儿童一般贴3～4h揭去。若局部皮肤充血过敏者，应慎用或药量相应减少、时间缩短。

疗程及贴敷节气选择：贴敷最佳节气常选择夏季伏天和冬季寒九天；疗程安排是每周贴敷2次，4周为1疗程，一般使用1～2个疗程。

【来源】《中医外治杂志》，2000年第6期。

麻芥止咳定喘膏（用于支气管哮喘）

【组成】炙麻黄、白芥子各30g，细辛、干姜各15g，甘遂10g，天仙子6g。

【用法】上药共研细末装袋备用，以上为1人1年用量。

选穴：肺俞（双），膈俞（双），定喘（双）。每年三伏、三九天使用，将药末加生姜水、饴糖适量，调成糊膏状，分别摊在4cm×5cm大小的敷料上，照穴贴之，用胶布固定，一般贴2～3h。如局部有灼热感或疼痛，可提前取下，若贴后无不适，可多贴几小时，待干燥后再揭下。每隔10日贴1次，共贴6次，即头伏、二伏、三伏、一九、二九、三九第1天。无论缓解病人或现症的病人均可使用，一般连贴3年为1疗程。贴敷当天忌生冷酸辣。

【来源】《中医外治杂志》，2002年第4期。

验方

【组成】麻黄、细辛、白芥子、皂角刺。

【用法】按1：1：1：1比例混合粉碎，加入适量的生姜汁调成糊状；将药膏放在穴位贴贴敷膜的防渗圈内摊平，贴敷于双侧肺俞、定喘、脾俞上，贴敷时间为2～6h（贴敷时间根据患者耐受情况适当延长或缩短）。

每年入伏前10日为第1次贴敷时间，初伏、中伏、末伏为第2、第3、第4次贴敷时间，末伏后10日为第5次贴敷时间，连用3年。

【来源】《中国民族民间医药》，2015年第6期。

白芥子散

【组成】白芥子100g，甘遂、细辛、延胡索、凡士林膏、洋金花、生姜汁各50g。

【用法】除生姜汁外，余药共研末，过120目筛。用时以鲜姜汁白酒调成泥膏密封备用。

先取脐部，再取定喘、肺俞、肾俞、脾俞穴，将药泥贴敷其上，用纱布固定，再用医用橡皮胶固定。若发现脐部及穴位有红痒，即停止将药解下，待红痒消除再包。本药贴上有灼热感，属正常，部分患者有大小不等水疱，2～3日后可自行吸收，每日1次，5次为1疗程。

【来源】《云南中医中药杂志》，2005年第5期。

验方（用于冷哮）

【组成】白芥子、甘遂各18g，延胡素、细辛各10g，半夏8g。

【用法】上药与姜汁混合制成药饼。取穴：列缺、肺俞、定喘、膏肓。

治疗步骤：取上药少许，外敷于以上穴位，以胶布固定。贴敷45min后取下，以局部有红晕且微痛为度。每2天1次，14天为1个疗程。

【来源】《时珍国医国药》，2010年第21卷第6期。

辛桂散

【组成】细辛、白芥子、苍术各5份，公丁香、肉桂、法半夏各3份，人造麝香1份。

【用法】上药共研细末混合均匀，备用。取上药末适量，用少量温开水调膏贴脐，每天换药1次，10日为1个疗程。每年从小暑开始，根据患者的耐受程度，每年可贴3～6个疗程，此后1年内不再给予其他治疗。

【来源】《辽宁中医杂志》，2007年第4期。

哮喘粉

【组成】麻黄5g，白芥子20，甘遂12g，细辛8g，玄明粉、延胡索各15g。

【用法】上药共研细末，备用。取上药末分成3份，用鲜桑白皮汁适量，做成糊饼状，再分成若干等份。每次贴敷两穴，交换贴敷。药饼外层加一塑料薄膜，用纱布包扎好。6h左右去药。

【来源】《穴位用药》，人民军医出版社，1993年。

夏桂散

【组成】细辛、生半夏、甘遂、延胡索、肉桂各5g，白芥子10g。

【用法】上药研细末调匀，另备麝香2g。用时先用生姜汁调药成糊状，再加麝香药面，贴在胸椎第3、5、7节左右旁开1寸半处，以及大椎穴，共贴7次，每次贴敷2h，每年盛夏初伏、中伏、末伏各贴1次，可连贴3年。

【来源】《中药贴敷疗法》，中国医药科技出版社，1988年。

验方

【组成】白芥子、延胡索、甘遂、细辛。

【用法】按照7：7：4：4的比例调配研成细粉。使用时将上药细末用姜汁调成糊状。贴敷材料：选用3cm×4cm规格的贴敷专用胶布。穴位选择：肺俞、心俞、膈俞，左右对称的6个穴位。在三伏天进行冬病夏治疗法，从初伏开始每3日贴敷1次，每次贴敷5h，10次为1个疗程。

【来源】《湖南中医药大学学报》，2012年第32卷。

【备注】适用于小儿哮喘缓解期。

甘遂姜汁膏

【组成】甘遂、白芥子、白芷、半夏各15g。

【用法】上药共研细末，等分3包。每次用1包，以鲜姜汁调成厚糊状，敷于双侧心俞、肺俞、膈俞穴上。每次敷1～2h，微感疼痛即可取下。每隔10日敷1次，3次为1疗程。

【来源】《中药贴敷疗法》，中国医药科技出版社，1988年。

第七节　肺胀

肺胀，是以喘息气促，咳嗽咳痰，胸部膨满，胸闷如塞，或唇甲发绀，心悸浮肿，甚至出现昏迷，喘脱为主要表现的肺系疾病。常继发于肺咳、哮病等之后。多种慢性肺系疾患反复发作，迁延不愈，从而导致肺脾肾三脏虚损，肺管不利，气道不畅，肺气壅滞，胸膺胀满。可见于肺炎、急性支气管炎、支气管哮喘、肺气肿合并感染，慢性阻塞性肺疾病等疾患。

验方

【组成】白芥子、延胡索、细辛、甘遂。

【用法】上药按7：7：4：4比例配制成粉。使用时每次取药粉30g，用25ml新鲜姜汁调和，做成6～7个直径1.5cm圆形药饼。取穴：膻中、天突及双侧肺俞、肾俞、膈俞、膏肓等穴。每次选取6～7个穴位进行治疗。所有患者均于三伏天每伏的第1日进行穴位贴敷治疗。将药饼贴敷于选取的穴位上，以5.0cm×7.0cm胶布固定。每次贴敷时间2～4h。每年进行3次贴敷治疗，3年为1个疗程。

【来源】《中医临床研究》，2013年第5卷第13期。

【备注】适用于慢性阻塞性肺疾病。

验方

【组成】白芥子24g，细辛12g，麻黄12g，桂枝12g，荜茇12g，延胡索12g，麝香0.5支。

【用法】将药物磨成粉，用生姜汁调成膏状，做成直径为1～1.5cm的药饼备用。取穴：双侧肺俞、脾俞、肾俞、风门、心俞、厥阴俞，咳喘明显者去脾俞穴加定喘穴。患者于夏季农历三伏天进行穴位贴敷治疗。用胶布将药物固定于穴位局部皮肤，2～4h后将药物及胶布去除。治疗时间分别在每年夏季初伏、中伏、末伏进行，连续治疗3年。

【来源】《现代临床护理》，2014年第13卷第6期。

【备注】适用于慢性阻塞性肺疾病。

验方

【组成】白芥子、川椒目、细辛、川芎。

【用法】将上药各等份，全蝎适量共研末，用姜汁调拌后，掺入冰片适量，外敷双侧肺俞、膏肓、天突、膻中，每日贴敷2～4h，以皮肤灼痛、发红为度，每日1次。1周后评效。

【来源】《中国中医急症》，2011年第20卷第11期。

【备注】适用于慢性阻塞性肺疾病急性发作期。

温阳益气散寒方

【组成】巴戟天5份、黄芪5份、白芥子4份、细辛1份、延胡索1份、甘遂1份。

【用法】各研为细末，过120目筛，混合，将方药用新鲜姜汁（鲜姜汁：将生姜剥皮榨成糊状，去渣，取汁，加水，以重量1：10稀释备用）调制成稠糊状，做成底部直径为2cm、高度约0.8cm的圆锥状药饼，贴敷天

突、大椎、肺俞，并予纱布固定。冬病夏治治疗时间为每年7～8月，每周2次，每次贴敷时间为2h以上，每疗程4次，共2个疗程。

【来源】《四川中医》，2015年第33卷第2期。

【备注】适用于慢性阻塞性肺疾病。

第八节　癃闭

　　癃闭，是以排尿困难，甚至小便闭塞不通为主症的疾患。其中小便不畅，点滴而短少，病势较缓者为癃；小便闭塞，点滴不通，病势较急者为闭，一般统称为癃闭。癃闭的形成主要病变在膀胱，但又与胃的受纳、脾的传输、肺的通调肃降、肾的开合及三焦的气化密切关联。因此癃闭既可以是单独证候，又可以是某些脏腑病证的常见症状。本证主要涉及西医学中各种原因引起的尿潴留和无尿症，如神经性尿闭、膀胱括约肌痉挛、尿路结石、尿路肿瘤、尿道狭窄、尿路损伤、前列腺增生、脊髓炎所致的尿潴留，肾前性、肾后性及肾实质病变所导致的急慢性肾功能衰竭出现的少尿或无尿症。

验方

【组成】独头蒜1枚，栀子3枚，食盐少许。

【用法】上药捣烂摊纸上，贴敷脐部。

【来源】《中医外治杂志》，1992年第2期。

验方

【组成】甘遂、半夏各30g，冰片1.5g。

【用法】上药共研为细末，装瓶备用。用时取药末3～5g。加温水和面粉少许调成糊状，外敷于脐部，胶布固定。

【来源】《中医外治杂志》，2003年第5期。

验方

【组成】甘遂9g，冰片1g，麦面粉9g。

【用法】先将前两味药分别研细粉，再与麦粉拌匀，用温开水调和做成1个小药饼。将药饼敷于脐下中极穴（脐下四寸处），上用纱布覆盖，并用热水袋或热毛巾熨之，通常敷约30min。

【来源】《中草药外治验方选》，安徽科学技术出版社，1984年。

下尿涌泉丹

【组成】菟丝子、蒲公英、瞿麦、龙胆草、车前子各30g，王不留行、炒穿山甲各20g，升麻6g，麝香1g，白胡椒10g。

【用法】上药共研细末，瓶装备用。临用时取药末10g以温水调和成团涂以神阙穴，外盖纱布用胶布固定，每3日换药1次，10次为1疗程。

【来源】《中医外治杂志》，2006年第3期。

宣化膏

【组成】大葱带须去青100g，吴茱萸10g，小茴香20g，胡椒10g（也可用花椒代替）。

【用法】上药共研末，白酒适量调成膏状，用纱布块垫脐部，将药膏摊纱布之上，敷于神阙穴。

【来源】《中医外治杂志》，1991年试刊。

第九节 淋证

淋证，是指小便频数短涩，淋沥刺痛，小腹拘急引痛的病证。西医的泌尿系统感染及结石、前列腺炎、乳糜尿等，可参照本证辨证论治。

龙牡五味散

【组成】煅龙骨3～5g，煅牡蛎3～5g，五味子3～5g，寒证酌加肉桂、吴茱萸；热证加山栀子、川黄连末。

【用法】上药共研细末，充分混匀，每晨起用患者本人的唾液取药末少许调成糊状，先用热的湿毛巾擦脐，然后将药糊敷上纱布覆盖，胶布固定。

【来源】《中医外治杂志》，1992年第1期。

前春丹（用于慢性非特异性前列腺炎）

【组成】穿山甲、龙胆草、黄柏、绵草薢、车前子各30g，王不留行20g，炒麝香1g。

【用法】上药共研细末，装瓶备用。临用时取药末10g，以温水调和成团涂神阙穴，外盖纱布，胶布固定，每3日换药1次，10次为1疗程。

【来源】《中医外治杂志》，2006年第4期。

下焦逐瘀丹（用于慢性非特异性前列腺炎）

【组成】王不留行、三棱、莪术各30g，炒穿山甲、川牛膝、川芎、车前子各15g，石菖蒲20g。

【用法】上药共研细末，瓶装备用。临用时取药末10g，以温水调和成团涂神阙穴，外盖纱布，胶布固定，每3日换药1次，10次为1疗程。

【来源】《中医外治杂志》，2006年第6期。

第十节　慢性前列腺炎

　　慢性前列腺炎，病因病机复杂，病程缠绵，属"淋浊"、"精浊"、"白淫"、"白浊"等范畴。多为相火久遏不泄，湿热长期不清，精道气血瘀滞所致。

验方

【组成】龙胆草、车前子、肉桂、生姜、三棱、莪术各30g，柴胡、黄柏、苦参、乌药、当归各20g，地肤子、麸皮、吴茱萸、小茴香各50g，食醋适量。

【用法】将生姜捣烂，诸药加工成粗末，放锅内混合炒热，加适量食醋，干湿度以手握成团，松手即散为宜，趁热布包敷于会阴穴，秋冬季可加棉垫护外以保温。每次热敷30min，早晚各1次。每剂中药可反复加醋炒4次，即用2日。7日为1疗程，连用4个疗程，每疗程可间隔2日。

【来源】《中医外治杂志》，1999年第3期。

验方

【组成】麝香1g，香附9g，乌药、延胡索、小茴香各6g。

【用法】上药共研粉末，瓶装备用，取适量加水调匀，敷于肚脐，外用胶布固定，48h后取下，一周2次，4次为1疗程，一般需3个疗程。如兼有尿频、尿急者，加木通6g；兼有腰膝酸软、失眠多梦、遗精者，加枸杞

6g；兼有腰酸膝冷、阳痿、早泄者，加补骨脂6g。

【来源】《中医外治杂志》，2002年第4期。

消淋化浊膏

【组成】益智仁、丹参、赤芍各6g，车前子、王不留行、穿山甲各5g，黄柏10g，冰片3g。

【用法】上药共研细末，用凡士林调成膏剂，外敷肚脐，直径约3～4cm，外用纱布覆盖，胶布固定，每隔48h更换1次，14日为1个疗程。

【来源】《中医外治杂志》，2003年第6期。

验方

【组成】小茴香、乌药、香附、赤芍、虎杖、鱼腥草、黄柏、麝香。

【用法】上药等份研细末后过120目筛，与陶土各等份同研匀，蜂蜜调，做成药饼如1分硬币大小，用胶布将药饼贴于长强穴，每日1换。

【来源】《辽宁中医杂志》，2009年第36卷第2期。

第十一节 血证

　　因人体的阴阳平衡失调，造成血液不循经脉运行，上溢于口、鼻、眼、耳诸窍，下泻于前后二阴或渗出肌肤之外的病证统称血证。西医学中多种急慢性疾病所引起的出血，均可按中医血证辨证论治。

一、吐血

（一）单方便方

1. 大蒜：大蒜2头，捣为泥，敷两足心，每4h一次，连贴2次，忌饮酒。（《中医外治杂志》，1992年第2期）

2. 生大黄：生大黄30g，研成极细粉，用醋调成厚糊状备用，将药糊涂敷于患者脐孔及脐孔周围，外加纱布覆盖，胶布固定。如敷后药物干燥，可用淡醋适量润之；待脐孔发痒，吐血停止时则去掉。（《中草药外治验方选》，安徽科学技术出版社，1984年）

（二）秘验方

验方

【组成】蓖麻子仁30粒，大蒜瓣4片。

【用法】上药共捣如泥，做成2个小药饼备用。将药饼分敷患者两足心，上盖蜡纸外加布带束之，静卧勿走动，待血止或足心有灼热感时则去掉。

【来源】《中草药外治验方选》，安徽科学技术出版社，1984年。

二、衄血

（一）单方便方

大蒜：将大蒜捣成泥状，若一侧鼻腔流血，则敷大蒜泥于对侧足底涌泉穴，一般1h后流血即止。（《中医外治杂志》，1992年第2期）

（二）秘验方

鼻衄方

【组成】大蒜5个，生地黄15g，韭菜根。

【用法】大蒜去皮与生地黄一起捣烂如泥。韭菜根洗净，切细捣汁半小杯加适量水以备用。把捣烂的药物，摊在青布上，做1个约如铜钱大，厚1分许的蒜泥饼，左鼻孔出血贴右足心，右鼻孔出血贴左足心，两鼻孔出血，两足心俱贴之。同时服用已稀释好的韭菜根汁。

【来源】《中药贴敷疗法》，中国医药科技出版社，1988年。

三、咯血

验方

【组成】大蒜60g，硫黄粉6g，肉桂粉、冰片各3g。

【用法】上药混合捣烂，用4层纱布包裹，贴敷涌泉穴，3～4h去掉，每日1次，直至血止。

【来源】《中医外治杂志》，1992年第2期。

四、呕血

验方

【组成】大蒜80g，玄明粉10g。

【用法】上药混合捣烂，用4层纱布包裹，贴敷涌泉穴，3～4h去掉，每日1次，直至血止。

【来源】《中医外治杂志》，1992年第2期。

五、便血

止血散

【组成】五倍子、云南白药。

【用法】五倍子适量，研极细末，云南白药（4g瓶装），两药按1:3比例和匀备用。

用脱脂棉擦净脐眼，取止血散填平脐眼，勿使药末溢出脐外，用麝香止痛膏约5cm×5cm大小一块，封贴脐部，四周用胶布加固，勿令药气外泄，每24h换贴1次，大便血止后继续巩固1次。

【来源】《中医外治杂志》，2000年第6期。

第十二节 水肿

水肿，是指体内水液潴留，泛滥肌肤，引起眼睑、头面、四肢、腹背甚至全身浮肿，严重者还可伴有胸水、腹水等。可见于肾小球肾炎、肾病综合征、肝病、充血性心力衰竭、内分泌失调以及营养障碍等疾病。

验方

【组成】大蒜3瓣，生姜3片，青葱3根。

【用法】上药共捣烂，温热敷脐上，一昼夜敷3次。

【来源】《中医外治杂志》，1992年第2期。

验方

【组成】大蒜、田螺、车前子各等份。

【用法】上药熬膏摊贴脐中；或用紫皮独头蒜1枚，蓖麻仁60～70粒，捣成糊状，涂敷7日，如若无效，再涂敷7日。

【来源】《中医外治杂志》，1992年第2期。

验方

【组成】①实证 炒牵牛子、茯苓、泽泻各10g，陈皮、菟丝子、蓖麻子各15g，琥珀3g；偏风寒者加防风12g，桂枝10g；热盛者加金银花10g，连翘15g；湿盛者加苦参、土茯苓各10g，大腹皮、生姜皮各15g；水肿甚者加商陆、槟榔各10g。②虚证　苦马豆、商陆各60g，丝瓜藤15g，生姜皮20g；脾虚者加白术20g，陈皮15g，云苓30g，厚朴15g；肾虚加熟地黄15g，山药、山茱肉各20g，附片10g，菟丝子30g。

【用法】上述据症选用的药共研为细末，用温开水调成糊状，外敷于脐部。每隔2日换药1次。

【来源】《中医外治杂志》，1994年第1期。

验方

【组成】黄芪、杜仲、续断、生大黄、当归、益母草、车前子、生牡蛎、淡附子各30g，炒枳壳10g。

【用法】上药共研细末混合均匀。每次取药末5～10g，用清水调和成丸，取双侧肾俞、神阙，清洁皮肤，分别贴敷在穴位上。待10～16h后取下（根据患者皮肤反应，夏天适当减少贴敷时间）。每日1次，每周休息1天，8周为1个疗程，共3个疗程。

【来源】《湖北中医杂志》，2015年第37卷第1期。

【备注】适用于慢性肾功能衰竭水肿。

验方

【组成】蓖麻仁30～40粒，石蒜10个。

【用法】上药共捣成泥，外敷双足涌泉穴，每日换药1次，约10h后小便即可增多，至肿消为度。用于急、慢性肾炎水肿而体质较佳者较为适宜。

【来源】《中医外治杂志》，1996年第1期。

验方

【组成】紫皮独头大蒜1枚，蓖麻籽60～70粒（剥去皮和外壳）。

【用法】上药共捣成糊状，分成2等份，分别敷于双侧涌泉穴，外用纱布包扎，敷1周。

【来源】《中医外治杂志》，1996年第1期。

肾康敷剂

【组成】土元、大黄、丁香、肉桂各10g，黄芪、黄精各30g，甘遂8g，穿山甲15g。

【用法】上药共研细末，用时取适量，配以姜汁、大蒜适量，调成糊状，外敷于双肾俞穴、涌泉穴及神阙穴，外以麝香壮骨膏固定。每晚睡时敷，晨起除掉，连用2个月，后隔月用1月。

【来源】《中医外治杂志》，2000年第2期。

保肾膏

【组成】①保肾膏1号：肉桂、丁香、淫羊藿、肉苁蓉、乌梅、花椒等；②保肾膏2号：丁香、川牛膝、何首乌、乌梅、花椒等；③保肾膏3号：肉桂、丁香、川牛膝、何首乌、花椒等。

【用法】上药按一定比例混合，研磨成细粉，再加生姜汁、蜂蜜按一定比例调成糊状，密封保存。

将保肾膏调制成五分硬币大小贴敷于双肾俞、命门、双复溜穴。治疗在伏天进行，每伏的第一天贴敷1次，每10日贴敷1次，每次4～6h。中医辨证分型为肾阳虚型、肾阴虚型、肾阴阳两虚型的患者，分别对应使用保肾膏1号、保肾膏2号、保肾膏3号贴敷。

【来源】《湖北中医杂志》，2006年第3期。

第十三节　梅核气

梅核气，是指咽喉中有异常感觉，如梅核塞于咽喉，咯之不出，咽之不下，时发时止为特征的咽喉疾病。相当于西医的咽部神经官能症，或称咽癔症、癔球。本病多发于壮年人，以女性居多。

单方便方

1. 威灵仙：取威灵仙15g，研细，用陈醋调成糊状，外敷神阙穴，用伤湿止痛膏固定，隔2日换药1次。（《中医外治杂志》，1992年第2期）

2. 吴茱萸：吴茱萸适量研成细末，用醋调成膏状，每次取蚕豆大小一块置于胶布上，于每晚睡前先用热水洗脚后，贴双侧涌泉穴，晨起床即可取下。（《中医外治杂志》，1993年第4期）

第十四节　胸痹

　　胸痹，是指胸部闷痛，甚则胸痛彻背、气短、喘息不得卧为主症的一种疾病。轻者仅感胸闷如窒，呼吸欠畅，重者则有胸痛，严重者心痛彻背、背痛彻心、汗出肢冷等。西医的冠心病、心包炎、胸膜炎、肋间神经痛等病出现胸痛，均可按本证辨证论治。

一、单方便方

　　蒜：发作时将蒜适量捣成糊状，并略加温，敷于胸部，可缓解症状及剧嗽。（《中医外治杂志》，1992年第2期）

二、秘验方

验方

　　【组成】吴茱萸、肉桂。

　　【用法】上药以2∶1比例研末，姜汁调糊为饼，直径为2.5cm，敷于涌泉穴左右各一，后用无菌纱布固定。隔日1换。心绞痛发作时加用硝酸甘油，疗程为4周。

　　【来源】《中医外治杂志》，1996年第3期。

冠心苏合香丸贴

　　【组成】冠心苏合香丸10丸，麝香虎骨膏2张。

　　【用法】将冠心苏合香丸研成细末，均匀撒于麝香龙骨膏粘贴面上，然后将膏药贴于患者虚里（心前区）部位。冬季可用热敷散加温片刻。每12h换1次药，贴敷后一般10min起效。

　　【来源】《中医外治杂志》，1993年第2期。

心痛散（用于心绞痛）

　　【组成】桂枝、川芎、红花、瓜蒌、川乌各15g、细辛、荜茇、延胡索、丁香各10g，冰片、三七各6g，黄芪30g。

　　【用法】上药共研末，装入15cm×15cm大小的布袋内，做成心痛散药袋，外敷并固定于左胸前壁心前区。

【来源】《中医外治杂志》，1996年第2期。

苏硝膏

【组成】冠心苏合丸、2%硝酸甘油软膏适量。

【用法】取冠心苏合丸适量，用白开水研调成软膏状。取9cm×10cm大小的薄塑料一块，3cm×4cm大小的薄塑料两块，分别涂上适量的等量冠心苏合软膏和2%硝酸甘油软膏，调涂均匀即成苏硝软膏。

用时分别贴敷心前区（大者），两臂内关穴处（小者），四周用不过敏胶布固定以免挥发，每日1次。2周为1疗程。

【来源】《中医外治杂志》，1996年第6期。

葶苈丹参散

【组成】丹参200g，葶苈子、乳香、肉桂、白芥子各100g。

【用法】上药共研细末，装瓶密封备用。取葶苈丹参散100～200g加等量麦面粉用温开水调成糊状，涂在棉布或数层纱布上，厚度3cm。将葶苈丹参布贴在心胸部位（局部皮肤涂麻油以免损伤皮肤），外面再用干布或毛巾包好，待病人胸闷、胸痛、咳嗽有所好转去掉（大约2h左右），用湿纱布擦拭敷药处，盖被卧床休息，每日1次，3日为1个疗程，一般不超过3个疗程。

【来源】《中医外治杂志》，1996年第6期。

心痛膏

【组成】细辛、檀香、毛冬青各10g，冰片5g。

【用法】按上比例配药，研成细末，装瓶备用。取药粉5g，用食醋（对食醋过敏者改米酒）调成膏状，置6cm×6cm大小的塑料薄膜上，铺成4cm×4cm大，厚约0.4cm的药膏，敷于胸部痛处，痛点不固定者则敷心前区，后用周林频谱（或60W电灯）照射药膏20min，再加酒或醋调湿，然后留膏24h换1次，有过敏者加热20min即去掉药膏。每日治疗1次，5次为1疗程，疗程间隔2日。一般治疗2～3个疗程，最长为8疗程。用本法治疗期间，停用治疗心绞痛的中西药。

【来源】《中医外治杂志》，1995年第4期。

胸痹膏

【组成】檀香、降香、三七、冰片。

【用法】上药按2：4：2：1比例调制，将药物烘干，粉碎，过80～120目筛，备用。贴敷时取生药粉用饴糖调成较干稠膏状，药物应在使用的当日制备，或者置冰箱冷藏室备用。药物制备过程要求在无菌、清洁、常温环境下进行。

取穴：内关、间使、足三里、丰隆，均取双侧。贴敷方法：先将贴敷部位用75%乙醇或碘伏常规消毒，然后取直径1cm、高0.5cm左右的药饼，将药物贴于穴位上，用5cm×5cm的医用胶布固定。每2日更换1次，2周为1个疗程。

【来源】《现代中西医结合杂志》，2012年第4期。

【备注】适用于痰阻心脉型冠心病心绞痛。

活血散

【组成】刘寄奴、虎杖、生天南星、半枝莲、地肤子、黄柏、地鳖虫、红花。

【用法】上药按2:2:2:2:2:1:1:1比例配方，共研极细末，将药末与饴糖或米醋调匀成膏状。用时摊敷于棉纸上敷于患处，再用胶布固定，每日或隔日更换1次。

【来源】《中医外治杂志》，1998年第1期。

自制保心贴敷膏

【组成】麝香、乳香、降香、三七、丹参各12g，茴香、细辛各10g，冰片8g等14味药。

【用法】上药共研细末，与黄酒按3:1（质量比）调成糊状，贴敷于患者膻中、内关、心俞、至阳穴上，贴敷时间为3~4h，每日1次，连用10日为1个疗程。

【来源】《护理学杂志》，2007年第13期。

心舒散

【组成】白檀香、制乳香、川郁金、醋炒延胡、制没药各12g，冰片2g。

【用法】上药共研细末，另加麝香末0.1g，调匀装盒备用。临用时取少许，用二甲基亚砜调成软膏状，置膏药或伤湿止痛膏中心，贴膻中、内关穴（双穴）。每日换药1次。

【来源】《中药贴敷疗法》，中国医药科技出版社，1988年。

第十五节 咳嗽

祖国医学认为肺为娇脏，职司呼吸，居脏腑之上，外感邪气，首当犯肺。邪束肌表，肺气不宣，清肃失职，肺气上逆，发为咳嗽。且古人认为有声无痰称之为咳，有痰无声称之为嗽，一般通称为咳嗽。

一、单方便方

胡椒粉：食用胡椒粉、清凉油各适量，两药调和。将调和的药膏摊于约3cm×5cm大小的追风膏上（可根据患者的躯体大小而定追风膏大小）贴于双侧肺俞穴。8～12h换药1次，5日为1疗程。（《中医外治杂志》，2001年第6期）

二、秘验方

验方

【组成】白芥子、细辛各3g，蓖麻仁、闹羊花、甘遂、明矾各6g，冰片0.3g。

【用法】上药共研细末，醋调外贴肺俞、天突、定喘等穴，隔日换药1次，以有灼热感为度，若有刺痛则去掉，对风寒、痰湿咳嗽效佳，支气管哮喘亦有显效。用药须持之以恒。

【来源】《中医外治杂志》，1996年第1期。

验方

【组成】醋炒延胡索30g，白芥子、细辛、葶苈子各15g。

【用法】上药共研细末，生姜汁适量调膏，分摊于10块4cm×5cm大小的塑料薄膜上，贴于百劳、肺俞、膏肓、足三里、丰隆穴（均为双穴），贴药时间：春夏3～6h，秋冬6～12h。10日贴1次，伏天连贴3次；其他季节根据发病情况可贴3～5次，以控制咳喘发作。

【来源】《中医外治杂志》，1995年第1期。

验方

【组成】黄连、百部、生半夏各等份。

【用法】上药分别粉碎为细末，过100目筛，混合均匀，装瓶备用。用时取生姜2片（约3g），捣烂成泥状，再取药末2g，用鸡蛋清或蜂蜜适量调成稠糊状，分药两份。每晚睡前洗脚后，将调好的药糊置于一小块白棉布中间，贴在双脚涌泉穴上，后用医用胶布贴于其上以固定。粘贴时间一般8～10h，次日晚洗脚再贴，1～5日为1个疗程，若个别病人用药局部发生红肿，出现水疱者，可改为隔日1次或双脚穴位交替粘贴，也可将用药时间改为6h左右，3日为1个疗程。

【来源】《中医外治杂志》，2003年第6期。

验方

【组成】生白芥子、细辛、白芷、延胡索。

【用法】上药按1：2：2：2的比例配一定量研粉末备用。取上药粉加入外用麝香适量混匀，再以新鲜的生姜汁调和，制成药球放冰箱冷藏备用。

取穴：第1次取大椎、肺俞、肾俞穴；第2次取定喘、膏肓俞、脾俞穴；第3次取百劳、膈俞穴。治疗时间：每年伏天治疗，即初伏、中伏、末伏各贴敷1次，每次间隔10日左右，视天气的炎热程度，可略提前或延后数天，连续3个伏天治疗为1疗程。治疗方法：取好穴位后放上药球，用事先备好的边长为6cm左右的正方形胶布外贴固定，一般每穴贴药时间为24h，24h后患者自行揭去，治疗期间嘱患者不能去空调房以免影响疗效，戒辛辣烟酒。

【来源】《浙江中医学院学报》，2006年第1期。

麻黄细辛散

【组成】生麻黄、北细辛各等份。

【用法】上药晒干，研成细粉，装瓶备用。选取大椎、肺俞穴（两侧），每穴用药粉0.5～1g，外贴7cm×10cm大小橡皮膏，将药粉固定。也可用麝香关节止痛膏，橡皮膏须用酒精灯加温，以增加橡皮膏的黏度。一般48h取下，也可以24h或72h取下。

【来源】《中医外治杂志》，1992年第2期。

咳喘膏（用于慢性支气管炎）

【组成】白芥子、延胡索各10g，皂角6g，半夏5g，罂粟壳、细辛各8g，地龙5g，沉香4g，丁香5g，黄芪20g，肉桂5g。

【用法】上药混匀研末，用生姜汁、凡士林适量调成膏状备用。

取穴：定喘（双）、肺俞（双）、膏肓俞（双）、膻中。将药膏做成直径1cm的药饼置于上述穴位上，外用胶布固定，6～12h取下。初、中、末伏各贴1次，每次间隔10日。

【来源】《中医外治杂志》，1994年第2期。

百部咳必清方

【组成】百部30g，紫菀、款冬花、细辛、五味子各10g，喷托维林250mg。

【用法】取穴：天突、神阙、孔最穴（双）。以上中药粉碎过80目筛，陈醋或生姜汁调膏（每穴用药粉3g），摊于4cm×5cm大小的塑料纸或敷料上，再把研细的喷托维林撒于药膏上，贴于上述腧穴，胶布固定。每次贴24h，脐部可用热水袋热敷15～20min，以助药物渗入。隔日贴1次，一般贴2～4次。

【来源】《中医外治杂志》，1997年第1期。

止嗽贴剂

【组成】川黄连、法半夏、大蒜头。

【用法】将川黄连、法半夏等量粉碎成末，过100目筛，装瓶备用。用时取川黄连末、法半夏末各1g，大蒜头一瓣（约2g）。先将大蒜头捣烂如泥状，兑入川黄连与法半夏末，用鸡蛋清或蜂蜜适量调成稠糊状，分成二等份，置于医用胶布中间，每晚洗足后贴双足涌泉穴。成人男性一般贴6～8h，成人女性贴3～6h，儿童贴1～3h揭去。临床上，用药宜结合年龄大小、性别不同施药，年龄小、女性患者药量可少一点，同时根据涌泉穴局部皮肤情况，如皮肤明显充血者，可采用隔日疗法、三日疗法，或者双足涌泉穴交替贴用止嗽贴剂。该剂3日为1疗程，一般使用1～2个疗程。

【来源】《中医外治杂志》，1998年第5期。

咳喘膏

【组成】细辛3g，白芥子5g，麻黄、干姜各9g，杏仁10g，沉香5g，胆南星6g，川贝母、白前各10g，白果9g，金银花12g，连翘10g，仙鹤草12g，紫菀、苏子、五味子各10g。

【用法】上药共研细末，过120目筛，加入适量皮肤促透剂，按等量比例，用凡士林调配而成，并将膏做成2cm×2cm大小圆饼，用粘贴剂固定在膻中、肺俞（两侧）、脾俞（两侧）等穴位上，24h后揭下，隔日1换，7日为1疗程，2～3个疗程后结束治疗。

【来源】《中医外治杂志》，2005年第3期。

葶苈复方

【组成】葶苈子、牵牛子、射干、黄芩、石菖蒲、麻黄。

【用法】上药以1.5∶1.5∶1.5∶1.5∶1.5∶1比例，研末，过100目筛，用等量凡士林等配制成中药乳膏。将药膏约5g贴敷在肺俞、神阙穴位上。咽痛加贴天突穴；喘息明显者，加定喘穴；痰多者，配丰隆穴。贴敷后外加麝香止痛膏固定，隔日1次。

【来源】《医药导报》，2004年第8期。

验方

【组成】黄柏、黄芩、干鱼腥草、白芥子。

【用法】上药按4∶4∶2∶1的比例混合研成粉末，然后以蜂蜜调成膏状。使用前现配，将药膏分别贴敷在双肺俞、大椎、曲池、合谷、外关、丰隆穴，贴敷面积约5cm²，每次贴1～3h，连续贴5日为1个疗程，敷药后，局部周围温水擦洗，保持皮肤清洁干燥。

【来源】《白求恩医学杂志》，2015年第13卷第1期。

【备注】适用于肺炎咳嗽。

第十六节　痛症

痛症是常见于疾病中的一个症状，包括胆囊炎、泌尿系结石、胰腺炎及各种良恶性肿瘤等。

栀黄散

【组成】山栀子、生大黄、芒硝各10g，冰片1g，乳香3g。

【用法】上药共为细末，为一次量。上药加蓖麻油30ml，75%酒精10ml，蜂蜜适量，调为糊状，外敷于疼痛部位，每日1次，每次可保持8～12h。

【来源】《中医外治杂志》，1992年第3期。

消肿膏

【组成】独角莲（鲜品块茎）500g，天南星100g，生半夏100g，马钱子50g，急性子50g，蜈蚣100条，乳香100g，没药100g，藤黄50g。铅丹1950g（研粉过筛），冰片300g（研细末）、麻油5750g。

【用法】前六味药（独角莲竹刀切片）投入麻油锅内浸泡40～60h，加热，温度约200～250℃，待油沸腾30～40min后，减低火力。另用木棒在锅内搅拌，使药料受热均匀，待独角莲外表呈深褐色，内成焦黄色时，即用漏丝网瓢捞出药渣，取油再炼。加入研成粉末的乳香、没药、藤黄熬炼至滴水成珠。过滤去渣后再加热至300℃，退火。趁热将铅丹徐徐撒于油中。此时，取凉水一碗喷入油膏中，然后将膏药倒入盛有凉水的缸中，即见药膏明亮如漆。将凉水缸内的膏药取出捏搓成"香肠"条状，放入另一凉水缸中，并放自来水或洁净井水冲凉冷却，以除"火毒"。一周后取出，外涂以滑石粉，放阴凉处贮存。

用时将膏药微火化开，搅拌均匀，即可按病位大小摊涂于特别膏药布上，并撒少许冰片即可备用。用于癌性疼痛。

【来源】《中医外治杂志》，1992年第4期。

血竭膏（用于癌痛）

【组成】血竭、冰片。

【用法】上药按10：1的比例共研细末，以棉签蘸药，横行涂于7cm×10cm大小的伤湿止痛膏或麝香止痛膏上，共涂4行，制得血竭膏。注意涂药要薄而均匀。痛处皮肤用生姜擦净或温水洗净，外贴血竭膏，每日更换1～2次。痛止可停用，痛时再贴，仍有效果。

【来源】《中医外治杂志》，1997年第5期。

自制镇痛膏（用于肿瘤疼痛）

【组成】甘遂、延胡索、冰片、血竭、威灵仙、芙蓉、地鳖虫、干蟾皮。

【用法】前六味药与后两味药以3：1比例配伍，共研细末，过40目筛，加赋形剂调制成膏备用。

选择近1个月以上未接受过放疗、化疗及半日内未用过止痛剂、镇痛剂的患者，洗净患处皮肤，用镇痛膏外敷在疼处皮肤上，用药面积大于疼痛周边3cm左右，上面覆盖纱布，周围组织用胶布紧贴保护，每月用药1～2次，见效后可连续应用，无疗程限制，连用2日无效者停用。

【来源】《中医外治杂志》，1996年第6期。

冰蟾皮（用于癌性疼痛）

【组成】药用鲜蟾皮（摘除时，尽量不破坏毒腺）、冰片、大蒜（最好选独头蒜）。

【用法】以痛点为一部位，另一部位选择背部腧穴，肺癌、皮肤癌选择肺俞穴；肝癌选择肝俞穴；胆囊癌选择胆俞穴；胃癌、乳腺癌、食管癌选择胃俞穴；胰腺癌选择胰俞穴。将大蒜横切，用其截面涂擦选择部位的皮肤，蒜汁均匀一层为度，面积直径约5～6cm。再将冰片研末，均匀地撒在蟾皮的表面（每个蟾皮撒冰片1g左右）。然后把冰蟾皮外敷在涂有蒜汁的部位，用纱布外敷，胶布固定，每日2次。

【来源】《中医外治杂志》，1995年第3期。

癌痛宁

【组成】生川大黄、川柏、川连、苏木、田七、细辛、生马钱子各20g，冰片10g。

【用法】上药浸入75%的乙醇中，一周后备用。用药液外涂于疼痛部位2～4h 1次。Ⅱ～Ⅲ级疼痛用纱布湿敷于疼痛部位4h 1次。

【来源】《中医外治杂志》，1995年第5期。

白芥子泥丸

【组成】白芥子10g，细辛、甘遂、延胡索各6g，冰片1g，安息香2g。

【用法】上药研细过筛。临用时生姜汁调和做成$1cm^3$左右大小药饼外敷。

取穴：多对症选穴。急慢性腰痛选双侧肾俞、大肠俞、委中、腰痛穴；坐骨神经痛选腰部华佗夹脊、环跳、承扶、委中穴；肩周炎痛选天宗、肩三针、曲池、外关穴；膝关节痛选膝眼、足三里、阳陵泉、太冲穴等。治疗方法：根据不同病证及所选穴进行针刺，平补平泻、留针20min。出针后将药糊挤$1cm^3$在相关穴位上，胶布固定，4～6h后自行拔下。一般局部皮肤出现红晕，若出现小水疱，自擦少许甲紫药水即可。每周贴药1次，6次为1疗程。

【来源】《中医外治杂志》，1998年第1期。

癌痛膏（用于肝癌疼痛）

【组成】昆布、海藻、灵芝、郁金、香附、白芥子、鳖甲各200g，大戟、甘遂各150g，马钱子、蜈蚣各100条，全蝎120g，蟾酥80g，鲜桃树叶10kg。

【用法】上药加水50kg，放入大锅内，大火煎3h，将桃树叶滤出，再煎2h，得药汁浓缩成膏状，密封保存。

用时将药膏涂于白布上，厚约0.3cm，再把麝香0.12g撒在其膏药上面，敷于肝区，酌情超过肿块边缘约2cm。每3日换药1次，20日为1疗程。

【来源】《中医外治杂志》，1998年第2期。

消癥膏（用于肺癌疼痛）

【组成】阿魏、五倍子、木鳖子、大黄、冰片。

【用法】上药按3∶1∶2∶4∶6比例混合，研极细末，过400目筛，掺入饴糖、甘油和月桂氮䓬酮等制成外用贴剂。

按肿瘤疼痛部位贴敷，胶布固定。轻度疼痛一般每2日1次，中度疼痛每日1次，重度疼痛每日2次或2次以上。

【来源】《中医外治杂志》，1999年第1期。

蟾皮止痛膏（用于癌性疼痛）

【组成】干蟾皮20g，白花蛇舌草50g，七叶一枝花30g，制川乌、制草乌各10g，莪术30g，红花10g，川芎15g，三棱15g，制乳香、制没药各10g，延胡索15g，铁树叶50g，水蛭15g，大黄粉100g左右。

【用法】大黄粉另包，其余药物加适量冷水，浸泡15～20min后，武火煮沸，文火再煎约10min，取汁500ml。冷却后加入大黄粉调成糊状备用。

根据疼痛部位及范围的大小，在相应部位外敷蟾皮止痛膏，取略大于疼痛范围的棉纸，以适量蟾皮止痛膏涂于其上，撒上少许冰片，即可贴敷，再用敷料覆盖其上，胶布固定。

【来源】《中医外治杂志》，2000年第6期。

疏络膏

【组成】白芥子10g，甘遂5g，延胡索10g，细辛5g，麝香0.3g，姜汁适量。

【用法】上药磨成药粉混匀装瓶密封备用，用时用鲜姜汁将药粉调成膏状。

取穴：原发性肝癌及肝转移癌选择期门、肝俞、胆俞为主穴，足三里及脐周全息穴为配穴；肺癌选择肺俞、云门为主穴，全息穴、大肠俞为配穴；骨转移癌、骨肉瘤及多发性骨髓瘤根据疼痛部位不同进行选穴；胰头癌选胰俞、中脘为主穴，足三里及合谷为配穴。穴位选择视病情有所增减。

取适量药粉用鲜姜汁调成膏状后，取约1g药膏放在约3cm×3cm大小的胶布上，根据病种及疼痛部位的不同，认真选择主穴及配穴，先按摩穴位，然后将胶布药膏准确地贴于穴位上，并用胶布条固定，保留贴敷时间2～4h，至病人有烧灼感时揭下，左右侧穴位可以交替贴敷。

【来源】《中医外治杂志》，2003年第2期。

双柏散（用于肝癌疼痛）

【组成】侧柏叶2份，大黄2份，泽兰1份，黄柏1份，薄荷1份。

【用法】上药共研细末，备用。临用时加等份量的开水和适量（约1/10份量）蜂蜜调成糊状，或经煲煮，或用微波炉加热，待凉至60℃左右时外敷疼痛部位，外盖玻璃纸及棉絮，并以多头带绑扎固定。每例每次用150～300g，外敷持续6h左右，每日1次。

【来源】《中医外治杂志》，2003年第2期。

祛痛膏（用于骨伤疼痛症）

【组成】生草乌、延胡索、续断、肉桂、冰片各等份。

【用法】上药研细末，用蜂蜜调敷患处，用伤湿止痛膏或胶布封贴，每3日换药1次。

【来源】《中医外治杂志》，1994年第1期。

癌痛散（用于癌症疼痛）

【组成】山柰、乳香、没药、大黄、姜黄、栀子、白芷、黄芩各20g，小茴香、公丁香、赤芍、木香、黄柏各15g，蓖麻仁20粒。

【用法】上药共研细末，加蛋清适量，调成糊状。将制成的药膏敷于疼痛处，用纱布覆盖，疼痛剧烈者每6h换药1次，轻者每12h换药1次，至疼止为止。

【来源】《穴位用药》，人民军医出版社，1993年。

第十七节　消渴

消渴，是指因饮食不节和情志失调等引起的以多饮、多食、多尿、形体消瘦，或尿有甜味为特征的病证。其病理变化主要是阴虚燥热。西医相关病症有糖尿病、尿崩症。

消渴膏

【组成】阿魏、黄芪、人参、郁金、海龙、海马、乳香、没药、琥珀、麝香等16味。

【用法】用芝麻油熬膏制成膏药。先针气海穴，出针后将膏药贴上，每10日更换1次。

【来源】《中医外治杂志》，1992年第4期。

三消降糖膏

【组成】生黄芪、生山药、玄参、生石膏、知母、天花粉、丹参、葛根等19味药。

【用法】在控制饮食、运动锻炼的基础上进行贴药治疗，轻中型患者一般不加口服降糖药，重型患者（血糖>200mg/dl）可适当加口服降糖药。每次2贴，分别贴于肾俞穴和神阙穴，每2日换药1次，12次为1疗程。一般治疗6～8个疗程。

【来源】《中医外治杂志》，1998年第4期。

苏健降糖膏

【组成】牛胆汁、荞麦粉。

【用法】牛胆汁加入荞麦粉中，充分搅拌均匀，备用。每次用15g置于神阙穴，胶布固定，每日换药1次，连续用20日，停3日再敷。血糖、尿糖正常后即停止。

【来源】《中医外治杂志》，2003年第1期。

第十八节　失眠（不寐）

不寐，也称"失眠"，是指不能正常睡眠，如不易入睡，或睡眠不稳，时寐时醒，甚则整夜不能入睡。

一、单方便方

朱砂：取朱砂3～5g，研成细面，用干净白布一块，涂糨糊少许，将朱砂均匀敷于上，然后外敷涌泉穴，胶布固定，用前先用热水泡脚，睡前贴敷，两脚均贴。（《中医外治杂志》，2000年第5期）

二、秘验方

验方

【组成】生龙骨50g（研细粉），珍珠粉10g，琥珀10g（研细粉）。

【用法】上药混合调匀，装瓶备用。每晚睡前取药粉3～4g，加鲜竹沥少许调湿，分成两份，分别贴于手心（劳宫穴周围），外用胶布固定，每晚换药1次。交代病人睡前贴药后，用手指轮流缓慢按压贴药部位20～30min。治疗期间除高血压病人继续服降压药外，一般停止使用其他药物。

【来源】《中医外治杂志》，1999年第3期。

验方

【组成】远志30g，石菖蒲30g，朱砂10g，炒枣仁40g，生牡蛎30g。兼痰热内扰者加胆南星30g，半夏30g，黄连15g；阴虚火旺者，加龟板30g；心脾两虚者加黄芪30g，当归20g；心胆虚怯者加琥珀10g，磁石30g；肝郁有热者加丹参30g，硫黄20g。

【用法】上药研细末，装瓶备用。用时取上药10～15g，拌老陈醋适量，调成糊状，敷于脐中，外用胶布固定，每晚换药1次，7次为1疗程（敷药前需将脐周及脐中清洗干净），1个疗程结束后，休息3日，续行第2疗程。

【来源】《中医外治杂志》，2006年第6期。

穴位安神膏

【组成】朱砂50g，石菖蒲50g，蜂蜜20g，二甲基亚砜（浓度50%）30ml。

【用法】朱砂、石菖蒲共研细末，过100目筛，蜂蜜炼至滴水成珠，将药粉与蜂蜜同二甲基亚砜混合，加工成直径约1cm，厚约二分钱硬币厚度即可，装瓶密封保存。

　　每晚临睡前用热水洗脚后擦干，取穴位安神膏一片贴敷脚心涌泉穴，外用胶布固定，用手指按压涌泉穴进行按摩3～5min，以穴位有热、胀感为止。每日换药1次，按摩次数不限。

【来源】《中医外治杂志》，1994年第2期。

第十九节　胃脘痛

　　胃脘痛，是以慢性周期发作并有节律的上腹疼痛为主要临床表现的病证。

一、单方便方

　　千金子：千金子（去壳）2～3粒研碎放在胶布上，直接贴在患者大椎、中脘、足三里（双）穴，每2日更换1次，6次为1疗程。（《中医外治杂志》，1995年第1期）

二、秘验方

验方

【组成】党参、枳壳、薏苡仁各30g，白术、茯苓、川厚朴、神曲、白及、鸡内金、佛手、半夏各20g。

【用法】上药共研细末，过筛备用，用时将药粉内兑麻油少许，75%酒精少许，共调成黏膏状，每至晚间临睡前敷在神阙穴和中脘穴处，甚至可加敷梁门和下脘穴处，每日1剂，外用伤湿止痛膏或白胶布固定，每次24h，3次为1疗程。

【来源】《中医外治杂志》，1994年第4期。

验方

【组成】白芥子20g，芦荟、杏仁、桃仁、白芷、甘遂、川乌、草乌、使君子、草决明、皂角、红花各10g，细辛5g，山栀子20g，白胡椒5g，冰片2g。

【用法】上药共研细末，密封干燥处保存。用时取适量，用鲜姜汁调成膏状，摊于方形硬纸上，每块小儿约3～5g，成人约5～8g，贴于穴位，胶布固定。48～72h换穴换药，每次选6～10个穴位。

取穴：中脘、上脘、下脘、神阙、梁门、背部压痛点（多在灵台、至阳处）、脾俞、胃俞、膈俞、肝俞、内关、足三里、手三里等穴。痛经者加关元、腰骶穴；冠心病者加膻中、辄筋、屋翳穴；乳房包块者加乳房包块处；阳痿者加命门、肾俞、关元穴；咳喘者加身柱、肺俞、中府、膻中穴；胆石症、胆囊炎加肝俞、胆俞穴。

【来源】《中医外治杂志》，1995年第4期。

验方（用于胃下垂）

【组成】黄芪24g，升麻18g，附子20g，五倍子18g，蓖麻子30g。

【用法】前四味药共捣烂，过120目筛，以蓖麻子仁捣烂和之，另加少量芝麻油和匀备用。取百会、鸠尾、胃俞、脾俞穴外敷，每24h换药1次，10次为1疗程。伴恶心呕吐加内关穴；上腹痛甚加中脘穴；下腹痛甚加三阴交穴；便秘加支沟穴。

【来源】《中医外治杂志》，2001年第5期。

附子理中丸

【组成】附桂理中丸。

【用法】先将附桂理中丸稍烘令软，再将其捏成5cm×5cm×0.5cm大小的薄饼。

于中脘、关元穴各置药饼1个，外用10cm×10cm大小的胶布或关节止痛膏固定。每日1换，10日为1疗程。

【来源】《中医外治杂志》，1996年第4期。

温胃外敷散

【组成】川椒、小茴香、吴茱萸、川乌、草乌、香附各10g，公丁香、川楝子、延胡索、川芎各15g。

【用法】上药共研成粗末备用。用时将白酒拌药末，共入瓦锅炒至微黄。用布包好，趁温热外敷胃脘疼痛处，敷至药凉后再放回锅内加少许白酒拌热，重复外敷患处，以不灼伤皮肤为度。如此反复应用，每日3～4次，每包药末可连用2日。

【来源】《中医外治杂志》，1996年第6期。

第二十节　痞满（功能性消化不良）

痞满是由于脾胃功能失调，升降失司，胃气壅塞，出现以脘腹满闷不舒为主症的病证。以自觉胀满，触之无形，按之柔软，压之无痛为临床特点。临床表现与西医学的慢性胃炎（包括浅表性胃炎和萎缩性胃炎）、功能性消化不良、胃下垂等疾病相似。

健胃散

【组成】白芥子300g，细辛300g，延胡索100g，制附子100g，肉桂100g，川椒100g。

【用法】以生姜汁调匀，贴敷前需清洁皮肤，药物涂抹薄厚均匀，部位准确，固定松紧适宜。分别贴敷于脾俞、胃俞、肾俞、天枢、神阙、中脘、关元穴。

【来源】《中医临床研究》，2013年第5卷第4期。

验方

【组成】党参15g，白术9g，茯苓9g，炙甘草5g，柴胡6g，白芍9g，枳实6g，沉香（后入）3g，百合15g，合欢皮12g，乌药10g。

【用法】上药研粉，以黄酒调成糊状，贴敷于中脘及胃俞，并予纱布覆盖。每日1次，每疗程为6周。

【来源】《光明中医》，2014年第29卷第1期。

第二十一节　胁痛

胁痛，是中医特有病证，是以一侧或两侧胁肋疼痛为主要表现的病证。由于肝胆居于胁下，所以胁痛之病，主要责之于肝胆。西医诊断为肝炎、胆囊炎、胆石症等都可以见到胁肋窜痛的症状。

验方

【组成】川芎30g，香附、延胡索各15g，五灵脂、蒲黄各10g。

【用法】上药研细末，陈醋调膏（每穴用药末3g）贴于期门、阳陵泉穴（均双穴），另配阿是穴。每次贴24h，每3日贴1次，连贴10次为1疗程。

【来源】《中医外治杂志》，1996年第1期。

解毒愈肝散

【组成】青黛、猪苓、川芎各100g，血竭30g，人工牛黄10g。

【用法】上药共研成粉末（过120目筛）备用，用镇江白醋、蜂蜜各等份拌和，涂于直径1cm的圆形塑料薄膜上，药糊厚1mm，贴敷双肝俞、右期门、章门穴位上，用胶布固定，每24h更换1次，30日为1疗程。

【来源】《中医外治杂志》，1997年第1期。

自制肝炎膏

【组成】栀子15g，杏仁10g，巴豆、阿魏、樟脑各5g，麝香0.3g，红高粱米100g。

【用法】先将栀子、巴豆、樟脑、杏仁、阿魏等研粉备用，然后将高粱米用水煮至半开花时滤水，趁热捣烂如泥与混合药粉搅拌和匀，摊棉布上，然后撒上麝香粉，不烫后贴于肝区，扎紧，松紧适度。每3～4日换药1次，轻者用药2～3次，重者用药4～6次；肝硬化腹水者，热贴1～2次，一般使用5～10次即可。

【来源】《中医外治杂志》，1997年第6期。

验方

【组成】柴胡30g，半夏、吴茱萸、甘遂、白芥子各150g，延胡索100g，细辛100g。

【用法】上药研粉备用，用新鲜姜汁调和制成膏状，冰箱冷藏备用。用时制成1cm×1cm×1cm大小药丸，将医用胶布剪成4cm×4cm小片固定药丸。每日1次，每次1～2h，贴敷7日间隔3日后继续治疗。1个月为1个疗程，共治疗6个疗程。

【来源】《宁夏医学杂志》，2012年第34卷第8期。

【备注】适用于慢性乙肝，肝郁脾虚证胁痛。

自拟栀黄散

【组成】生栀子、生大黄、延胡索。

【用法】上药按3∶2∶1比例混合，研细，以蓖麻油适量调匀，呈黏稠状。用时加酒精适量调均匀，用纱布包裹，平贴在右胁疼痛较明显部位，用手按压，使其均匀地贴敷在皮肤表面再用绷带固定，每日换1次。

【来源】《中医外治杂志》，1996年第4期。

胆石外贴膏（用于胆石症）

【组成】金钱草、白芷、青皮、虎杖各30g，郁金、乳香、血竭各20g，大黄、玄明粉各60g，薄荷冰10g。临证加减：气滞型加广木香30g，湿热型加栀子30g。

【用法】将上药研粉，过100目筛，装瓶备用，用时取药粉60g，以蜂蜜适量调成膏状（超声观察时，每次加入二甲基亚砜3ml），药膏摊在10cm×10cm及4cm×4cm大小的不吸水棉纸上。

将肝胆区皮肤用温水洗净，用灭菌生理盐水洗净神阙穴，将药膏分别贴在肝胆区（覆盖日月、期门穴）及神阙穴，外衬塑料薄膜、棉布、胶布或布带固定，每3～12h换药1次。

【来源】《中医外治杂志》，1996年第6期。

外敷乙肝膏方

【组成】赤芍、紫草、黄芪、当归、百合、五味子、仙鹤草、乳香、红花、川楝子、香附、青黛、炒鸦胆子、狼毒各等份。

【用法】上药共研细末，用陈醋、蛋清、蜂蜜按2：1：5搅拌成糊状，文火蒸5遍以上呈黏胶状。然后摊于麝香追风膏上贴穴。

附：外敷乙肝散方

姜黄、蒲黄、红花、滑石、山栀、猪肝（焙干）适量，研细末，用15%～20%乙醇调成糊状，摊于麝香追风膏上贴穴。

上二方可单独使用，也可互相交替使用，贴于肝区日月、章门、期门穴，每4日换药1次，15～20次为1疗程。有些病人贴敷后，可能会出现小水疱，待其自然干瘪后，可重新贴敷，或者更换穴位贴敷。

【来源】《中医外治杂志》，1995年第1期。

青黛四黄膏

【组成】黄连、黄芩、黄柏、大黄各等份，青黛半份。

【用法】上药研成细末和匀，以水蜜各半调成膏，摊于纱布上敷右侧期门穴（第6肋间隙中，直对乳头），并用胶布固定，每日1贴。

【来源】《中医外治杂志》，1995年第6期。

消石散（用于胆石症）

【组成】金钱草500g，生大黄、玄明粉各600g，槟榔、炮山甲、威灵仙各250g，郁金、白芷、木香、虎杖各300g，枳壳、陈皮各200g，薄荷冰50g，麝香少许。

【用法】上药粉碎后拌和调匀，过100目筛，装罐备用。用时取该散20g左右，用蜂蜜适量调成膏状摊在塑料薄膜上，将肝胆投影区用水洗净擦干，再把备好的消石散膏贴于右日月穴（乳头直下，在第7肋间取之），用布带固定，每7～14日换药1次。2周为1疗程。

【来源】《中医外治杂志》，1995年第6期。

活血散（用于胆囊炎、胆石症）

【组成】刘寄奴、虎杖、生天南星、半枝莲、地肤子、黄柏、地鳖虫、红花等中药。

【用法】上药按2∶2∶2∶2∶2∶1∶1∶1比例配方，共研极细末，将药末与饴糖或米醋调匀成膏状。用时摊敷于棉纸上敷于患处，再用胶布固定，每日或隔日更换1次。

【来源】《中医外治杂志》，1998年第1期。

清肝散膏

【组成】丹参20g，黄芩15g，五味子10g，虎杖15g，茵陈15g，大黄10g（市售颗粒剂）。

【用法】加少量水调匀，铺在市售麝香止痛膏上，约8cm×8cm。在患者神阙、肝区、肝俞穴交替敷药，每日换1次，90日为1疗程。

【来源】《中医外治杂志》，1999年第6期。

复方蒜泥（用于病毒性肝炎）

【组成】紫皮大蒜2～3瓣，甜瓜蒂、青黛、冰片、茵陈各2g。

【用法】大蒜捣泥状，纳余药末调糊，置塑料或玻璃器皿内，倒扣于三角肌上缘，用纱布固定。待局部贴敷发疱后（24h内）取下复方蒜泥，用消毒针具刺破水疱，排除疱内液体，继用甲紫水涂擦水疱皮肤，消毒纱布覆盖。每20日贴敷1次，2～3次为宜。

【来源】《中医外治杂志》，2000年第2期。

福贴膏

【组成】牡蛎、茵陈各30g，穿山甲、白花蛇舌草、三棱、莪术、鳖甲、桃仁各15g，桃叶12g，柴胡、黄芩各10g，枳壳30g等16味。

【用法】上药研末蜜调。药膏平摊在右乳头下约5cm处，以纱布及塑料薄膜覆盖，胶布固定，每周更换贴敷1次。

【来源】《中医外治杂志》，2004年第3期。

第二十二节　臌胀

　　臌胀，是指肝病日久，肝脾肾功能失调，气滞、血瘀、水停于腹中所导致的以腹胀大如鼓，皮色苍黄，脉络暴露为主要临床表现的一种病证。本病在古医籍中又称单腹胀、蛊、蜘蛛蛊等。

一、单方便方

　　1. 商陆方1：商陆50g研细末，将食醋调匀成膏备用，将膏摊于8cm×8cm大小的玻璃纸上，晚上睡觉前贴于肚脐上，用橡皮膏四周固定，第二天早晨起床时去掉（以免长期外敷致皮肤损伤），此法反复外敷，待水排尽为止，孕妇禁用。（《中医外治杂志》，1997年第1期）

　　2. 商陆方2：取商陆500g粉碎为细末备用，另取鲜生姜两片，用时捣烂如泥。用时取1.5～2g商陆末和鲜姜泥加适量水调药作饼，敷于脐部，胶布固定，保留24h换药1次治疗，7日为1疗程。（《中医外治杂志》，1996年第6期）

二、秘验方

验方

　　【组成】①气滞湿阻型方（腹大胀满不坚，胁下痞胀或疼痛，肠鸣便溏，纳少，嗳气，舌苔白腻，脉弦）：大戟、甘遂、杭香、肉豆蔻、广木香各12g。

　　②肝脾血瘀型方（腹大坚满，青筋暴露，胁腹攻痛，面色黑，齿鼻衄血，舌质紫暗或有瘀斑，脉细涩）：川椒10g，炙鳖甲、三棱、白术、阿魏各15g。

　　③脾肾阳虚型方（腹部胀满，入暮较甚，脘闷纳呆，神疲怯寒，肢冷浮肿，小便短少，面色萎黄或㿠白，舌质淡、体胖嫩有齿痕，脉沉细或洪大，重按无力）：甘遂末6g，离德9g，车前草30g，大蒜头1枚，葱白1撮。

　　【用法】①方中各药烘干，共研细末。以酒250ml和匀，装入猪脬中，用时，将药脬置于神阙穴上，外盖塑料薄膜，以宽布带环腰固定，药酒干时可再换新药。

②方中药共研细末，加白酒适量炒烫，装入布袋。用时将布袋置于神阙穴，上覆热水袋以保持温度，每日1次。

③方中药共捣成末，加温水调成糊状敷脐部，上盖塑料膜或麻油皮纸一块，再用热水袋敷之，每日更换1次。

【来源】《中医外治杂志》，1995年第6期。

验方

【组成】甘遂6g，车前草20g（干品10g，最好用鲜品），大蒜头1枚，葱白4根。

【用法】上药捣烂如泥，加少许水调成饼，敷于脐部并热熨，每日更换1次，5日为1个疗程，其中气滞湿阻型加木香6g；湿热型加生大黄6g；湿寒型加肉桂9g。

【来源】《中医外治杂志》，2001年第2期。

验方

【组成】黄芪、三棱、莪术、甘遂各30g，大腹皮、干姜、冰片各10g。

【用法】上药碾细末，适量蜂蜜搅拌混匀，临用时肝区常规消毒均匀涂于神阙穴，外敷干荷叶，以带孔的医用贴敷固定，电子生物反馈治疗仪局部照射30min，每日更换1次贴剂，1个月为1个疗程。

【来源】《时珍国医国药》，2015年第26卷第3期。

【备注】适用于肝硬化腹水。

验方

【组成】鲜商陆根30g，鲜四季葱白、净芒硝各15g。

【用法】上药共捣如泥，做成圆球状备用。将药球放在脐孔上，以手按平，外以蜡纸覆盖，上加纱布用胶布固定。待小便通畅，大便亦下，脐孔作痒时始去掉敷药。

【来源】《中草药外治验方选》，安徽科学技术出版社，1984年。

验方

【组成】巴豆仁15g，硫黄、轻粉各6g。

【用法】先将巴豆仁捣烂如泥，再加入硫黄、轻粉，共捣匀，做成圆形药球备用。先在患者脐孔上铺一层纱布，次将药球对准脐孔放在纱布上，以纸按平，上覆蜡纸并加纱布，胶布固定。通常敷后1h左右，大小便即齐下；待脐孔有灼热感或发痒时，则去掉药物。如腹水未消完，隔1日可再敷。

【来源】《中草药外治验方选》，安徽科学技术出版社，1984年。

验方

【组成】黄芪20g，细辛3g，花椒、桂枝、龙葵、苦参、青皮各10g。

【用法】上药6剂，研细末，均分为若干小份，以布包好，用时将药包入锅，隔水蒸25min，取出待温度降至38℃左右将药包热敷脾俞、双足三里、双涌泉穴及左侧太冲穴，每日1剂，分早晚2次外敷，每次20min，4周为1个疗程，共2个疗程。

【来源】《湖南中医杂志》，2013年第29卷第4期。

【备注】适用于原发性肝癌腹水。

消胀舒腹散

【组成】甘遂、牵牛子、防己、槟榔、沉香、桂枝各等份。

【用法】上药烘干，共研细末，调匀，装瓶备用。使用时先将脐部用温水洗净，然后取药粉12g，加适量鲜葱白共捣成膏，制成饼状置于肚脐上，外盖纱布，并以胶布或绷带固定，昼用夜取，每日换药1次.

【来源】《中医外治杂志》，1995年第1期。

十膨取水膏

【组成】大戟、甘遂、麻黄、乌梅、葫芦巴、葶苈子、芫花、黑丑、细辛、防己、槟榔、陈皮、海蛤、桑白皮各等份。

【用法】上药共为细末，装瓶备用。以食醋洗脐，取药6～9g，用生姜汁、葱白寸许，捣碎，和药为泥，纳脐，敷盖固定即可，每次贴敷3h，隔日或3日1次，视病情而定。

【来源】《中医外治杂志》，1999年第5期。

芫戟逐水膏

【组成】甘遂10g、大戟10g、芫花6g、土鳖虫10g、莪术10g、白术15g、水红花子10g、冰片6g。

【用法】上药用粉碎机研末，180目过滤网过筛后置入密封袋，常温下保存。每次取5g药物、用蜂蜜调成糊状，以6cm×6cm膏药布制成贴敷。外敷神阙、期门、章门穴，保留6h，每日1次，疗程30天。

【来源】黑龙江省中医研究院硕士论文，2012年。

【备注】适用于肝硬化腹水。

消水贴

【组成】甘遂、牵牛子、肉桂、车前子。

【用法】上药按1：2：3：4的比例共研细末，每次取10g，与独头蒜

3枚共捣成泥状，调匀，摊在纱布上，敷在脐部，用绷带固定，昼用夜取，每日1换，不用其他利尿剂。

【来源】《中医外治杂志》，2001年第5期。

自拟逐水膏

【组成】甘遂、大黄、槟榔、二丑、猪牙皂、水蛭各等份，米醋适量。

【用法】前六味药研极细粉备用。取上药粉10g与米醋调成膏状，外敷神阙穴，胶布固定，24h取下；用上药外敷期门穴24h，两穴交替外敷，1个月1疗程。

【来源】《中医外治杂志》，2004年第5期。

逐水散

【组成】甘遂、冰片、芫花。

【用法】上药研末混匀，每次3g，生姜汁调成糊状，敷于脐上，胶布固定，再用艾条灸或红外线烤灯烤30min，每日更换1次。

【来源】《实用中医药杂志》，2004年第8期。

芒硝泥

【组成】新鲜葱白10根，芒硝10g。

【用法】上药共捣成泥，酒精消毒后敷于腹部神阙穴，上盖塑料膜及纱布，用胶布固定，每日1次，天冷时加温后敷用。

【来源】《穴位用药》，人民军医出版社，1993年。

蓖蒜泥

【组成】蓖麻子30～40粒，石蒜球根大者10个。

【用法】上药共捣烂如泥。分敷两足心。每周换药1次。

【来源】《中药贴敷疗法》，中国医药科技出版社，1988年。

第二十三节　三叉神经痛

三叉神经痛，属于祖国医学"偏头痛"、"头风"、"面痛"、"首风"、"脑风"等病证范畴。三叉神经痛是神经系统常见疾病，临床表现为三叉神经分布区域内阵发性、反复发作的剧烈疼痛，多见于中老年患者。本病多缠绵难愈，属临床难治病。

验方

【组成】樟脑、细辛各10g，薄荷12g，五加皮15g，全蝎、龟板胶、当归、白芷、寻骨风各30g，蒲公英、地丁、川芎各45g。

【用法】除樟脑、龟板胶外，其他药物均经炮制，干燥粉碎，取香油500～750g在锅中烧至滴水成珠时，加入上药，充分搅拌均匀，文火至沸，冷凉即成膏状。3g为1丸，用时略加温后压成圆饼状，贴敷患侧。据受累神经不同，选择不同的穴位，每3日换药1次。

【来源】《中医外治杂志》，1999年第1期。

验方

【组成】地龙5条，全蝎20个，路路通10g，生天南星、生半夏、白附子各50g，细辛5g。

【用法】上药共为细末，加与药量比例为1：2的面粉，用酒调成饼。摊贴于太阳穴，敷料固定，每日换药1次，疗程最长者6日，最短者2日。

【来源】《中医外治杂志》，1999年第1期。

验方

【组成】蜈蚣1条，生天南星15g，地龙、蝼蛄、五倍子、生半夏、白附子、木香各10g。

【用法】上药共研细末，每次取适量，用醋调成饼状。贴敷于患侧太阳穴上，纱布敷料覆盖，用胶布固定，每日换药1次，适用于各型三叉神经痛。

【来源】《中医外治杂志》，1999年第1期。

白乌马钱膏

【组成】生川乌、生草乌各30g，白芷20g，马钱子10g，铅丹100g，香油300g。

【用法】前四味药用香油浸泡3日，然后用文火将药炸焦去渣，掌握好火候进行炼油，既不让油冒烟又要将油炼好，再将药渣取出研成细末，加入铅丹和炼好的油一块搅拌成膏状，切成小块备用。

发作剧痛时将药膏放在硬纸片或者厚一点的布上，依照疼痛部位剪成圆形或长形，利用气热或火热化软贴在患处，用胶布固定好，每3～5日1次，轻者一般1～2日可减轻疼痛，重者连贴2～3次。

【来源】《中医外治杂志》，1997年第5期。

第二十四节　眩晕

眩晕，即指眼花头晕，轻者闭目即止，重者如坐车船，不能站立，伴恶心、呕吐，甚则昏倒等症状。本证可出现于多种内科疾病中，常见于高血压、贫血、美尼尔综合征（梅尼埃病）等病中。

一、单方便方

吴茱萸：将吴茱萸研细末过筛，每晚临睡前取15～30g，用醋调贴敷双侧涌泉穴，次日取下。10日为1疗程，连用2个疗程停用，随访观察3个月。（《中医外治杂志》，1995年第4期）

二、秘验方

验方

【组成】马钱子12g（去壳，取仁），白丑2g，黑丑2g，鸡苦胆12g（鲜用）组成。

【用法】取前三味药混匀捣碎，然后加入鸡苦胆共捣成膏状，装入棕色瓶中备用。用药前将脚洗净，洗法为：先用温水洗净，擦干。换淡温盐水（每2000ml水中加食盐50g）浸洗10min，然后将脚擦干，取配好的药膏敷于涌泉穴上，用纱布包敷，胶布固定。静卧10～15h，隔日1次，4次为1疗程。治疗期间禁烟、酒、房事，停服降压药物，但高危者应及时采用降压措施治疗。

【来源】《中医外治杂志》，1996年第1期。

验方

【组成】蓖麻仁50g，吴茱萸20g，冰片10g。

【用法】上药共捣成膏，每晚临睡前贴双足涌泉穴，晨起除去，7日为1疗程。

【来源】《中医外治杂志》，1996年第1期。

杏栀膏

【组成】桃仁、杏仁各12g，栀子3g，胡椒7粒，糯米14粒。

【用法】上药共捣烂，加1个鸡蛋清调成糊状，分3次用。于每晚临睡前贴敷于足心涌泉穴，晨起除去不用。每夜1次，每次敷1足。两足交替贴敷。6次为1疗程。每3日测量一次血压，敷药处皮肤出现青紫色无妨。

【来源】《中药贴敷疗法》，中国医药科技出版社，1988年。

第二十五节　遗精

遗精，是指不因性生活而精液遗泄的病证。其中因梦而遗精的称"梦遗"，无梦而遗精，甚至清醒时精液流出的谓"滑精"。

自拟止遗固精散

【组成】五倍子、黄连、肉桂各10g，食盐3g。

【用法】上药共为细末，过100目筛。同时用温开水将神阙穴洗净，将药末适量和食醋调成糊状，敷于神阙穴上，外用胶布固定，每日换药1次，10日为1疗程。用药期间禁食辛辣刺激性食物，禁烟酒，内裤不易过紧，节制房事，清心寡欲，安定神志。

【来源】《中医外治杂志》，1996年第6期。

五君散

【组成】枣仁、黄柏、知母、茯苓各20g，五倍子30g。

【用法】上药共研细末混匀，置瓶备用。患者每晚睡前用酒精等清洁脐部，取五君散约10g加蜂蜜调成糊状捏成圆形药饼，贴于脐窝，上覆清洁塑料薄膜，外盖纱布，胶布固定。第二晚洗去前药，再如前法局部敷药。连续贴敷10次为1疗程。

【来源】《中医外治杂志》，1995年第1期。

第二十六节　头痛

头痛，是临床上常见的自觉症状，可单独出现，也可出现于多种急慢性疾病之中，如高血压病、脑血管意外、脑肿瘤、血管神经性头痛等。

秘验方

验方

【组成】熟地黄、生白芍、罗布麻叶、川牛膝、薄荷、冰片。

【用法】上药按2：2：2：2：2：1研末，过60目筛，用陈醋、30%姜汁、3%氯酮、3%丙二醇（2：2：1：1）调和，中药与调和剂的比例为4：5。每日1次，贴敷神阙穴、单侧太冲穴和太溪穴，次日轮换对侧太冲穴和太溪穴，神阙穴取2g/（次·日），太冲穴和太溪穴各取1g/（次·日）。每日每穴持续贴敷8h，4周为1疗程，共3个疗程，每个疗程间歇2日。将药物按比例调和成糊状后取相应分量置于无纺布贴敷上备用，太冲穴和太溪穴贴敷规格为2.5cm×5cm，神阙穴贴敷规格为5cm×7cm。

【来源】《云南中医学院学报》，2015年第38卷第1期。

【备注】适用于高血压头痛。

加味清空膏

【组成】黄芩、荆芥、地龙、白芷、川芎各15g，炙甘草75g，柴胡、黄连各50g，羌活30g，薄荷、全蝎、僵蚕、细辛各10g，天麻20g，苏木25g，蜈蚣2条，赤芍30g。

【用法】上药共研细末，过筛，蜂蜜炼为膏剂备用。用时用茶水调和，捏作小药饼，针刺后贴敷于两太阳穴及印堂穴，纱布覆盖，胶布固定，每日1次，外敷时有虫爬及热感，7日为1疗程。

【来源】《中医外治杂志》，1995年第2期。

验方

【组成】吴茱萸、钩藤、牛膝，蔓荆子。

【用法】将前3味药等量混合捣碎研成细末，用陈醋调和，取糊状物，用橡皮膏分贴敷于神阙、涌泉2个穴位，并用绿豆状蔓荆子原药，贴敷于涌泉穴。每次贴敷持续24h，每天换药1次。

【来源】《上海医药》，2015年第36卷第4期。

【备注】适用于高血压头痛。

头风膏

【组成】川乌、白附子、生天南星、川芎、细辛、樟脑、冰片各等份。

【用法】上药研碎为末，过120目筛，使用时取其粉末适量，以蜂蜜调成糊状，置于直径约1.5cm的胶布上，将药物连同胶布一起贴于两侧的太阳穴，每次贴敷6～8h，每日1次，5次为1疗程。

【来源】《中医外治杂志》，2003年第1期。

头痛贴敷方

【组成】全蝎21个，地龙6条，蝼蛄3个，五倍子15g，生天南星30g，生半夏30g，白附子30g，木香9g。

【用法】上药共研细末，加1/2的面粉，用酒调成饼，摊贴太阳穴，用纱布包裹固定。

【来源】《穴位用药》，人民军医出版社，1993年。

第二十七节　汗证

汗证，有自汗、盗汗、黄汗、头汗、手足汗、无汗等。临证常见者为自汗、盗汗、头汗、手足汗等。汗证病机多属阴阳失调，腠理不固，营卫不和。以在安静状态下或无明显原因情况下，引起全身或局部出汗过多，甚至大汗淋漓为主要临床特征。盗汗，又称寝汗，是以睡后汗出，醒后汗泄即收的一种病证，多因阴虚热扰，心液不能敛藏所致。

一、单方便方

五倍子：五倍子20g，研细末，用米汤调饼状，敷于脐窝，口罩覆盖包扎，胶布固定，每晚1次。（《中医外治杂志》，2000年第6期）

二、秘验方

验方

【组成】五倍子、朱砂、麝香止痛膏。

【用法】前两味药按5：3的比例，共研极细末，取适量药料填满神阙穴，然后用麝香止痛膏覆盖固定，每24h换药1次。

【来源】《中医外治杂志》，1998年第5期。

验方

【组成】五倍子、黄芪各等份。

【用法】上药研成细末，备用。用时将患者脐部擦干净，然后取药粉适量，加入山莨菪碱针剂10ml拌匀，再加入适量蒸馏水调成糊状，外敷脐部，用医用黏纸外贴，每日1次，10次为1疗程。

【来源】《中医外治杂志》，2006年第6期。

验方（用于盗汗）

【组成】五倍子、五味子。

【用法】上药按2：1比例共研细末，每次取药粉6g，用温水适量，调敷脐部，外用胶布固定，每24h换药1次，一般用药3～5日。

【来源】《中医外治杂志》，1995年第1期。

验方

【组成】五倍子粉。

【用法】取五倍子粉3g，用食醋适量调和成糊状，压成直径约1cm的药饼，厚度约0.5cm左右。患者取平卧位，暴露神阙穴，检查局部皮肤无破损及感染等，用75%乙醇消毒后，将备好的药物置于神阙穴上，用无菌贴敷固定，轻轻按压，使药物与穴位充分接触即可。每日更换1次，10日为1个疗程。

【来源】《浙江中医杂志》，2015年第50卷第2期。

【备注】适用于中风恢复期偏身汗出。

止汗膏

【组成】麻黄根、五倍子、郁金。

【用法】上药按1：1：2比例共研极细末，过120目筛后装瓶备用。用药前将双侧乳中穴及乳晕部擦洗干净，取上药末（约3g）加入适量蜂蜜调成膏状，以示指将调成的止汗膏剂由乳中向乳晕部外擦。涂毕，在止汗膏上覆盖敷料，以胶布固定。24h后揭去，不宜者更换新药膏。3日为1疗程。治疗期间停用其他止汗药物。

【来源】《中医外治杂志》，1995年第4期。

麻芪桂芍二子散

【组成】五味子、煅牡蛎、麻黄根、桂枝各5g，生地、熟地、当归、白芍、麦冬各4g，煅五倍子、生黄芪各6g，白术4g，黄芩3g。

【用法】上药研成细末，装瓶密封保存，用时取5～7g，与食醋适量调成糊状，置于脐部（神阙穴），以伤湿止痛膏贴盖固定，并用热水袋或神灯照射10min左右，48h后换药1次，10次为1疗程。适用于营卫不和、肺脾气虚、阴虚火旺等所致的汗症（自汗、盗汗）。

【来源】《中医外治杂志》，2001年第3期。

六味敷剂

【组成】五倍子、赤石脂、没食子、煅龙骨、煅牡蛎各100g，朱砂5g。

【用法】上药研末和匀备用。6个月～1岁者每次用10g，1～5岁者每次用15g，5岁以上者每次用20g。用凉水、食醋各半调药成稀糊状，每晚临睡前敷神阙穴，以纱布绷带固定，翌晨揭去。

【来源】《穴位用药》，人民军医出版社，1993年。

五龙散

【组成】煅龙骨、五倍子各等份。

【用法】上药研末，取10g，温开水或醋调成糊状，敷于脐部，用胶布固定，睡前贴敷，次晨取下。

【来源】《穴位用药》，人民军医出版社，1993年。

止汗散

【组成】郁金粉0.24g，牡蛎粉0.06g。

【用法】上药和匀，以米汤适量调和，分为两份，放在患儿乳中穴，用胶布固定，每24h换药1次。

【来源】《穴位用药》，人民军医出版社，1993年。

第二十八节 耳鸣

耳鸣，是多种耳病的常见症状，也可单独成为一种疾病，中西医病名相同，祖国医学称"聊秋"。

秘验方

加味磁朱膏

【组成】磁石30g，朱砂2～3g，吴茱萸15～20g，食用醋适量。

【用法】前三味药共研细末，用食醋调为膏状摊于两块干净的白布上备用。将患者双足用温水洗净擦干，用双手掌交叉搓摩两足心，约搓5～10min，待两足心发热后迅速将备好的加味磁朱膏敷于双足涌泉穴上，外用绷带或胶布固定。每晚治疗1次，每次敷药6～8h，7日为1疗程。

【来源】《中医外治杂志》，1998年第2期。

第二十九节　过敏性鼻炎

过敏性鼻炎是一种变态反应性疾病，又称变应性鼻炎，属祖国医学"鼻鼽"证范畴，是鼻科的常见病、多发病之一。发病与季节、环境、气候变化、接触过敏原等有关。过敏性鼻炎好发于春秋两季，过敏原主要包括花粉、尘土、螨、动物皮毛、禽类羽毛、真菌等。临床表现为鼻内刺激症状，包括鼻痒，连续不断喷嚏，鼻塞，大量黏液或浆液性鼻涕。其具有病程长、易复发、疗效不稳定的特点。对于该病的治疗，尽管目前有许多见效快、疗效好的药物和方法，能很快控制症状，但易复发而且临床难以根治。

验方

【组成】白芥子40%，细辛40%，甘遂10%，延胡索10%。

【用法】上药共研细末后过80目筛，新鲜老生姜去皮后，榨汁，用密闭容器保存在4～8℃低温下，用时倒出（姜汁低温保存下不超过48h，常温不超过2h），把药末、姜汁按照1∶1比例调和，并制成1cm³大小的药饼，药饼质地干湿适中，并准备2～3cm²胶布以将药饼固定于穴位上。

初伏取穴：肺俞、胃俞、志室、膻中；中伏取穴：脾俞、风门、膏肓、天突；末伏取穴：肾俞、定喘、心俞、中脘，初伏及末伏加强贴敷可任选取1组穴位。

贴敷时间为每年初伏、中伏、末伏的第1日，初伏前10日及末伏后10日各加强1次。于每天7:30至18:30时间段，贴2～4h。需注意，幼儿皮肤娇嫩，脏腑娇弱，贴敷时间稍短，以局部有灼热感为度，即可撤去敷药。每年贴敷5次，连续3年为1个疗程。

【来源】《现代临床护理》，2010年第8期。

验方

【组成】白芥子、甘遂、延胡索、细辛。

【用法】上药按1∶1∶1∶0.5的比例磨成粉末状，混合均匀后用生姜汁调匀，做成1元硬币大小的药饼，分别用脱敏橡皮膏贴敷于肺俞、百劳、定喘、膏肓、膻中等穴。初、中、末伏（每年夏至后的第3、4个庚日，立秋后的第1个庚日）共3次，每次贴敷8h。

【来源】《中国中医药科技》，第17卷第3期。

验方

【组成】麻黄、细辛、炒白芥子、白芷、苍耳子、冰片、附子、藁本。

【用法】上药等份，打细粉。用时调成糊状贴敷于大椎、肺俞、风门穴，每次3h，每周1次，共4次。4周为1疗程。

【来源】《中国实验方剂学杂志》，2014年第20卷第19期。

【备注】适用于小儿过敏性鼻炎。

鼻渊灵

【组成】黄芪、辛夷、皂荚、白芥子、细辛、延胡索、生姜汁。

【用法】将上述药物研成细末混合备用，用时以姜汁调成膏状。取穴：大椎、肺俞、脾俞、合谷。取黄豆大小药物膏丸放在胶布中心，贴敷在上述穴位上。

贴敷时间：每年的"三伏"和"三九"的第1天，分别为3次，1年共6次，疗程2年共12次。一般贴敷2～4h。如发痒、灼痛感不甚明显者则可适当延长贴敷时间，但最长不超过6h；如发痒、灼痛感明显者则应缩短贴敷时间。

【来源】《时珍国医国药》，2014年第25卷第8期。

【备注】适用于儿童变应性鼻炎。

第三十节　阳痿

阳痿，是指阴茎不能勃起，或者勃起的硬度不够，时间短暂，不能使阴茎插入阴道，从而不能圆满完成性交的一种疾病。偶尔一次性交失败不能称之为阳痿。

验方

【组成】急性子1g，蟾蜍3g，蛇床子1g，麝香0.5g，葱白适量。

【用法】前三味药共研末，加入麝香后再研极细末，滴水成大丸1粒，葱白捣融包裹药丸，外用湿纸再包一层，放在木炭火中再煨3～5min，取出换纸，再包再煨7次，去纸和葱，将药制成水丸子，如绿豆大小备用。

睡前取药丸3粒，白酒化开，涂敷神阙穴、曲骨穴、阴茎头，每晚1次，迅速见效，阴茎勃起，温开水洗去药，即可交媾。

【来源】《中医外治杂志》，2002年第6期。

验方

【组成】淫羊藿、蛇床子、皂荚、马钱子、肉苁蓉、黑附片、丁香各100g。

【用法】上药水煎两次，再浓缩成膏，阴凉干燥，研为细末，过100目筛，用白酒将药末调为干糊状，取药糊2g于命门穴处，外用胶布覆盖，每日换药1次，15日为1疗程。治疗期间禁房事、烟酒，调摄精神。

【来源】《中医外治杂志》，2003年第4期。

第三十一节 腰痛

腰痛，是一个症状，不是一个独立的疾病，许多疾病都可引起腰痛。临床症状错综复杂，有的是单纯腰痛，有的表现为腰痛和腿痛，有的伴有下肢麻木和行走困难，多由腰部疾患引起，故统称为"腰痛症"。

验方

【组成】海马5份，穿山甲、地龙、鳖甲、人参、三七、细辛、龙骨各3份，血竭、樟脑、没药、朱砂、牛膝、熟地黄、莪术、全蝎、蜈蚣、马钱子、麦冬各2份。

【用法】上药粉碎，过100目筛，搅匀。每次取60g为一剂药，用蜂蜜调成糊状，贴于腰部病变处。每剂药贴3日，八剂药为1疗程。

【来源】《中医外治杂志》，2001年第1期。

验方

【组成】当归、羌活、木香、威灵仙、牛膝各20g，红花、乳香、没药、路路通、延胡索、桂枝、续断、红藤各15g，鹿含草、白芷各60g。

【用法】上药共研碎，捣烂，分成两份，包于双层纱布中备用。每次以第3腰椎横突明显压痛处为主穴，配穴中任取2～3穴，根据病人体质用中强刺激泻法，5min行针1次，留针20min，每日1次。针后嘱患者回家将中药包置蒸气中熏蒸10min后取出，2个药包交替温敷腰部、臀部（温度以皮肤能忍受为度）。每日1次，每次30min，每周换药1次。

【来源】《中医外治杂志》，2003年第1期。

验方

【组成】川续断、桑寄生、制乳香、制没药各50g，生川乌、生草乌、桃仁、血竭、白芷各20g，赤芍30g。

【用法】上药物粉碎成细末，备用。取已粉碎的药末适量，食醋调成糊膏状，摊于20cm×20cm大小的纱布块上，贴敷第3腰椎横突处，外衬塑料薄膜纸，胶布固定，并用弹力腰围固定，24h后去除药物。隔日1次，3次为1疗程。

【来源】《中医外治杂志》，2004年第5期。

验方

【组成】艾叶3份，细辛1份，制川乌1.5份，归尾2份，桂枝1.5份。

【用法】上药研成粉，随研随用，每次取30g用55%白酒或烈性药酒调和成糊状，搁置30min，让病人俯卧，敷于患处，以腰腿部痛点为中心，外加TDP治疗仪照射在膏药上约1h，每日1～2次，10日为1疗程，治疗2～3个疗程。

【来源】《中医外治杂志》，2005年第2期。

神应膏

【组成】川乌、肉桂、干姜、杜仲、补骨脂、乳香、没药、木鳖子各等份，陈醋适量。

【用法】上药共研细末，醋调为糊状，贴敷腰上，塑料薄膜覆盖，胶布或绷带固定。每3日换药1次。注意：皮肤破损者、孕妇禁用。

【来源】《中医外治杂志》，1999年第4期。

自拟散瘀止痛膏（用于腰椎间盘突出症）

【组成】乳香、没药、血竭、三七、马钱子、木鳖子、川乌、草乌、细辛、白芥子、骨碎补、独活、羌活、麻黄、威灵仙、红花、白花蛇、狗骨、蜈蚣、全蝎、肉桂、仙灵脾、鹿茸各等份，麝香少许。

【用法】以药物：麻油：铅丹按1：5：2的比例制备，先将油加热，然后将药物除乳香、没药、血竭、肉桂、麝香研细备用外，可按药物质地坚硬程度顺序下药，用中火将药物炸至外表焦枯，内黄褐色，除去药渣过滤。将药油继续加热至滴水成珠时下丹收膏，去火毒。先用白布制成约18～20cm²的小块，或直径约18cm的小块，常规灭菌，将膏药加热化开，兑入已研好的乳香、没药、血竭、肉桂、麝香等细面，分别摊涂在已制备好的小白布块上，厚约2.5~3mm，直径9~10cm备用。

用时加热外敷在腰椎病变部位上，每10日换药1次，1个月为1个疗程，2个疗程后判定疗效。

【来源】《中医外治杂志》，2000年第6期。

壮腰散

【组成】川乌、草乌、肉桂、干姜、樟脑各30g，赤芍、天南星、白芷、甘松各20g，吴茱萸10g，威灵仙50g。

【用法】上药共研极细粉末，每次50g，开水冲调如糊状，趁热贴敷于腰部痛处，用纱布覆盖其上，胶布固定，隔日1次，5次为1个疗程。

【来源】《中医外治杂志》，2001年第1期。

腰痛通痹散

【组成】当归、牛膝、红花、土元、地龙、乌蛇、淫羊藿各12g，杜仲、山萸肉、川乌、草乌、桂枝、赤芍、甘草各10g，干姜、川芎、木瓜各15g，桑寄生、黄芪各30g。

【用法】上药共研细粉，过80目筛，均为5等份，取其中1份，用食醋调制干湿适度，放锅内蒸，开锅后5~10min取出。令患者俯卧床上，找准患者腰椎间盘突出节段位置，上置纱布一层，后将从锅内取出的中药，待温度适宜均匀摊于纱布上，取神灯照射1h，距离为40cm，每日照射1次，10日为1疗程。

【来源】《中医外治杂志》，2006年第1期。

第三十二节 慢性疲劳综合征

慢性疲劳综合征，是以持续疲劳、失眠、思维不集中以及身痛发热等全身衰弱疲劳表现为特征的疾病。

验方

【组成】补骨脂、延胡索、香附、当归、地龙各10g，独活12g，黄芪20g，没药、肉桂、川乌各6g。

【用法】上药研成末，再用蜂蜜或黄酒调成膏，外敷于患者背部、腰部，重点是各脏腑的背俞位，并用纱布、胶布固定药物12h以上，取下，再外敷于腹部气海穴至关元穴处，并继续固定6h左右。

【来源】《中医外治杂志》，2002年第1期。

验方

【组成】附子、人参、肉桂、公丁香、川芎、独活、冰片、白酒、蜂蜜、面粉。

【用法】先将药材磨成细粉，然后将附子、人参、肉桂、公丁香、川芎、独活、冰片按质量比例为1：0.5：2：2：2：2：0.3混合，接着加入热白酒、蜂蜜和少量面粉，药粉与液体质量比例约为1：1.5，最后制成乳膏剂。临床选穴为大椎、关元、中脘，双侧足三里，每穴1～2g，每日1次，每次4～6h。

【来源】《中医药导报》，第17卷第12期。

扶正祛邪贴

【组成】丹参、败酱草、苦参、紫草、白人参、黄芪各30g，当归、生地黄、熟地黄、郁金、茯苓、白术各15g，陈皮10g。

【用法】上药干燥、粉碎，过100目筛，包装袋密封备用。治疗时取脐（神阙穴），贴药前温水洗净脐部，再以75%酒精棉球擦拭，取扶正祛邪贴药0.3～0.5g，用2%氮酮3～5ml，调成糊状，采用填贴混合法将药糊填满脐窝，外用麝香膏严密固封。贴药后用BR30-A型电热机，放在穴位上20min热敷理疗，以利于药物吸收及迅速发挥药效，24h后取下，用温水洗净脐部药渣。隔日治疗1次，10次为1疗程，每疗程间隔7日，共治疗3个疗程。

【来源】《中医外治杂志》，2000年第1期。

第三十三节　中风

中风，以突然昏仆，口眼㖞斜，半身不遂为临床特征，发病轻者，亦可无昏仆而仅见口眼㖞斜，半身不遂，或兼言语不利。因其病起急骤，变化迅速，与自然界风之善行而数变相类似，故名中风，亦称卒中。西医学中的脑溢血、脑血栓、脑栓塞、蛛网膜下腔出血及周围性面神经麻痹等，有与本病相同的临床表现，故可参照本节进行辨证论治。

验方

【组成】方1（肾虚血瘀型）：白芥子15份，艾叶5份，菟丝子15份，全蝎5份。

方2（气滞血瘀型）：白芥子15份，吴茱萸12份，艾叶5份，全蝎5份。

【用法】将中药磨成粉末状，用鲜姜汁调成膏状，切成长度10mm，宽度10mm，厚度4mm的正方形小块，然后用胶布将小块的药膏贴敷于穴位处。

肾虚血瘀组取肝俞、肾俞、足三里、命门穴。气滞血瘀组取肝俞、肾俞、血海、三阴交穴。每日穴位贴敷1次，14次为1疗程，治疗4个疗程。

【来源】《针灸临床杂志》，2007年第7期。

双仁香膏

【组成】桃仁、栀仁各7枚，麝香0.3g。

【用法】上药共研细末，白酒适量调膏，男左女右涂于手心内劳宫穴，外用胶布固定。每7日换药1次。用药期间适当休息，减少谈话，用药后掌心如起小疱，针刺消毒，忌食辛辣。

【来源】《穴位用药》，人民军医出版社，1993年。

第二章

外科常见病

第一节　烧伤

> 　　烧伤为日常生活中常见损伤，是由于热力作用于人体而引起的，轻则引起皮肤水疱红斑；重则肌肉腐烂感染为疮。

一、单方便方

　　1. 柳条：取新鲜柳条枝烧成炭（不可烧成灰），研细末，过筛，用香油调成稀膏状，涂敷创面，每日 1 ～ 2 次，不包扎，换药时不必擦去前药，任其自行脱落。上药后约 3 ～ 4h 创面渐干，结成焦痂，随之出现疼痛，此时可在药痂上涂以香油使其软润，不可擦掉原药。(《中医外治杂志》，1996 年第 6 期)

　　2. 刘寄奴：取新鲜刘寄奴全草适量用清水洗净，放入药罐内，捣成泥状。用 0.9% 灭菌生理盐水清洗患处，再用灭菌干棉球浸擦表面水液后，将刘寄奴泥敷患处，每日换药 1 次，1 周即愈。或将刘寄奴全草用清水冲洗晾干，研为细末贮瓶备用，用时加香油适量，调成糊状，同上法贴敷。(《中医外治杂志》，1994 年第 4 期)

　　3. 鹤虱汁（用于小面积烧伤）：取鲜鹤虱洗净、捣烂、取汁，装瓶内，用时以灭菌棉签或脱脂棉球蘸药液涂于患处，每日 3 ～ 6 次，如无鲜品，亦可以干品研为细末香油调糊，敷于患处，每日换药 1 ～ 2 次，3 日为 1 疗程。(《中医外治杂志》，2000 年第 4 期)

二、秘验方

验方

【组成】蓖麻仁油 50g，黄柏 10g，冰片 10g。

【用法】将黄柏、冰片共研细末与蓖麻油共调外涂患处。

【来源】《中医外治杂志》，1996 年第 1 期。

验方

【组成】红花、地榆（炒炭）各 30g，制乳香、制没药各 15g，冰片 10g。

【用法】上药分别研末过筛混合与白凡士林 500g 反复搅匀备用。应用时烧伤面用 0.1% 苯扎溴铵消毒后，剪去伤面水疱、腐皮和烧焦的坏死组织，伤面有感染者清创，然后把药膏均匀地涂在伤面上，包扎或暴露均可。根据伤面渗出以及肉芽组织的生长情况，每1～3日换药1次。

【来源】《中医外治杂志》，1998年第5期。

瓦甘冰合剂

【组成】瓦楞子500g，甘草、冰片各150g。

【用法】先将瓦楞子煅枯研极细末，冰片研极细末，再将甘草烘干研细过筛，三药放一处拌匀，瓷瓶收贮。

患处湿润则干敷，创面干燥则香油调敷，每日换药1次，结痂者，不可将痂剥去，应将香油调成药膏敷于痂面，以愈为度，候内部生肌长肉，痂自脱落。

【来源】《中医外治杂志》，1992年第4期。

桃花散

【组成】大黄（粗末）1份，陈石灰（研细去杂质）2份，麻油适量。

【用法】先将陈石灰放锅内炒至热浮动状态时，加入大黄，不断搅拌，待石灰炒至桃红色，大黄炒至黑灰色时，出锅，放冷。筛去大黄不用，即得桃花散，勿受潮湿。放干净瓷瓶密封备用。

用时以真麻油调桃花散为糊状。以消毒竹签擦于患处，有水疱者，剪去疱壁再涂药，每日用药3～7次。

【来源】《中医外治杂志》，1997年第1期。

复方侧柏炭油膏

【组成】侧柏叶、桃竹笋芒壳（去壳）。

【用法】上药按2：1烧灰存性为末，过120目筛，瓶装备用。临用时用芝麻油调成膏状。烧伤面积达5%以上者服芝麻油150～200ml，以防毒火攻心。伤面用双氧水及生理盐水清创，用消毒棉签涂刷药膏，每日3～4次，以保持创面湿润为度，暴露创面；有水疱者用消毒针刺破；如创面有干燥药痂应去除。适当配用抗生素、激素及支持疗法，一般使用5～7日，禁止抓痒。

【来源】《中医外治杂志》，1996年第2期。

五冰散

【组成】五倍子粉、冰片粉。

【用法】上药按10：1比例混合。取药粉适量，用香油调成膏状涂患处，每日2次，一般用6～10日即可。

【来源】《中医外治杂志》，1995年第1期。

复方鸡子黄油

【组成】鸡子黄（10枚）约150g，生大黄、生地榆各30g，冰片5g，芝麻油适量。

【用法】将鸡子黄盛于小铁锅内，武火加热，使之炭化后得黑褐色油溶液，去其渣，即为鸡子黄油。将等量干净的生大黄、生地榆磨成细粉，过80～120目筛，按比例（30：6：6：1），将四药放入玻璃器皿中，分次加入适量麻油，充分搅匀，调成油墨状，贮存备用。

治疗前创面处理：①用0.1%苯扎溴铵或生理盐水冲洗创面。②在创面的大水疱底处剪开一个小口，放去其中的渗液，保留清洁完整的疱皮，以保护创面。小水疱不必剪通。③浅、深Ⅱ度创面腐皮，能去除的要去除。

清创后创面处理：①治疗全过程用暴露疗法。②用羽毛或干净的毛笔，蘸取复方鸡子黄油涂搽创面，用药次数不限，以保持创面湿润为度，避免创面干燥。如见创面四周已有离开的坚硬的干燥药痂，应分期去除。

【来源】《中医外治杂志》，1995年第3期。

蟾榆烫伤膏

【组成】地榆、虎杖、刘寄奴各100g，石膏、黄连、大黄、炉甘石各50g，紫河车30g，红升丹、冰片各20g，鲜蟾皮20张，凡士林50g，麻油600ml。

【用法】先把鲜蟾皮、地榆、虎杖、刘寄奴加凉水650ml，浸泡4h后放锅内，煎开40min后滤去药渣，倒入麻油，再放入先准备好的炉甘石、石膏、黄连、大黄、紫河车细粉搅均匀，文火熬去水分，待凉后放密封干净的广口瓶中，再放入冰片粉、红升丹和凡士林搅拌均匀备用。

对已污染的创面用0.1%苯扎溴铵冲洗，水疱大者将水抽净，保留痂皮，将油膏均匀涂于创面约0.1cm厚，据冷热气候的变化用无菌纱布2～4层包扎，轻者每日换药1次，重者昼夜换药2次。视病情适当给补液抗炎辅助治疗，严防其他并发症的发生。

【来源】《中医外治杂志》，1995年第4期。

中医药辨证外敷

【组成及制法】①脱腐烧伤膏：黄连、赤芍、紫草、山豆根、连翘、板蓝根、罂粟壳各20g，加入麻油750g，浸泡3日，文武火煎药至枯黄色，过滤加蜂蜡60g熔化，加入药粉寒水石、石膏、人中白各15g（过120目筛）。搅匀，冷却成膏即成，用时涂无菌纱布于创面，每日换药1次。

②生肌烧伤膏：侧柏叶、当归、红花、黄柏、柳叶、白及、枣树皮各20g，麻油750g，蜂蜡60g；炒象皮、血竭、煅石膏、煅鸡骨头（烤至内外

通白）各20g，制法同上。

③ 烧伤生肌散：煅龙骨、煅石膏、煅炉甘石、煅海螵蛸、制乳香、制没药、松香各10g，冰片6g共研细末，紫外线消毒装瓶中备用。

④ 银朱散：银朱6g，狗头骨炭15g，凤凰衣10g，煅珍珠4g，制乳香、制没药各10g，煅石膏20g，土茯苓9g（能解银朱毒）研细粉消毒备用。

⑤ 固皮液：连翘、蒲公英、鱼腥草、当归、红花各200g，上药去杂质，加水5000ml，混合煎煮过滤灭菌备用。

【用法】① 阳盛证（伤后1～14日）：凡烧伤均属阳盛证。相当于体液渗出期、急性感染期。外敷脱腐烧伤膏，5～10日焦腐脱落，深Ⅱ度伤露出残存的上皮组织，Ⅲ度伤露出新鲜的肉芽组织。换药时创面疼痛，渗液黄稠量多，分泌物呈血浆样。

② 阳中之阴证（伤后12～20日）：创面肉芽组织鲜红，润泽，呈凸凹颗粒状，触之易出血，周皮呈堤状，脓液分泌物减少，疼痛已减，此证相当于肉芽组织修复期。当坏死组织脱落后，肉芽组织即开始修复。这时深Ⅱ度伤接近愈合，继续用脱腐烧伤膏，并用固皮液交替换药，较深的深Ⅱ度伤剖面撒一层烧伤生肌散，外敷脱腐烧伤膏换药，肉芽组织生长迅速。

③ 阳平阴秘证（伤后21～35日）：肉芽组织已长满，色红，坚实致密，平整，创面基本无脓液分泌物。较深的深Ⅱ度烧伤利用残存的皮肤附件增生覆盖创面而愈合，Ⅲ度伤创面中央常有细小的"皮岛"出现，此证相当于上皮修复期，外敷生肌烧伤膏加烧伤生肌散换药，周皮平铺迅速向中心生长，创面中央"皮岛"呈离心状向四周生长迅速，加快了创面的愈合。

④ 阳衰阴盛证（伤后32～60日）：深伤筋骨的、大面积Ⅲ度烧伤残留的顽固性创面。病程长，循环差，肉芽组织呈紫暗色；气血不足，肉芽组织苍白或水肿样；分泌物稀少，创缘上皮呈堤状生长缓慢。外敷生肌烧伤膏加银朱散，并用固皮液交替换药，促进创面愈合。

【来源】《中医外治杂志》，1995年第4期。

紫草槐蜡膏

【组成】紫草（研末过40目筛）100g，鲜槐枝（切断）300g，罂粟壳30g，蜂蜡100g，香油1000g。

【用法】先将香油用文火熬至八成开，入鲜槐枝炸至红黑色，捞出药渣，然后加入蜂蜡充分熔化后离火，冷却至70℃左右，加紫草搅匀，完全冷凉后装入清洁无菌的玻璃瓶内备用。

完全暴露烧烫伤部位，以生理盐水及0.1%苯扎溴铵溶液清洗消毒，然后将水疱壁清除，裸露创面，将制备好的药膏均匀涂敷在创面上，采用暴露疗法，对不易暴露部位，涂药后先敷盖一层消毒过的塑料薄膜，再用纱布包扎。最初3日每日换药1次，以后隔日换药1次，直至创面愈合；烧烫伤面积较大或Ⅱ度以上患者根据病情配合应用抗生素防止感染，补充晶胶体液等常规处理。

【来源】《中医外治杂志》，1998年第3期。

紫草膏

【组成】紫草50g，马齿苋20g，千里光30g，大黄50g，冰片5g，枯矾10g。

【用法】取枯矾、冰片合并研粉，过100目筛得粉末备用。取马齿苋、千里光鲜草，洗净、晒干，与紫草、大黄合并研粉，过100目筛得粉末备用。将上述两种粉末混合均匀，得紫草散。取凡士林7份，紫草散3份合并，充分搅拌制成软膏，分装贮瓶即可。

用生理盐水和0.2%氯己定或0.1%苯扎溴铵清洗创面，清除创面污物，有水疱者用无菌注射针头穿破水疱，保留疱皮，每日用紫草膏换药1次（初期药膏涂厚些，厚度约0.15mm，后期药膏逐渐减薄，促进肉芽生长）直到疮面愈合，如遇有痂皮破烂时，用干棉球擦干，每日换药1次即可。适用于烧烫伤以及痈、疽、疖、痔疮等各种中医外科疾病。

【来源】《中医外治杂志》，2000年第1期。

紫黄獾油膏

【组成】獾油1000g，紫草、大黄、黄柏各50g，地榆30g，珍珠粉15g，冰片10g。

【用法】先将獾油置锅内，加热熬沸后将大黄、黄柏、地榆倾入锅内熬至药枯，将药渣滤出，再入紫草炸枯，药液过滤后离火冷却后加入冰片、珍珠粉（研粉），徐徐加入，不断搅拌，冷却成膏待用。

暴露烧烫伤部位，以生理盐水及0.1%苯扎溴铵溶液清洗消毒，然后将水疱壁清除，裸露创面，将药膏均匀涂敷在创面上，全部采用暴露疗法。最初5日每日换药1次，以后为隔日换药1次至痊愈；烧伤面积大者可配合抗生素防止感染。

【来源】《中医外治杂志》，2001年第1期。

三石竭冰散

【组成】煅石决明、寒水石各25g，煅石膏30g，血竭15g，冰片3g。

【用法】上药研细粉混匀，用紫外线照射30min，贮瓶内密封备用。对无感染创面需经一般消毒后，先用香油涂于皮损处，再把药粉均匀撒在其上。如创面已有感染，痂皮破溃渗液较多，需彻底消毒，清除其分泌物，可直接将药粉均匀地撒在皮损处，不需换药，不用包扎。

【来源】《中医外治杂志》，2001年第3期。

乳没冰蜜膏（用于Ⅰ、Ⅱ度烧烫伤）

【组成】乳香、没药各20g，冰片1g，生蜂蜜150ml。

【用法】将乳香、没药、冰片研成细末，加入生蜂蜜中，调成糊状即可。对烧烫伤有水疱者，将水疱刺破一小孔排完水（孔不宜大，以防感染），而后将受伤部位涂此膏即可，每日1次。

【来源】《中医外治杂志》，2001年第5期。

加味神应当归膏

【组成】当归、血竭、儿茶、黄柏、大黄、白芷各100g，松香100g，麻油1200g，冰片50g。

【用法】取前六味药研成极细粉末，麻油、松香共放铁锅内煎熬，油沸后煎10min，再放冰片，熔化后离火放冷，即成软膏，装瓶备用。

先用生理盐水冲洗创面，有感染或污染者要严格清创。然后用软膏涂平在纱布上，敷盖在创面上，用绷带包扎固定，每日换药1次。

【来源】《中医外治杂志》，2002年第2期。

黄虎油

【组成】生大黄100g，虎杖50g，麻油5000ml。

【用法】将生大黄、虎杖研极细粉末，过180目筛，入麻油内，调成糊状装瓶备用。使用前须搅匀后再行使用。

根据患者烫伤部位面积与深度，如水烫伤未起疱，即用该油迅速敷于患部，片刻即可止痛且不再起疱。如已起疱，先用消过毒的针将水疱刺破使水放出，然后涂上该油，无须包扎，根据涂油面干燥情况涂药，一般每日涂药3～5次。如深度烧伤应先用生理盐水或淡盐水将创面杂物清除然后涂药。

【来源】《中医外治杂志》，2002年第5期。

烧伤Ⅰ号

【组成】白芷、黄柏、乳香、没药、紫草各20g，当归、生地黄各30g，冰片2g。

【用法】上药共研细末，麻油适量调匀成糊状后，涂于创面。涂药前要求创面清创彻底；创面药液已干要及时涂抹；必要时配合全身疗法及应用抗生素。

【来源】《中医外治杂志》，2003年第1期。

大黄紫草膏

【组成】大黄30g，紫草50g，当归25g，生地黄25g，黄柏15g，黄连10g，麻油600g，冰片8g，黄蜡适量。

【用法】上药浸入麻油600g中，夏天泡2日，冬天泡4日，加热至沸，不断搅动，后用文火将药物炸枯，以表面色黑，内部色深褐为度。过滤去渣，再将黄蜡入药油中熔化，等药油略温（50℃以内）时，放入冰片8g，搅匀，置于洁净容器中待凝备用。

用前先将伤面用3%双氧水或生理盐水洗净，然后取药膏均匀涂于患处，无菌纱布覆盖，胶布固定。夏季每日换药1次，冬、春、秋季则隔日换药1次，若夏季可不包扎。

【来源】《中医外治杂志》，2003年第2期。

自制二黄寒榆膏

【组成】生黄连、生大黄、寒水石、生地榆、白及各等份，麻油适量。

【用法】上药洗净晒干研细末备用。按外科常规处理创面后，取适量药末加麻油调成糊状，敷于伤面，每日或隔日用药1次，表浅小面积Ⅰ度烧烫伤不需用其他药物，如面积较大或Ⅱ度烧烫伤，可适当配合抗生素或其他止痛药。

【来源】《中医外治杂志》，2003年第2期。

青黛石膏散

【组成】青黛60g，煅石膏40g，冰片1g，庆大霉素（24～40）万单位，利多卡因200～400mg。

【用法】上药调成糊状备用。对于急性患者均采用0.9%的氯化钠溶液清洗局部，清理污染的皮肤；对于大疱以放液减张，无菌纱布吸除表皮水分，采用直接外涂青黛石膏糊剂，用无菌纱布外敷包扎，每日换药1次。根据病情配合消炎药口服或静脉滴注。

【来源】《中医外治杂志》，2005年第2期。

地榆四黄散

【组成】生地榆、黄柏、大黄、黄芩各32g，黄连16g。

【用法】上药晒干研末，高压消毒备用。根据烧烫伤病情而定：若局部无水疱渗液，以红斑、红肿为主要表现者，将药末用适量香油调匀成糊状涂于患处；若局部水疱较大，则用消毒针刺破表皮，生理盐水冲洗后，将药末直接撒于患处。

【来源】《中医外治杂志》，2006年第4期。

烧烫伤合剂

【组成】黄柏300g，石膏、儿茶各200g，冰片100g。

【用法】上药共研细末，装瓶置阴凉处备用。应将患处清创干净并严格消毒后，取烧烫伤合剂，用生理盐水调成糊状敷于创面上约2～3mm厚，超出创面2mm，每2日换药1次，中途如有脱落，应及时补上，保持创面随时有药覆盖。若见有感染化脓创面应及时换药，用双氧水和生理盐水反复冲洗，并除去创面污垢，每日换药1次，经几次换药后，创面部分皮肤已修复结痂不易除去，或痂下已显红色肉芽，应保留此痂，其他部位正常换药，直至全部结痂，便不需换药，愈后自动脱痂。

【来源】《中医外治杂志》，2006年第4期。

第二节　腱鞘囊肿

腱鞘囊肿，是发生于关节部腱鞘内的囊性肿物，是一种关节囊周围结缔组织退变所致的病证。以半球样隆起于皮下浅表，柔软可推动，多发于腕部中央为主要临床特征。本病属中医学"筋结"、"筋瘤"范畴。

白黑散

【组成】白芷15g，木炭15g，山栀子25g，红糖20g。

【用法】先将白芷、山栀子、木炭研为细末后加入红糖、黄酒适量调合成硬膏备用。上述备用的硬膏，外用大纽扣盖在膏上敷于患处，绷带加压绑扎，7日为1疗程，每3日换药1次，1～2个疗程即可。

【来源】《中医外治杂志》，1998年第2期。

第三节　脱疽

　　脱疽，是指四肢末端坏死，严重时趾（指）节坏疽脱落的一种慢性周围血管疾病，又称脱骨疽。其临床特点是好发于四肢末端，以下肢多见，初起趾（指）间怕冷，苍白，麻木，间歇性跛行，继则疼痛剧烈，日久患趾（指）坏死变黑，甚至趾（指）节脱落。本病相当于西医学的血栓闭塞性脉管炎和动脉粥样硬化闭塞症。好发于青壮年男子，或老年人。

一、单方便方

　　大黄（用于脱疽疼痛）：大黄，鸡蛋清（或大葱白茎）。取适量生大黄为末，用鸡蛋清调成稠糊状（或把大葱白茎炒熟捣烂，与大黄末调和，以不干硬、不稀流为度），药物用量视病灶面积大小而定，一般需涂3～5mm厚。（《中医外治杂志》，1994年第3期）

二、秘验方

通脉膏

　　【组成】川乌、草乌、细辛、白芷、公丁香、肉桂、山柰、乳香、没药、蜣螂虫、自然铜、积雪草、血竭、红花、甘松、大茴香、牙皂、天南星各50g，冰片10g。

　　【用法】上药共研细末过120目筛，装瓶备用。应用时取适量掺入黑膏药中，搅匀涂于白布上，趁微热围贴患处近端相应部位，1周后取下，休息3日，如此反复应用，直至痊愈。

　　【来源】《中医外治杂志》，1993年第2期。

大青膏

　　【组成】大青叶60g，黄柏、大黄、乳香、没药、明矾、铅丹、黄连、芙蓉叶、铜绿、胆矾、五倍子各10g。

　　【用法】上药共研为细末，用凡士林调和成膏。取适量药膏涂于无菌纱布上，外敷于患部，每日2次，创口不宜应用，应外敷于创口周围红肿区域。用以清热解毒、消肿止痛。用于动脉硬化性闭塞症合并感染局部红肿热痛、丹毒、淋巴结炎。

【来源】《中医外治杂志》，2001年第4期。

五狼针灸膏

【组成】五倍子、狼毒各100g，白醋适量，少量白凡士林膏。

【用法】五倍子、狼毒净化后碎为细末备用，用时取适量备用药末，加适量白醋、少量白凡士林调成糊状，待片刻即成黏膏剂，现调现用。贴敷所选穴位为肾俞、足三里、阳陵泉、三阴交。每穴取五狼针灸膏花生仁大，贴敷所定穴位上，外用薄塑料纸覆盖加胶布固定，贴药期间少数患者可能在穴位局部出现痒或微疼感为正常现象，每次贴敷48h，也可能在用药部位出现红疹或水疱亦为正常表现，每周1次，对穴位局部有红疹或水疱者待自行消退后再贴，如此反复进行。6周为1疗程，有效者可继续治疗。

【来源】《中医外治杂志》，2006年第4期。

第四节　疔疮

疔疮，系指疮形如粟，坚硬根深，状如钉丁的一种感染性病证。以颜面部和手足部多见，前者常因"走黄"而出现凶险危候，后者则可损筋伤骨，影响功能。

一、单方便方

1. 石龙子头（用于舌头疔）：于野外捕捉活石龙子（蜥蜴），将其头于颈部剪下，自其一侧口角处剪开，包贴于病患处，3h后再更换新鲜的石龙子贴敷，直至治愈。（《中医外治杂志》，1997年第5期）

2. 蒲公英（用于舌头疔）：取鲜蒲公英全草适量，用凉开水洗净晾干，捣烂呈糊状。将患处用生理盐水洗净，如已化脓用消毒棉球擦洗干净，然后将捣烂的蒲公英敷患处，外用消毒纱布包好，每日换药1次，一般使用3～5次。（《中医外治杂志》，1995年第4期）

二、秘验方

蓖麻仁藤黄膏（用于疗疮）

【组成】蓖麻仁5份（色白有效，走黄的无效），藤黄、雄黄各3份，芝麻2份，枯矾、食盐各1份。

【用法】将上药放木碗内，用木槌槌至泥油状为止，贮瓶内备用，用时拌匀。患部先后用碘酒、酒精由内向外消毒，用消毒的7～9号针头在硬结的凸起部穿刺，一定要穿透其核基底部，流出新鲜血液后才有效。用以上药膏约蚕豆大放在胶布上，贴于针刺出血部。少数破溃流脓而愈。

【来源】《中医外治杂志》，1998年第6期。

二粉提毒散合蛇头膏

【组成】轻粉、枯矾、蜈蚣、雄黄。

【用法】二粉提毒散：轻粉、枯矾各等份，研极细末混合均匀。蛇头膏：蜈蚣、雄黄各等份，共研末，用香油调成膏。

患处常规消毒后，局部用二粉提毒散少许点敷，外盖蛇头膏，敷料包扎，每日换药1次。用药后脓腐祛除，红肿消退，症状有明显改善，短则3～5日，长则7～10日即可。

【来源】《中医外治杂志》，1998年第6期。

黄连大黄粉（用于甲沟炎）

【组成】黄连、大黄各等份。

【用法】上药捡净、烘干、研末备用。临用时，以醋调匀（如系儿童可将醋稀释使用），外敷于患处，每日或隔日清洗后更换。

【来源】《中医外治杂志》，1999年第2期。

第五节　冻疮

冻疮，是寒冬或初春季节时由寒冷引起的局限性皮肤炎症损害。好发生在肢体的末梢和暴露的部位，如手、足、鼻尖、耳边、耳垂和面颊部。一般在冬季发病，随着气候的转暖可逐渐痊愈。

一、单方便方

鸡蛋黄油：取草鸡蛋黄5个，用微火焙干出油，取其油外敷于冻疮糜烂处，早晚外敷，一般使用2～3日。（《中医外治杂志》，1997年第6期）

二、秘验方

验方

【组成】当归、紫草各35g，白芷、肉桂、血竭各15g，轻粉10g，冰片5g，黄蜡60g，麻油500ml。

【用法】将当归、紫草、白芷、肉桂浸入500ml麻油3日，置沙锅中慢火熬微枯，过滤去渣再煎，入血竭末化尽时，次入黄蜡微火化开，离火，候片刻稍冷，把研细的轻粉及冰片末放入，搅拌成膏，密储备用。

清洁创面，常规消毒，先用市售中成药八宝生肌散少许，撒敷疮面，不宜过多，再用该膏外涂2～3mm厚，周围稍超于疮面，敷料包扎固定，隔日换药1次。

【来源】《中医外治杂志》，2004年第4期。

防冻膏

【组成】当归30g，川芎30g，紫草20g，白芷15g，樟脑30g，辣椒60g，香油600ml，白蜡50g。

【用法】将香油600ml放入锅里，除白蜡、樟脑外，用油将药炸枯后去药渣，后下白蜡、樟脑，放凉即成，外用。

【来源】《中医外治杂志》，1997年第6期。

治冻膏

【组成】山莨菪碱片（10mg/粒）100粒，樟脑、干姜、肉桂、海螵蛸各50g，血竭20g，蜈蚣10条，凡士林250g。

【用法】上药除凡士林共研极细末备用，把凡士林加热熔化后再兑入药末，不断搅匀，待冷后成膏。未溃者以本膏外搽，每日3～5次，并不断搓擦至皮肤潮红为度。已溃者视溃面大小，以本膏摊纱布上外敷，隔日换药1次。

【来源】《中医外治杂志》，1998年第3期。

云南白药合鱼肝油丸方

【组成】云南白药、鱼肝油丸。

【用法】取云南白药适量，加入鱼肝油丸（维生素AD丸）内调成糊膏状，置于洁净瓶内备用。

　　用时按溃烂面大小将药膏均匀地涂敷于创面上，再用消毒纱布覆盖，周边胶布固定，每日换药1次，7日为1疗程。伴有脓性分泌物或疮面污染者须先用生理盐水清洗创面后再涂药。并嘱患者注意保暖，避免患部再受过冷刺激。

　　【来源】《中医外治杂志》，1999年第2期。

云南白药膏

　　【组成】云南白药10g，65%乙醇2ml，冰片适量。

　　【用法】上药混匀调成糊状备用。将局部用温水洗净，后将药膏涂于患处，用纱布包扎即可，早晚各1次，坚持使用2～3日。

　　【来源】《中医外治杂志》，2001年第2期。

特效冻疮膏

　　【组成】当归、紫草、黄蜡、白蜡各35g，赤芍、白芷各18g，生乳香、血竭各10g，轻粉、冰片各3g。

　　【用法】先将当归、紫草、赤芍、白芷浸入500ml麻油中7日，置铜锅内加热熬枯，过滤弃渣，再依次将血竭、轻粉、冰片、生乳香、黄蜡、白蜡放入熔化，收膏退火，密储备用，用于已破溃冻疮。将疮面清创后，用膏药外敷患处，隔日1次，一般2～3次。

　　【来源】《中医外治杂志》，2001年第3期。

防冻膏

　　【组成】药用红尖辣椒12g，红花20g，三七25g，肉桂30g，干姜30g，细辛15g，当归50g，樟脑50g，人参60g，麻油750g，蜂蜡（黄蜡）180g。

　　【用法】先把前七味药纳油内浸3日，文火炸至焦黄微枯，滤出药油去渣。取药油微火加热至约100℃时入蜂蜡化尽，然后将药油离火，用桑树枝边搅边下入研好的极细的樟脑末和人参末，冷却后将药膏取出，反复充分调匀，以有色大口瓶收贮备用。使用时取药膏少许涂擦于原冻伤部位，用手掌轻轻按摩至局部发热潮红。每日3～5次，并注意保暖，直到天气变暖为止。

　　【来源】《中医外治杂志》，2001年第3期。

第六节　有头疽（痈）

有头疽即痈，是多个相邻的毛囊及其所属皮脂腺的急性化脓性感染。痈的临床表现为：初起时患处起一硬块，上有一小脓头，肿块渐增大，表面脓头增多，局部发红灼热，高肿疼痛，伴寒热、头痛、食欲不振等全身症状；以后创面渐渐坏死、腐烂，形如蜂窝状，此时高热口渴，便秘溲黄，血白细胞计数增高；最后脓液渐畅泄，腐肉脱落，坏死组织脱尽，疮口渐愈。本病在中医临床中多属于"有头疽"范畴。发生在颈项部称谓"脑疽"，发于背部称谓"发背疽"、"搭手"。中医认为外因感受风邪、湿热之毒，以致气血凝滞，邪毒聚于肌肉之内而成本病；或因情志内伤，气郁化火；或因劳伤精气，火邪炽盛；或因过食膏粱厚味，脾胃运化失常，湿热火毒内生等导致脏腑蕴毒，凝聚肌表，营卫不和，气血凝滞，经络阻隔所致。

一、颈痈

颈部急性淋巴结炎相当于中医"颈痈"，俗称"痰毒"或"夹喉痈"。本病多由外感风温、风热，挟痰蕴结于少阳、阳明之络，或因肝胃火毒上攻、挟痰凝结；或因乳蛾、龋齿或头面部疮疖流窜所致。致病菌以金黄色葡萄球菌、链球菌为多见。本病好发于儿童，尤以2～5岁为多，以冬春季多发。

（一）单方便方

茜草：取鲜茜草茎叶适量，先用清水洗去灰尘，再用凉开水冲洗干净，然后捣成糊状，将患处用生理盐水清洗干净，将捣烂的茜草外敷患处，外用消毒纱布包好，初起者每日1换。溃烂者半日1换，一般1～3日肿消痛减，常使用10日左右。（《中医外治杂志》，1996年第4期）

（二）秘验方

银黄膏

【组成】金银花、生大黄各30g，蚤休、赤芍各20g，当归、桃仁各10g，凡士林300g。

【用法】将前六味药研极细末，过100目筛。用75%乙醇适量将药物浸透，加入凡士林搅拌成膏。

视患者病区大小，取莲花白叶剪成椭圆形，摊银黄膏于莲花白叶面上，约1mm厚，敷于病区，外用纱布，最后用胶布固定即可，48h左右取下，洗净患处，休息半日后，继续外敷药膏，如此反复贴敷药膏至痊愈，6日为1疗程，同时予抗病毒冲剂口服，每次1包，每日3次。

【来源】《中医外治杂志》，2000年第6期。

三黄二矾膏

【组成】大黄、黄连、雄黄、明矾、枯矾。

【用法】上药按3：3：1：2：2的比例共研细末，过120目筛，用时取适量药末和凡士林调成糊状，涂敷患处厚约0.2cm，外敷消毒纱布，胶布固定。每日换药1次，3日为1疗程。

【来源】《中医外治杂志》，2006年第4期。

二、乳痈（急性乳腺炎）

发于乳房部的痈，统称乳痈，即急性乳腺炎。多见于妇女产后，其病因有因肝气郁结，胃热壅滞；或因乳汁积滞；或乳儿吸乳时损伤乳头，感染热毒；或产后血虚，感受外邪，以致湿热蕴结，气血凝滞而成。

（一）单方便方

1. 大蒜：将蒜切成3mm厚的薄片，放在肿块上，用蚕豆大艾炷灸之。每灸4～5次换1新蒜片，直至灸到局部红晕为度。（《中医外治杂志》，1996年第1期）

2. 芦荟：将新鲜芦荟500g捣成泥状，以4层纱布包裹敷于患者乳房，同时在乳房四周沿乳腺管走行向乳头方向轻轻按摩，加压疏通，或用吸奶器吸，使瘀积的乳汁排出，注意不要用力挤或按压，直至乳汁排空，每日3次，每次40min。（《中医外治杂志》，2002年第5期）

（二）秘验方

验方

【组成】川芎、黄连各30g。

【用法】上药共研为细末，香油调涂患处。每日换药1次，连用3～6日。用于乳痈未溃。

【来源】《中医外治杂志》，1996年第1期。

验方

【组成】仙人掌、五冰散。

【用法】用仙人掌适量去皮捣成膏状，加入五冰散（五倍子粉、冰片粉按10∶1比例混合）药粉6g，调匀涂患处，用纱布胶布固定，每日1换。乳痈初期应用本品外敷，一般2～5日即可。

【来源】《中医外治杂志》，1995年第1期。

验方

【组成】大黄30g，川葛15g。

【用法】上药共为细末，陈醋适量调膏贴患处，每日换药1次。

【来源】《中医外治杂志》，1995年第2期。

验方

【组成】青瓜蒌3枚，鲜马齿苋30g，冰片8g。

【用法】将青瓜蒌及鲜马齿苋洗净，与冰片共捣烂为泥备用。用温水洗净患乳，擦干。将药泥敷于乳上，范围超出肿块，上盖塑料薄膜、毛巾，以热水袋热敷。约1～2h后去除药泥擦净，每日2次，不妨碍哺乳。

【来源】《中医外治杂志》，1998年第2期。

验方

【组成】仙人掌100g，石膏50g。

【用法】将仙人掌用剪刀挑去刺，与石膏同砸成膏，密封备用。将乳房用温水洗后，把膏贴在乳房上，乳头要暴露，每日1次，直至肿消痛止。

【来源】《中医外治杂志》，2006年第1期。

桐油石膏

【组成】桐油、石膏。

【用法】先将石膏研成细粉，按3∶10的比例加桐油调为糊状，然后用温水把局部皮肤洗净擦干，将药物直接涂于患处，面积要略大于肿块，外以纱布贴盖固定，以免弄脏衣服。每日2次。重复使用时，应先将原来药物洗去再行外敷。

【来源】《中医外治杂志》，1997年第3期。

冲和散

【组成】紫荆皮150g，独活90g，白芷30g，赤芍60g，石菖蒲45g，蒲公英、乳香、没药、冰片各20g。

【用法】用75%酒精与凡士林各半调拌上药，药粉如糊状，根据肿块面积大小将药膏平摊于敷料上，敷于患处，每日换药1次，5日为1疗程。

【来源】《中医外治杂志》，1998年第2期。

自制方

【组成】双黄连粉针剂、食醋。

【用法】取双黄连粉针剂适量加用食醋适量调匀，浸润纱布后敷于患处，外用干纱布包扎。每5h换药1次，3日为1疗程。

【来源】《中医外治杂志》，1999年第4期。

朴硝马齿苋方

【组成】朴硝100g，鲜马齿苋200g。

【用法】先将鲜马齿苋洗净、捣汁、去渣，再以其鲜汁调匀朴硝，涂布在纱布上，外敷患处。每4～6h更换1次。冬季无鲜马齿苋，可用鸡蛋清6个，朴硝100g，按上法敷用。在更换敷布时，手掌顺乳腺乳头方向按摩10min，效果更佳。

【来源】《中医外治杂志》，1999年第6期。

仙人掌加味方

【组成】仙人掌90g，生石膏30g，冰片少许。

【用法】将仙人掌洗净、去刺，加生石膏和冰片，共捣成膏状即得。敷于患处，用量视患处大小而定，外用纱布固定。每日1次，一般使用3～5次。

【来源】《中医外治杂志》，2000年第4期。

硝磺二敷散

【组成】芒硝、生大黄粉各50g，大蒜、米醋适量，药物用量可据肿块大小而定。

【用法】将芒硝和大蒜共捣成泥状，外敷于肿块处，外敷45min～1h，此为一敷，一敷去药后，再用大黄粉和米醋调成泥状敷局部，此为二敷，敷后12h去药，每日1次，3日为1疗程。

注意：一敷药后20min左右局部灼痛明显，此时不可去药，若小于45min去药，治疗时间短则达不到治疗效果，若大于1h去药，局部被灼伤起水疱外敷功效尽弃。一敷后嘱患者勤哺乳或用吸奶器抽出乳汁，以疏通乳络、促使乳汁排出，二敷面积应大于一敷敷药范围，以防灼伤皮肤。

【来源】《中医外治杂志》，2001年第2期。

冲和膏加减

【组成】炒紫荆皮100g，赤芍60g，白芷30g，石菖蒲50g，金银花30g。

【用法】上药研为细末。取白葱500g，加水煮烂，取适量药末与葱白汁适量混匀，涂于纱布之上，外敷患乳，每2～3h更换1次。

【来源】《中医外治杂志》，2001年第3期。

大黄仙人掌方

【组成】大黄、鲜仙人掌。

【用法】将大黄研细，鲜仙人掌刮去刺，按3∶2比例捣烂，加鸡蛋清少许调成膏状，敷于乳房红肿处，用纱布固定。每日早晚各换药1次。

【来源】《中医外治杂志》，2003年第4期。

代针丸

【组成】吴茱萸、五倍子、公丁香、灵磁石、白芥子各等份，冰片或麝香少许。

【用法】前五味药分别研成细末过筛取粉，混匀后加入冰片或麝香，再调以油膏制成黄豆粒大小之药丸，密封备用。

取穴：以阳明经和厥阴经穴位为主，取膺窗、梁丘、足三里、丰隆、天池、内关、期门、肩井、膈俞、病灶局部。选定穴位后用酒精或温开水擦净取穴部位的皮肤，然后将药丸置于1/4大小伤湿膏中央，敷于穴位上，使药丸和皮肤接触，松紧适中，每日换药1次，5次为1疗程。

【来源】《中医外治杂志》，2004年第1期。

大黄生姜膏

【组成】大黄、芥草、生姜各0.6g，伏龙干32g。

【用法】上药捣末，以醋调和，涂乳房。

【来源】《备急千金要方》。

第七节　创口不愈

创口不愈，是指因早期创口处理不及时或不恰当，致使创口愈合困难，愈合时间延长，病程迁延，短则几个月，长者可达数年之久。

四宝散

【组成】冰片30g，煅龙骨50g，赤石脂40g，白砂糖60g。

【用法】上药共研细末备用。若局部红肿较重者，冰片可加至60g；若局部创面深、肌肉生长缓慢者，可增加赤石脂和白砂糖的量，另外尚可加一些蛋清，以增加局部的营养；若创面大可增加煅龙骨的量。每次应用前应将创面清洗，坏死组织应定期清除，然后再将四宝散撒其上，每日换药1次，7日为1疗程。另外尚可根据病情需要内服祖传"乳香黄芪汤"，以促进肉芽组织生长，达到早期愈合。

【来源】《中医外治杂志》，1995年第4期。

蜂胶膏

【组成】优质土蜂蜜30g，黄连浓缩液30ml，阿胶30g，苯酚结晶体6g，穿山甲粉6g。

【用法】上药混合后，放入高压灭菌器消毒备用。对脓肿已形成的深部感染，立即切开排脓，用0.3%双氧水和0.9%生理盐水灌洗脓腔，有异物者同时清除，然后放入蜂胶膏若干包扎，每1～2日换药1次。对腹壁脓腔较大者，可在脓腔中间的外部用多层纱布加压包扎，使上下腔壁紧密结合，以利愈合；对有窦道形成的感染，探查窦道后用毛刺探针轻搔管壁，冲洗干净后，用导管向腔内注入蜂胶膏包扎，每2日换药1次。对因长期反复感染伴渗出而不愈的外显伤口，先用大黄浸出液纱布湿敷后，用消毒备用的蜂蛟膏纱布覆盖包扎，每2日换药1次。

【来源】《中医外治杂志》，2000年第2期。

第八节 毒蛇咬伤与毒虫螫伤

毒蛇咬伤，是被毒蛇咬伤后，蛇的毒液通过毒的牙的导管注入伤口，引起局部和全身中毒症状。

蛇伤解毒散

【组成】大黄60g，白毛陈50g，黄连、黄芩各40g，杠板归60g。

【用法】上药共研细末，封装。患肢先以1∶5000高锰酸钾溶液冲洗，用三棱针针刺八风穴或八邪穴及肿胀最低位，深约2～3mm，有血水疱者用针筒抽尽，而后依据肿胀范围大小取蛇伤解毒散适量，用温开水调成糊状，直接敷于肿胀部位。一般每日换药1次。如有全身中毒症状者，应及时配合服用中药及西医抢救治疗。

【来源】《中医外治杂志》，1998年第1期。

复方蒲公英糊剂（用于毒虫螫伤）

【组成】蒲公英60g，金银花30g。

【用法】上药捣烂成末，加冰片适量，用麻油调成糊状即可。先将患处用生理盐水和3%过氧化氢液洗净，后将药涂于患处，包扎，每日1次。螫伤严重的在肢体近端缚以止血带，用吸乳器或拔火罐等方法吸出毒汁。全身症状较严重者，可酌用抗蝎毒血清或皮质激素、阿托品等。

【来源】《中医外治杂志》，1998年第4期。

第九节　糖尿病坏疽

　　糖尿病坏疽，是糖尿病的后期并发症之一，造成肢体坏疽的主要原因是四肢末端动脉的狭窄或闭塞。糖尿病所造成的血管损害主要表现为大、中动脉的粥样硬化，在外周血管常以下肢动脉病变为主。

一、单方便方

　　仙人掌：新鲜仙人掌30g，去皮、刺后捣烂用。创面用双氧水和生理盐水清洁，清除坏死组织及脓性分泌物。每次采用新鲜仙人掌30g捣烂外敷，用无菌纱布包扎，勿使足部受压，抬高患肢。每日换药2～3次，4周为1疗程，连用1～3个疗程。（《中医外治杂志》，2005年第4期）

二、秘验方

双黄膏

【组成】黄连、黄柏、当归各30g，白芷20g，血竭5g，冰片3g，铅丹5g，蜂蜡（黄）50g，麻油500g。

【用法】先将前四味药浸泡在麻油中3日，用文火将药物炸至黄褐色，过滤去渣，然后放蜂蜡，待此油偏温后放冰片、血竭、铅丹细粉拌匀，即成膏，装消毒大口瓶内备用。

　　先用双氧水清洗溃疡面，用蚕食法清除坏死组织，再用生理盐水冲洗干净，按溃疡面大小，一次将药膏涂于坏疽溃疡面上，即可直接用敷料布盖上，然后包扎固定。每日或隔日或隔3日换药，可按分泌物多少而定。

【来源】《中医外治杂志》，1998年第3期。

蚓黄散

【组成】川黄柏、地龙、血竭。

【用法】川黄柏、血竭常温下研磨成粉状，地龙在超低温冷冻后用纳米技术研磨成粉状；将上药按3：2：1比例混合，高压消毒后装瓶备用。

取上药粉适量，用生理盐水调和成糊状，敷于创面，用无菌纱布包扎。每日换药1次，30日为1疗程。

【来源】《中医外治杂志》，2001年第4期。

消疡散

【组成】川楝子3g，乳香2g，血竭、儿茶、石决明各1g，牡蛎0.2g，轻粉0.5g，牛黄、珍珠、冰片、麝香各0.1g。

【用法】上药研为细末外用。在给予口服降糖药或应用胰岛素控制血糖等全身治疗的基础上，局部采用中药外用。用双氧水和生理盐水清洁、清创去除坏死组织及脓性分泌物。将细末涂患处，用无菌纱布包扎，勿使足部受压，并抬高患肢，每3日换药1次，3周后视疮面愈合情况改为5～7日换药1次至疮面痊愈。

【来源】《中医外治杂志》，2002年第1期。

血竭猪肉贴片

【组成】血竭、猪肉。

【用法】血竭研细粉，与经检疫合格的新鲜瘦猪肉，分别放在紫外线灯下照射30min，用无菌手术刀将猪肉切成3～4mm厚的肉片，大小以创面而定。将血竭粉1～2g均匀撒在猪肉片上，血竭猪肉贴片即制成，备用。

尽可能剪除创面坏死组织，用苯扎溴铵溶液清洗创面至清洁，将血竭猪肉贴片贴敷在创面上，盖上无菌油纱后包扎。每日换药1次，直至痊愈。

【来源】《中医外治杂志》，2002年第3期。

自拟效方肤愈散

【组成】大黄50g，络石藤30g，地骨皮60g，制炉甘石20g，当归50g，黄连50g，珍珠粉10g，白芷30g，冰片15g。若渗出液多且黄浊加黄柏、青黛各25g；渗出液少且清稀加枯矾15g；Ⅲ度溃疡加乳香、没药各20g。

【用法】上药烘干，研细末，过80目筛，混合后紫外消毒，装瓶备用。Ⅰ度溃疡生理盐水冲洗后，用胰岛素、庆大霉素涂于创面，将肤愈散均匀敷于患处，消毒纱布绷带包扎固定，隔日换药1次；Ⅱ度溃疡行清创除去坏死组织后，双黄连冲洗（双黄连粉针600mg×4支溶解于250ml生理盐水中），创面上用庆大霉素、胰岛素均匀喷洒，用肤愈散均匀敷于患处，消毒纱布绷带包扎固定，每日换药1次；Ⅲ度溃疡行清创除去坏死组织后，用甲硝唑冲洗，予盐水纱条（生理盐水浸泡）引流，肤愈散敷于溃疡面上，消毒纱布绷带包扎固定，每日换药2次。

【来源】《中医外治杂志》，2003年第2期。

黄芦膏

【组成】丹参、当归各10g，生大黄、黄柏、生黄芪、金银花各20g，鲜芦荟适量。

【用法】上药除鲜芦荟外混合均匀，共研细末，过100目筛，装瓶高压灭菌后备用。创面外周皮肤用2%碘酒消毒，75%酒精脱碘，创面用0.75%碘仿液清洗，并彻底清除坏死组织，依据创面大小将适量药末倒入换药碗中，并将新鲜芦荟洗净去皮，捣烂取汁，用芦荟汁将药末调和成糊状，均匀涂抹于创面，外用凡士林油纱覆盖以保持创面湿润，无菌敷料包扎，每日换药1次。

【来源】《中医外治杂志》，2003年第3期。

第十节　流注

流注，是以发生在肌肉深部的转移性、多发性脓肿为表现的全身感染性疾病。其特点是漫肿疼痛，皮色正常，好发于四肢、躯干肌肉丰厚之深处，并有此处未愈他处又起的特点。相当于西医的脓血症、肌肉深部脓肿。

大蒜芒硝

【组成】大蒜120g，芒硝60g，大黄末30g，醋60g。

【用法】先将大蒜去皮与芒硝同捣成糊状，然后在患处用医用凡士林涂擦，敷以蒜糊，敷药范围要稍大于患处（高于皮肤约3～5mm厚），周围用纱布围成一圈，略加固定。1h后去掉敷药，用温水洗净，再用醋和大黄末调成糊状外敷原患处，6～8h后去敷药。

【来源】《中医外治杂志》，1998年第4期。

第十一节 附骨疽

　　疽，生于筋骨部位的称为附骨疽。多因风寒湿阻于筋骨，气血凝滞而成。其症初起见寒热往来，继则筋骨疼痛，表面不红不热，但痛如锥刺，不能屈伸转动，久则寒郁化热，腐肉成脓，而外形仍漫肿无头，皮色不变。溃后稀脓淋漓不尽，不易收口，易形成瘘管和死骨，待死骨脱出后，才能逐渐愈合，类似于化脓性骨髓炎。

枫柳树皮膏

　　【组成】鲜枫柳树皮 5000g，鲜公英 1000g，鲜地丁 1000g，炮山甲 200g，制乳香、制没药各 50g，甘油 250g。

　　【用法】除甘油外，其他药物置于铁锅内，加水 7500ml，武火煎沸，改文火煎至约 1000ml 时，捞出药渣，纱布过滤后，再置入锅内，文火煎至约 500ml，加入甘油，收膏装瓶备用。

　　用时根据附骨疽范围的大小，取膏药摊于生白布上外敷，绷带包扎，隔日换药 1 次，1 个月为 1 疗程，一般需 3～5 个疗程治愈。在治疗期间，根据病情辨证施治，适当配服阳和汤或神功内托散加减，或手术清创死骨。

　　【来源】《中医外治杂志》，1999 年第 5 期。

自拟骨髓炎散（用于骨髓炎）

　　【组成】乳香、没药、炮山甲、川连、儿茶各 30g，焙珍珠 10g，白及 20g，蜈蚣 20 条，冰片 10g。

　　【用法】上药共研细末备用。治疗前先用双氧水将患处清洗干净，然后把骨髓炎散均匀地撒入患处，每日用药 1 次，随着病情的好转，可隔 1～2 日用药 1 次。

　　【来源】《中医外治杂志》，2001 年第 6 期。

密冰散（用于慢性化脓性骨髓炎）

　　【组成】密陀僧 30g，冰片 0.3g。

　　【用法】先将密陀僧研极细末，再加入冰片，稍研磨后，装入茶色玻璃瓶中密闭保存。另备优质桐油 100～150ml。

　　按外科常规换药方法清洗窦道及其周围。取适量密冰散放在 50ml 搪瓷杯中，倒入适量桐油，搅拌成糊状，将其敷在窦道口上及其周围，然后依次覆盖高压消毒过的白棉布、牛皮纸，用胶布固定，绷带包扎。脓性分泌物多者，每日外敷1次；脓液少者，隔日外敷1次。

【来源】《中医外治杂志》，2002年第6期。

验方

【组成】水芙蓉叶、野菊花各30g，生甘草60g，麻油适量。

【用法】前三味药烘至干脆，共研成极细粉，再以麻油适量，调和成软膏，瓷罐贮存备用。将药膏厚厚涂满于紫暗色足趾的周围，外以纱布包裹，每日早、中、晚各换药1次，频频涂敷，可以消肿止痛而愈。

【来源】《中草药外治验方选》，安徽科学技术出版社，1984年。

第十二节　肠痈

　　肠痈，是以急性腹痛为主要表现的病证。肠痈之发生，系因外邪侵袭，壅热肠腑；饮食不节，损及脾胃；饱食后暴急奔走或忧思恼怒，气机受阻等，导致肠腑传导失职，气血瘀滞，败血浊气壅遏，湿热积滞肠间，发而为肠痈。如热毒过盛，则败肉腐败，化而为脓。现代医学中的急性阑尾炎可归属于本病证范畴。

一、单方便方

　　海芋：取鲜海芋根茎100～150g，加食盐5～10g，捣烂，于右下腹压痛明显处用一薄层油纱垫底，上敷捣烂的海芋，周围用凡士林纱块围绕，上覆盖油纸并用胶布粘贴固定于腹壁。每日1次，每次敷2～4h至痊愈。（《中医外治杂志》，1999年第6期）

二、秘验方

验方

【组成】虎杖粉60g，黄柏皮粉40g，煅石膏、冰片各30g。

【用法】上药用白酒调成泥状，外敷患处，每日3次，5日为1疗程。

【来源】《中医外治杂志》，2006年第5期。

验方

【组成】生乳香、生没药各等份，陈醋、75%乙醇各等份。

【用法】生乳香、生没药研末，用陈醋、乙醇调成泥，将药泥贴在阑尾穴（麦氏点或阿是穴）上。脂肪厚者或后位阑尾炎者可在背部相应阿是穴加贴厚约3分的药泥，用油纸纱布固定，每日1换，药干后随时用陈醋、乙醇液调湿，至腹痛消失止，一般3～5次即可。

【来源】《穴位用药》，人民军医出版社，1993年。

金黄散

【组成】天花粉2500g，白芷、黄柏、姜黄、生大黄各1250g，天南星、苍术、陈皮、甘草、厚朴各500g。

【用法】上药粉碎，装入磨口瓶中备用。用时取金黄散适量，浓茶调和，均匀敷于麦氏点周围，纱块覆盖，胶布固定，定时用浓茶水浸淋纱块，以保持药物湿润，每日更换1次药物。

【来源】《中医外治杂志》，2001年第3期。

蒜硝糊剂

【组成】大蒜50g，芒硝20g，大黄粉30g。

【用法】先将大蒜、芒硝一起捣烂如泥状，敷于下腹部麦氏点，2h后去掉，以温水先洗净，再用醋调大黄粉敷于同一部位6～8h，必要时隔数小时后重复使用。注意：在敷药前局部皮肤上先衬一层凡士林纱布，以减轻药物对皮肤的刺激。

【来源】《中医外治杂志》，2003年第6期。

第十三节 痔

痔包括内痔、外痔、混合痔，是肛门直肠底部及肛门黏膜的静脉丛发生曲张而形成的一个或多个柔软的静脉团的慢性疾病。

消痔膏

【组成】冰片10g，五倍子、芒硝各15g，白芷、黄柏、栀子、大黄、苍术、金银花各30g，地榆炭、槐角炭各60g。

【用法】上药共研细末，过80目筛，装袋备用。将患处洗净、擦干，取中药20g，用茶水及少量凡士林调成膏状，涂于患者肛门周围，纱布覆盖，胶布固定。早、晚各换药1次，10日为1疗程。注意：用药期间保持大便通畅，忌辛辣、生冷、厚燥之品。

【来源】《中医外治杂志》，2000年第3期。

消痔膏

【组成】大活田螺2个，冰片2g，鲜烟叶10g，鲜仙人掌30g。

【用法】先取田螺洗净，连壳捣细，再加鲜烟叶、鲜仙人掌共捣烂，后入冰片，共捣成稀糊膏状，涂于薄膜上，外敷患处，每日换药1～2次。

【来源】《中医外治杂志》，2001年第3期。

四黄痔疮膏

【组成】大黄、五倍子各100g，黄芩80g，黄连、黄柏各20g，冰片10g及辅料适量，共制成1000g。

【用法】①大黄粉碎成粗粉，加60%乙醇适量置容器内，密封、浸渍，连续浸渍3次，滤过，合并滤液，回收乙醇，薄膜浓缩至规定量。②取8倍量水煎黄芩粗粉1h，过滤，保温，药渣用6倍量水重复煎一次，趁热滤过，加盐酸调pH值为1～2，在80℃保温静置24h，使黄芩苷凝聚析出，滤过得黄芩苷粗品，将此粗品用热水洗至pH值为5，滤过，于60℃烘干，得黄芩苷提取物。③黄连、黄柏加水煎煮3次，各2h，每次煎液滤过，合并，浓缩至规定量。将大黄浓缩液加入黄连、黄柏浓缩渣中，加入黄芩苷提取物，搅匀，加热至80℃，加入尼泊金乙酯，搅拌溶解。④取羧甲基纤维素钠加入甘油中研匀，再加入上述③项热溶渣，放置数小时后，加入剩余浓缩液，搅匀，将五倍子研成细粉分次少量加入，继续搅匀得稠厚膏体。⑤将冰片、氮酮分别溶于少量乙醇中，加入上述膏体中调匀即得。每克软膏相当于生药0.33g。流通蒸汽灭菌后分装于软膏盒内。

排大便并予1/5000高锰酸钾溶液坐浴后，用甘油注射器将四黄痔疮膏注入肛内，外痔患者将药膏适量涂患处，无菌纱布包敷，每日1～2次。

【来源】《中医外治杂志》，2001年第6期。

验方（用于产后痔疮）

【组成】大黄、红花各20g，赤芍、乳香、没药、桃仁、五倍子各15g。

【用法】上药共研细末搅匀，装入密闭容器内，用时嘱产妇排便后，将肛门洗净，取药末10g，加水调成糊状，不宜过湿或过干，放在敷料中间，贴敷于痔肿胀部位，胶布固定，每日早、晚各1次，5日为1疗程。

【来源】《中医外治杂志》，2002年第1期。

第十四节 急性腰扭伤

急性腰扭伤，是指腰部软组织突然遭受扭闪或过度牵拉等间接外力所致的损伤。好发于下腰部，损伤可涉及肌肉、筋膜、韧带、椎间小关节和关节囊、腰骶关节及骶髂关节等。损伤后立即出现剧烈性腰痛、腰肌紧张、活动受限。肌肉、韧带和关节等的急性扭伤可单独发生，亦可合并存在。不同部位和组织的急性损伤其表现也不尽相同。本病俗称"闪腰"。

四虎散

【组成】生川乌、生草乌、生半夏、生天南星、没药、乳香、大黄、芒硝各等份。

【用法】上药研细备用，用时用黄酒调成糊状，均随病情适量用药。让患者俯卧于床上，坦露腰部，确定病位，将药物敷于患部，上盖塑料布，用红外线灯照射30min，每日1次，10日为1疗程，需继续治疗者，中间休息2日。

【来源】《中医外治杂志》，2000年第6期。

第三章

骨科常见病

第一节　跌打损伤

跌打损伤多是因外力或自身在姿势不正确下用力过猛而造成的。如跌伤、撞伤、搓伤、扭伤等所致的软组织损伤等。

一、单方便方

1. 鬼针草：鲜鬼针草100g，洗净捣烂，白酒150ml浸泡搅拌约15～20min，用纱布浸药液外敷患处，10min换药1次，用药5日即可。(《中医外治杂志》，2001年第3期)

2. 大毒蒜（金花石蒜）：大毒蒜200g（干粉100g），全草入药，鲜用效果最佳。鲜者研烂如泥，加适量白酒搅拌，包敷患处，每日换药1次，3次为1疗程。一般1个疗程，重者2个疗程。(《中医外治杂志》，1998年第3期)

二、秘验方

验方（用于踝关节扭伤）

【组成】樟脑9g，冰片0.5g，白芷、归尾、大黄、黄芩各40g，乳香、没药、红花、续断各30g，木香20g。

【用法】先将樟脑、冰片另研密贮，再将其余各药共研为细末。应用时取药粉适量，用生蜂蜜调成糊状，视伤情大小摊纱布上，再取樟冰散少许，撒于已摊好的药膏上，敷于伤处（药膏面积比肿胀面积略大），绷带包扎，隔日换药1次。一般用药2～3次。

【来源】《中医外治杂志》，1995年第4期。

验方

【组成】大黄、乳香、没药、鹿角霜、生桑白皮各500g，白芷、姜黄各150g，川椒80g，冰片、白凡士林、酸醋适量。

【用法】上药除白凡士林、酸醋外研成细粉，过40目筛，均匀混合后加入白凡士林及酸醋搅拌呈糊状，摊于纱布上，冰片适量研细，撒在中药表面，贴于患处，外用塑料薄膜包扎，用绷带固定，隔日换1次药，6次为1疗程。

【来源】《中医外治杂志》，2002年第6期。

验方

【组成】生山栀（研末）、三七粉。

【用法】上药按2∶1比例用鸡蛋清（亦可用食醋）调匀成糊状，外敷于患处，外用麝香膏、橡皮膏或绷带包扎固定，通常2日换药1次。

【来源】《中医外治杂志》，2004年第4期。

验方

【组成】大黄30g，栀子10g。

【用法】上药共为细末，白酒适量调糊贴敷患处。每日换药1次。用于跌打损伤而表皮未破者。

【来源】《中医外治杂志》，1995年第2期。

舒筋活血膏

【组成】紫荆皮90g，赤芍60g，白芷45g，芙蓉叶60g，大黄90g，玄明粉180g，土鳖45g，栀子60g，冰片10g，液体石蜡1000ml，凡士林800～1000g。

【用法】先将紫荆皮、栀子酒炒微焦，与赤芍、芙蓉叶、大黄、白芷、土鳖共干燥，粉碎过100目细筛；玄明粉亦研细过100目筛与上药混匀，再加适量液体石蜡调成糊状后，将熔化的凡士林加入糊状药粉中，调成均匀细腻之软膏；另将冰片研极细，加少量液体石蜡，待完全溶解后，加入上软膏，充分拌匀贮于密闭瓷器中备用。

用时将膏摊于一纱布上，厚薄适宜地外贴患处，绷带包扎即可。如局部有皮肤破溃，用时先将皮肤破损处按常规消毒处理，无菌纱条换药，并用无菌敷料覆盖，再贴膏于患处及周围肿胀部，注意不要将膏直接与创面接触。本品具有活血散瘀、舒筋活络和消肿止痛作用。凡因损伤致局部肿痛发热均可应用。

【来源】《中医外治杂志》，1998年第2期。

金黄栀子散

【组成】栀子5份，片姜黄、郁金各2份，薄荷1份。

【用法】将上药晒干或烘干研细末备用。用时取药粉适量，以3∶1食醋水溶液调成稠糊状，直接涂敷于患部，厚约0.3cm，绷带包扎固定。每日换药1次，5～7日为1疗程。

【来源】《中医外治杂志》，1996年第2期。

舒筋镇痛散

【组成】川乌、草乌、归尾各100g，三棱、乳香、没药各60g，白花蛇3条，细辛15g，全蝎、冰片、赤芍、红花各30g。

【用法】上药除冰片外，共研为细末装瓶备用。使用时取药适量用黄酒、食醋各半调成糊状（以不流为准），将药均匀地涂在大于患处的塑料薄纸上，再取少许冰片撒于药面上敷盖在患处，绷带包扎。48h以同法换药。一般外敷3贴疗效尤佳。少数贴后出现皮丘疹或局部发痒，症状重者用氟轻松外擦患处，轻者停药后自愈，可不处理。

【来源】《中医外治杂志》，1996年第4期。

石麦玄栀糊

【组成】生栀子粉4份，发酵小麦湿面引子（俗称老面头）4份，玄明粉1份，生石膏粉1份，鸡蛋清1个。

【用法】将老面头加少许温水调成稀糊状，依次加入生栀子粉、玄明粉、生石膏粉、鸡蛋清，用棒反复搅拌使诸药充分混合，并使其达到一定的黏性。每用时配制。

用时取比受伤面积稍大一些的蜡纸或敷料，将药糊均匀摊上约0.3～0.5cm厚，其上喷撒适量白酒，直接敷于受伤部位，外面加盖一层塑料薄膜包扎固定，以防因水分蒸发药膜干结而影响治疗效果。对有开放性损伤者，经清创处理后伤口上盖无菌敷料，再敷此药糊。

【来源】《中医外治杂志》，1996年第4期。

活血膏

【组成】半夏、天南星、当归、白芷、川乌、草乌、骨碎补、姜黄各100g，天花粉、大黄、穿心莲、黄柏、芙蓉叶各50g，樟脑、冰片、猪牙皂、银珠各10g，雄黄15g。

【用法】上药研粉（过100～120目筛），加适量饴糖调成膏状，盛入瓷缸中备用。敷药前先予患者患关节手法理筋一次，然后把活血膏摊于敷料上，敷于患处，再用绷带"8"字包扎固定，每5日换药1次，直至伤愈。

【来源】《中医外治杂志》，1998年第6期。

七星膏

【组成】落得打、蒲公英、生地黄各1350g，红花135g，冰片27g，红糖6750g，5%苯扎溴铵120ml。

【用法】将蒲公英、生地黄切碎，水煎煮3次，滤取药液浓缩，加红糖收膏，再将红花、落得打、冰片研细末，撒入混匀，后加苯扎溴铵配制，贮瓶备用。

药膏外敷患处，每2日换药1次，首次敷药前，施以理伤手法，药膏外敷后，用"8"字绷带固定于功能位。

【来源】《中医外治杂志》，1998年第6期。

自拟乌苏散

【组成】制川乌3000g，制草乌1500g，桃仁、细辛、麻黄、川椒各500g，桂枝、乳香、没药、红花、苏木、泽兰各750g。

【用法】上药经干燥、粉碎成粗粉，混匀分装，每袋220g，备用。取上述乌苏散220g，用凉水浸泡10min，后煮沸5～10min，先熏后洗患处，每日1～2次，每次30～60min。每袋可连用2日，每3袋为1疗程。局部皮肤肿胀发热、发红者，加金银花、连翘各30g，生大黄20g。

注意：急性扭挫伤在24h以内的不得使用乌苏散治疗；局部皮肤有破损者禁用本方法治疗；有脱位者，先行手法复位，再用此方法治疗。

【来源】《中医外治杂志》，1999年第3期。

没药桃仁散（用于踝关节扭伤）

【组成】没药、桃仁、土元、栀子、大黄各等份（10～30g）。

【用法】上药研或捣为细末，加醋调合均匀，涂敷患处，纱布缠绕后，用薄塑料布包扎，以免涂染被褥衣物。首次用药24h，以后每晚外敷，并抬高患肢，以利消肿。

【来源】《中医外治杂志》，2002年第3期。

自制血余膏（用于踝关节扭伤）

【组成】头发（以男青年者为佳）5～6g，甘薯粉40g左右，醋适量。

【用法】先将头发剪碎，甘薯粉研成细末，将二者放入锅中炒，炒至甘薯粉将变黄，头发熔成一团一团时，加入适量醋（一定要适量，少了制出的膏太硬，疗效差，多了稀不成膏，难以贴上），迅速拌匀成膏，将膏摊放在牛皮纸（或其他类似纸均可）上，即成血余膏。

待膏的温度下降到皮肤能耐受又不起疱时，将膏贴到扭伤处，用绷带或布条包扎，每日早晚各换药1次。

【来源】《中医外治杂志》，2002年第6期。

消肿止痛膏（用于踝关节扭伤）

【组成】生蒲黄、骨碎补、川乌各30g，紫荆皮、黄柏、乳香、没药各20g。

【用法】上药研末，用凡士林调成膏状备用。取适量膏剂，平摊于布上，敷于患处，包扎，每3日换药1次。

【来源】《中医外治杂志》，2004年第3期。

自制活血祛瘀散

【组成】地鳖虫、红花、桃仁、山栀各20g，细辛、冰片各10g。

【用法】上药共研成细末备用。用面粉10g，鸡蛋清1个，醋适量，与上药和成糊状，将受伤部位进行包扎加压处理，每2日换药1次，1周为1疗程。

【来源】《中医外治杂志》，2006年第3期。

第二节　伤筋

祖国医学之伤筋，其涵义比较广泛，即皮肉、肌腱、韧带、筋膜等软组织及某一部位的软骨由于受外来之暴力撞击、牵拉、压轧，或不慎跌仆闪挫，或因年老体弱、劳累过度或持续运动等原因所致的损伤，均属于伤筋范畴。伤筋在伤科临床中最为常见，现代医学称之为"软组织损伤"。

验方

【组成】生半夏、醋适量。

【用法】先把生半夏适量干燥，研末过80目筛，袋装备用（也可以随时加工）。然后用生半夏粉适量（根据病人疮疡或软组织损伤部位面积大小增加或减量），与醋适量搅匀湿敷于患处，用敷料盖上，胶布固定，每日换药1次。

【来源】《中医外治杂志》，1996年第4期。

验方

【组成】外敷膏药：优质山葫芦根、红花、地榆各100g，食醋250ml，猪油脂100g，红糖50g；外用熏洗药物：虎杖、当归各15g，伸筋草、透骨草、鸡血藤各20g，桃仁、红花、五加皮、乳香、没药、桂枝、艾叶各10g。

【用法】①优质山葫芦根、红花、地榆各100g，精细加工成粉末状备用。食醋250ml，猪油脂100g，红糖50g混合在一起，加热煮沸后加上中药粉末搅拌均匀为糊状，降温后备用。②外用熏洗药物水煎后备用。

先用熏洗药物烫洗患处30min左右，然后取外敷膏药30g，敷于患处，每3日换药1次，2～5次为1疗程。

【来源】《中医外治杂志》，2003年第3期。

舒筋逐瘀散（用于膝关节创伤性滑囊炎）

【组成】川芎、红花、土元、牛膝、炮山甲、伸筋草、大黄、乳香、没药各20g，桃仁15g，甘草10g。

【用法】上药共为细末，用米醋调匀，以手握之有药液下滴为度，加热至药液热且出现蒸汽为止，用纱布袋装好，趁热敷于患膝。药冷后取下，每日3次。用本法治疗，患膝必须在创伤24h以后进行，若伤处皮肤有损伤者，不宜用本法。用时可逐步锻炼股四头肌及患膝之功能，活动强度由弱到强，活动时间由短渐长，活动幅度由小到大。若患膝发热明显，肿胀较重，脉数者，可加金银花、生地黄、栀子等；若患者素体亏虚、四肢软弱无力，可加黄芪、党参、当归等。

【来源】《中医外治杂志》，1996年第3期。

消肿止痛散

【组成】花椒、徐长卿各15g，甘草10g。

【用法】上药研末装瓶备用。用时将麝香壮骨膏剪成4cm×3cm大小，将药末均匀撒于膏药上，药末厚约1～2mm，然后贴敷患处，每日1次，4日为1疗程。

【来源】《中医外治杂志》，2001年第1期。

栀黄散

【组成】生栀子、生大黄。

【用法】上药等量研成细末，混匀密封保存。临用时再选用鸡蛋清、热酒或热开水等，配制成糊状外敷患处，其范围较大于肿胀面积，其厚度约0.5cm，再用纱布包好，每日或隔日1次。

【来源】《中医外治杂志》，1997年第1期。

消肿止痛膏

【组成】乳香、没药、木香、延胡索各15g，大黄、黄柏、川乌、草乌各30g，生天南星、细辛各12g。

【用法】上药研成细末，用鸡蛋清调成糊状，敷于患处，绷带包扎固定于关节功能位置，药量大小视损伤范围及部位而定，每24h更换1次，3次为1疗程。

【来源】《中医外治杂志》，1997年第4期。

消肿止痛散

【组成】肉桂6份，制乳香、制没药、土鳖虫、生大黄、姜黄各5份，血竭2份，生川乌、生草乌各2份，冰片1份。

【用法】上药共研细末，按损伤部位大小，取药粉适量，加蜂蜜调成糊状，摊于纱布上，厚约0.3cm，敷于患处，然后用绷带作固定，每隔24h换药1次。

【来源】《中医外治杂志》，1996年第1期。

伤膏药

【组成】大黄90g，生黄柏、丹皮、生栀子各500g，三七、乳香、自然铜各300g，儿茶、冰片、炮山甲各150g等。

【用法】按传统工艺用炼蜜制成外敷膏剂。视患者挫伤程度，取伤膏药30～50g，用温水化软，用手摊于无菌纱布上，外敷无菌药棉，贴敷病患处（该药膏用于皮肤完好者）。外用弹力绷带作固定，一般每2日换药1次。

【来源】《中医外治杂志》，1995年第3期。

软伤活血膏

【组成】生半夏、当归、白芷、川草乌、制南星、天花粉、骨碎补、细牙皂、明腰黄各60g，川连、黄柏、片姜黄、生大黄、芙蓉叶各30g，熟石膏180g，煅自然铜190g，樟脑、冰片、青黛各10g，麝香少许。

【用法】上药共研细末，过100目筛，装瓶备用。取上药适量，用蜂蜜或饴糖调匀摊在棉纸上敷于患处，绷带包扎，胶布固定。每2～3日换药1次，对伴有骨折或脱位者，先行手法整复，在不影响复位固定的情况下，敷用此药；对表皮擦伤者，先行局部清创消毒，用纱布覆盖创面后敷药；对有开放性伤口者，待伤口愈合后再敷药。伤在上肢者须悬吊在功能位；伤在下肢者，须抬高患肢敷药，治疗期间不另用其他药物。

【来源】《中医外治杂志》，1995年第5期。

自拟消肿止痛散

【组成】川大黄、栀子各30g，桂枝5g，芒硝、三七、乳香、没药各10g，细辛5g，冰片3g，地肤子12g。

【用法】上药研细，过100目筛，装瓶备用。嘱患者洗净患部，视外伤部位大小取药粉加白酒拌湿，浸润约20min，摊在大于患部的纱布上，贴敷患处，纱布外再覆盖薄塑膜，以保持药物湿度，并用胶布固定，每日1次，每次贴敷20h左右，5日为1疗程，2个疗程后评定疗效。个别严重病例可加服三七伤药片、跌打丸等活血止痛药，以提高疗效。

【来源】《中医外治杂志》，2000年第2期。

凤仙膏

【组成】新鲜凤仙草、葱汁、四物散。

【用法】将新鲜凤仙草全草洗净、切碎、捣烂，取汁约1000ml，加入葱汁约50ml，放入锅中用文火煮沸，收膏约400ml为基质，再加入四物散（白芷、血竭、乳香、没药各等份研细末）调成糊状，装入瓷罐中备用。

附：新鲜凤仙草的贮存：在凤仙草生长旺盛季节（未开花、结子）时收集、洗净、切碎，装入瓷器类容器中密封保存，使其腐烂出汁，使用时滤出药汁即可。

使用时根据损伤部位和损伤面积大小，均匀地涂在敷料上，敷盖于损伤部位，然后用胶布或绷带固定2~3日，更换1次，局部溃破处勿用此药。

【来源】《中医外治杂志》，2000年第2期。

跌打止痛膏

【组成】泽兰叶、侧柏叶、田七、薄荷叶、川红花、冰片各50g，两面针、赤小豆、大黄、蒲公英各100g，乳香、没药各10g。

【用法】上药研为粉末，调配成膏状备用。将适量药膏涂抹于蜡纸上，然后敷于患处，每日1贴。

【来源】《中医外治杂志》，2000年第2期。

五灵脂散

【组成】五灵脂、白及各10份，乳香、没药各3份。

【用法】上药共研细末。依病灶大小，将药末用香油调成膏状，匀摊于棉纸上，敷患处，用胶布固定后，绷带缠绕，每3日换药1次。如有骨折、脱位者，先行手法复位，后再作局部外敷，5次为1疗程。

【来源】《中医外治杂志》，2000年第3期。

软伤速愈散

【组成】地鳖虫、生山栀、生丹皮各100g，生大黄、延胡索各60g，冰片10g。

【用法】上药共研细末，拌匀后装瓶密封备用。使用前先清洗伤面，取适量药末掺入少许食用面粉，用白酒（或75%酒精）浸透药末，再用冷开水将其调成糊状，摊敷伤面，外用干净无毒的软纸及绷带包扎固定，每日更换1次，5次为1疗程。

【来源】《中医外治杂志》，2000年第6期。

接骨消肿膏

【组成】大黄、樟脑、姜黄、羌活各50g，栀子60g，茴香、丁香、干姜、制乳香、制没药各30g，黄柏40g，红花20g。

【用法】樟脑另包，其他药物共研细末，过80目筛后，再加入樟脑混合调匀，以凡士林为载体，加温调好备用。患处用生理盐水擦洗干净后，膏药敷于敷料上，每1～2日换药1次，7日为1疗程，如有骨折及脱位，整复后再敷药。

【来源】《中医外治杂志》，2001年第1期。

马鞭草膏

【组成】鲜品马鞭草100g，鲜桃树叶50g，白芷粉15g。

【用法】取前两味药捣烂，加香白芷粉15g，兑入米酒适量，调为糊状，先用冷盐水擦洗患部，干后均匀涂马鞭草膏，并外敷以塑料薄膜，再用纱布绷带简单包扎。每日早晚各换药1次。

【来源】《中医外治杂志》，2001年第2期。

复方蟾蜍膏

【组成】苏木、红花各30g，蟾蜍、松节、当归、路路通各80g，生川乌25g，生草乌、麻黄、防风各20g，桂枝、地龙、透骨草各50g，细辛、樟脑各10g。

【用法】先将活蟾蜍腹部剖开，去除内脏，用瓦片烘干切碎与上药共研为细末，装瓶备用。根据病变部位的大小取药末适量，用生蜜调成糊状，均匀涂在油纸上，药膏厚约2～3mm，敷于患处，用绷带加压包扎固定，每2日换药1次，7次为1疗程。

【来源】《中医外治杂志》，2001年第5期。

双乌散

【组成】生川乌、生草乌、乳香、没药、生栀子、细辛、皂角刺各等份。

【用法】上药研末装瓶备用。痛处擦洗干净后，根据其部位大小取药末适量，用凡士林调成膏状，均匀平摊于痛处，用绷带包裹，每日1次，5次为1疗程。

【来源】《中医外治杂志》，2001年第5期。

散瘀软伤膏

【组成】丹参、赤芍、三七、桃仁、归尾、红花、泽兰、细辛、黄柏、地龙、黄芩、栀子、甘草各0.5kg，大黄1.5kg，乳香、没药、血竭、儿茶、樟脑、冰片各0.3kg。

【用法】先将前十四味药粉碎过120目筛。取5kg药末与乳香、没药（去油）、血竭、儿茶、樟脑、冰片按上述比例研成细末，全药混匀后再以凡士林调煮成膏，装入容器中备用。

用时可视肿胀面积大小，将药膏摊于布上，厚约2～3mm，贴于患处，外用绷带包扎固定。每3日换药1次，全疗程为15日。

【来源】《中医外治杂志》，2002年第2期。

骨伤三圣散

【组成】生大黄300g，虎杖200g，赤小豆100g。

【用法】上药按此比例粉碎，过100目筛，贮瓶备用。将蜂蜜400g和食醋100g混合加温后，再把药散150g加入其中调成糊状，按损伤部位大小取适量摊于纱布上，厚约0.3cm，敷于患处，然后用绷带固定，每3日换药1次，直至痊愈。

【来源】《中医外治杂志》，2002年第2期。

自制消肿止痛膏

【组成】天花粉、生栀子、香附各50g，生大黄、制乳香、红花、制没药各100g，蒲公英30g，土鳖虫80g，生甘草20g。

【用法】上药研末，过100目筛后封藏备用。以凡士林作为基质，每张用量15g，与中药末6g混合搅拌均匀，摊涂在直径10cm的敷料上，贴敷于筋伤处，根据疼痛范围大小，一次贴1～2张，并在其表面用绷带固定。每日更换1次，连贴5次。

【来源】《中医外治杂志》，2002年第3期。

双柏蜜方

【组成】侧柏叶、大黄各30g，黄柏、泽兰、薄荷各25g。

【用法】上药采用干品，分别经机械加工成80目细粉，密封备用。用时将上药加入水蜜各半调成糊状，放入锅内炒沸后烫患处，待药温约30～50℃，以不灼皮肤为度，用绷带包扎药物在患处，每日1剂，每剂敷8h去除药物，一般在受伤48h后外烫、外敷药，如有皮肤过敏即停药。

【来源】《中医外治杂志》，2004年第6期。

加味如意金黄散

【组成】天花粉10g，黄柏、姜黄、生大黄、白芷各5g，紫厚朴2g，陈皮、苍术、天南星各2g，冰片1g。

【用法】上药共研细末过筛，装密闭瓶备用。取上药末适量，加蜂蜜调成糊状，摊于纱布上，厚约2mm，包敷于损伤四周；骨折于手法复位后敷药，同时小夹板固定；侧副韧带损伤敷药后以相应的石膏外固定；髋关节滑膜炎敷药后以皮牵引制动。每隔24h换药1次，检查局部情况，并要求病人外固定后适当做允许的功能锻炼。

【来源】《中医外治杂志》，2005年第3期。

消痛散

【组成】威灵仙、川乌、草乌各20g，川芎、乳香、没药各15g，冰片2.5g，透骨草30g等。

【用法】上药研为细末加适量陈醋、蜂蜜调成软膏，根据患处大小贴于痛点明显处，每3日换药1次。轻者可使用1～3次，重者5～6次。

【来源】《中医外治杂志》，2006年第3期。

六消散

【组成】大黄、白芷、栀子、赤芍各100g，乳香、没药各30g。

【用法】上药粉碎，过100目筛，混合均匀，分装棕色瓶备用。先将患处用75%的酒精棉球进行消毒处理，然后根据患处范围大小取适量散剂与蜂蜜调成糊状均匀地摊在纱布棉垫上，厚度约3mm，外敷于患处，再用绷带包扎、固定即可，每2～3日换药1次，3次为1疗程。

【来源】《中医外治杂志》，2006年第5期。

神农散瘀膏

【组成】大黄10份，黄柏、姜黄、白芷各5份，祖师麻、延胡索、制天南星、陈皮、广三七粉、苍术、厚朴、甘草各1份，天花粉10份。

【用法】上药按比例取药、烘干、粉碎过筛（120目）备用。按药粉：蜂蜜为4：6比例取相应剂量蜂蜜，在专用容器内加热煮沸，将上述备用药粉均匀加入、搅匀，继续文火煎煮约5～10min，冷却，按50g/袋封装备用，常温保存。

采用神农散瘀膏涂抹患处，厚度约1～2mm，范围超过肿痛区边缘1cm，总量用药50g，最大剂量可用至150g，外用脱脂棉及绷带适当固定包扎。每2日1次，可连续用药1～2周。

【来源】《中医外治杂志》，2006年第5期。

活血膏（用于肩胛胸壁综合征）

【组成】半夏、天南星、当归、白芷、川乌、草乌、骨碎补、姜黄各100g，天花粉、大黄、穿心莲、黄柏、芙蓉叶各50g，樟脑、冰片、银珠、猪牙皂各10g，雄黄15g。

【用法】上药粉碎（过100～120目筛），加适量饴糖调成膏状，盛入瓷缸中备用。患者坐于床边（或桌边）凳子上，双侧上肢前屈，交叉放于床上，双肘部尽量靠近，上述药膏摊于棉纸上，范围大约15cm×20cm，敷于患侧肩胛区，外用神灯照射，温度以不烫伤皮肤为度，每次热敷60min，每日1次，10次为1疗程。

【来源】《中医外治杂志》，2001年第3期。

第三节　膝关节骨性关节炎

膝关节骨性关节炎作为一种中老年人常见、多发的慢性关节疾病，其患病率呈逐年上升趋势，是全球关注的重要公共卫生问题。它的主要病理改变为膝关节软骨退行性病变引发的骨质增生，临床表现为反复发作的关节疼痛、压痛、僵硬、肿大、活动障碍等症状，严重者甚至可出现关节畸形。

验方

【组成】独活寄生汤加减：独活、桑寄生、杜仲、牛膝、细辛、肉桂、防风、川芎、当归、赤芍、川乌、草乌、延胡索、白芥子。

【用法】将上述贴敷药物打细成粉，过200目筛后，用姜汁调制成膏状备用。

取穴：内膝眼，外膝眼。配合运用子午流注择时取穴法，选取补肾强膝的五输穴。选择以下三个穴位：

阴谷穴：此穴为肾经本穴，系根据按时循经取穴法选出，取穴时间为酉时（下午5～7时）；

复溜穴：此穴为肾经阴谷穴之母穴，系根据补母泻子（虚则补其母，实则泻其子）取穴法选出，取穴时间为戌时（下午7～9时）；

至阴穴：此穴为膀胱经母穴，系根据表里经（肾经与膀胱经相表里）取穴法选出，取穴时间为酉时（下午5～7时）。

操作方法：护理人员按子午流注取穴时间，进行贴敷操作。操作前观察皮肤情况，确认无皮肤疾病、皮肤破溃后，用75%酒精棉球擦净穴位局部，将调好的药物装入医用贴敷，固定于选准的穴位处。操作后妥善安置患者，取舒适体位，整理用物，洗手并记录。穴位贴敷时间一般为6～8h后取下。每日1次，7次为1疗程，治疗4个疗程。

【来源】《子午流注择时穴位贴敷在膝关节骨性关节炎中的应用研究》，张婷。

第四节　肱骨外上髁炎

肱骨外上髁炎，俗称网球肘，是指手肘外侧的肌腱发炎疼痛。疼痛的产生是由于负责手腕及手指背向伸展的肌肉重复用力而引起的。患者常会在用力抓握或提举物体时感到肘部外侧疼痛。

-------------------- 秘验方 --------------------

定痛散

【组成】白芍、川乌、羌活各10g，威灵仙15g，红花、姜黄、苏木各6g。

【用法】上药共研细末，和匀装瓶备用。找出压痛点，局部消毒后，用三棱针点刺痛点，挤压出血，消毒棉球拭净，取定痛散5～10g，醋调外敷痛点，伤湿止痛膏固定。每日1次。

【来源】《中医外治杂志》，1995年第5期。

验方

【组成】硝酸银粉剂。

【用法】取硝酸银粉剂1g，加蒸馏水至1000ml，搅匀，必要时过滤，装入避光容器中密闭保存，即得0.1%的硝酸银溶液。把麝香膏（或医用胶布）剪成5cm×5cm规格备用。将香烟盒内衬的锡箔纸剪为2cm×2cm规格备用。

找准患者肱骨髁上压痛点，将蘸有硝酸银溶液的锡箔纸1张，放在痛点上，贴上麝香膏1张密封，每日1～2次。

注意：使用药贴时，粘贴膏药要平整密封，贴好后用手压迫药贴5～10min，并且贴药后3h内不得随意揭开膏药，否则滑入空气，将使药贴发热，温度过高而烫伤皮肤，甚至起水疱。此外，治疗期间注意伤肢休息，避免重复受伤。

【来源】《中医外治杂志》，1999年第6期。

验方

【组成】侧柏叶、大黄各60g，薄荷30g，黄柏、泽兰各40g。

【用法】上药共研细末备用。每次用200g干粉，加入水蜜各半调拌为糊状，加热100℃后取出，用纱布包裹药物，然后热烫患处，待温度适宜不灼皮肤后外敷患处包扎4h，除去药物。隔日敷1次，3次为1疗程。

【来源】《中医外治杂志》，2002年第2期。

药油膏

【组成】生草乌、雪上一枝蒿各100g，麻黄、白芥子、花椒、细辛、乳香、没药、五灵脂各150g，冰片60g，冬青油适量。

【用法】上药（除冬青油）共研细末，用冬青油适量调成厚糊状，装瓶密封，隔日搅拌1次，使药力充分均匀，2周后可用。将药糊适量摊于麝香止痛膏中心或胶布中心，贴于肱骨外上髁疼痛最敏感处，以胶布四周不外溢为度，每日换药1次。

【来源】《中医外治杂志》，1996年第6期。

消炎止痛散

【组成】附片50g，桂枝、肉桂各30g，艾叶20g，细辛15g，冰片、大黄各5g，乳香、当归、没药各10g。

【用法】上药共研细末，将适量药粉炒烫后以白酒调成糊状，加适量老生姜汁调匀，趁热贴敷患处，每隔1～2h对患处加温或用红外线照射半小时，每日换药1次，5日为1疗程。

【来源】《中医外治杂志》，1998年第6期。

止痛膏

【组成】生草乌、生川乌、生天南星各37.5g，马钱子30g，细辛60g，干姜300g，延胡索、汉防己各200g。

【用法】延胡索、汉防己煎汤浓缩，余药共研细末，将浓缩液拌入，烘干，再研细，过100目筛备用。上药用饴糖调成糊状，按5%比例加入月桂氮草酮（市售）调匀。使用时将膏药刮于牛皮纸上，药膏上覆盖桑皮纸，贴敷患处，外用纱布或绷带包扎，每3日更换1次，5次为1疗程。

【来源】《中医外治杂志》，2004年第2期。

斑蝥芥寻膏

【组成】斑蝥、白芥子、寻骨风各等份。

【用法】上药研极细末，过100目筛后，等份混合，密封备用。取上药适量，用50%乙醇调成糊状敷于肱骨外上髁痛点处，以约4cm×4cm大小的医用胶布贴敷固定，待6～10h局部起一小水疱（外见胶布中央部分隆起，触之有波动感）后，揭去胶布，水疱无需处理，一般5～7日自行愈合，若水疱破损，用消毒棉签挤干淡黄色液体后，外以无菌纱布覆盖。每周治疗1次，3次为1疗程。治疗期间，患肢避免做提拎重物及快速屈伸肘关节等动作。

【来源】《江苏中医药》，2003年第2期。

自拟马钱子五香散

【组成】炒马钱子50g，公丁香、山柰、甘松、白芷、木香各10g。

【用法】上药研末，用50%酒精浸湿后密封1周备用。选曲池、手三里、阿是穴，放置药物于所选穴位，并用胶布包扎，每3日换药1次，2周为1疗程。嘱患者每日在以上3个穴位按摩2次，每次10min，轻重适中。

【来源】《实用中西医结合临床》，2007年第3期。

第五节 感染性开放骨折

凡骨折时，合并有覆盖骨折部位的皮肤及皮下软组织损伤破裂，使骨折断端和外界相通者，称为开放性骨折。按开放伤口形成的原因将开放性骨折分为：自内而外的开放骨折；自外而内的开放骨折；潜在性开放骨折。因开放性骨折一般都存在不同程度污染和骨折端外露等情况，常伴有创口的感染。

伤愈膏

【组成】生血余25g，当归250g，大生地黄、乳香、生龟板、生石膏各50g，甘草、生甘石各100g，轻粉30g，白蜡250g，香油2000g。

【用法】将当归、甘草、大生地黄放入香油内浸泡6～8日，温火煎熬，不停地搅拌，药温保持在100～120℃约30min后，放入生血余、生龟板、生石膏、生甘石，药温保持在150℃左右约60min，煎至药渣微黄略有炭化止，用纱布过滤去渣，趁热放入白蜡、乳香搅拌熔化后，冷却至70～80℃时放入轻粉，不停搅拌至凝固成膏备用。

用时将药膏敷于纱布上，药厚为1～1.5mm。敷药范围略大于创面周边1cm，每1～3日换药1次。

【来源】《中医外治杂志》，1998年第1期。

第六节　肩周炎

肩周炎，是以肩部长期固定疼痛、活动受限为主症的疾病。由于风寒是本病的重要诱因，故常称为"漏肩风"。因本病多发于50岁左右的成人，故俗称"五十肩"。患肩局部常畏寒怕冷，尤其后期常出现肩关节的粘连，肩部呈现固结状，活动明显受限，故又称"肩凝症"、"冻结肩"等。本病相当于西医学的肩关节周围炎，简称肩周炎。

验方

【组成】威灵仙120g，延胡索60g，防风、秦艽各30g。

【用法】上药粉碎和5%樟脑酒调成泥膏，外敷肩部最痛处包扎，每日1次（此药可用5日，干后加5%樟脑酒调成泥膏再包扎）。一般1个疗程5日即可。

【来源】《中医外治杂志》，2002年第3期。

散寒舒筋散

【组成】川乌、草乌各10g，防风、桂枝、白芷、葛根、木瓜、川芎、红花、伸筋草、透骨草、羌活、川椒、骨碎补、川续断、芙蓉叶、金果榄、乳香、没药、片姜黄各15g。

【用法】上药共为粗末，装入事先缝制的棉布袋内，用时放入蒸笼中，蒸煮30min，取出凉至皮肤能耐受时，热熨患处，药袋凉后可外加热水袋。每次治疗约60min，每日1～2次，每次治疗结束，将药袋放于通风干燥处，每个药袋可连续使用3日。9日为1疗程，注意温度要适度，以免烫伤皮肤，热熨后慎避风寒。

【来源】《中医外治杂志》，1998年第2期。

伸筋止痛磁贴

【组成】混合药粉100g（马钱子、丁香、细辛、肉桂、川芎、红花、生米壳、生川乌、生草乌、生半夏、生天南星、乳香、没药、威灵仙、生麻黄各等份，粉碎后过100目筛而成），灵磁粉20g，冰片、樟脑各10g，市售黑膏药肉500g。

【用法】将黑膏药肉置锅内熬熔，加热至100℃，后徐徐将混合药粉入锅搅匀，继续加热2min（使生黑膏药肉煮熟，降低剧毒药的毒性，防止皮肤过敏），后将锅离火，冷却5min，将灵磁粉、冰片、樟脑入锅搅匀，摊涂于12cm×12cm大小的膏药布上，厚2～3mm，收藏备用。

将磁贴烤烊，于患者肩前、后对应部位及肩外侧各贴一张，每3日1换。治疗期间配合肩部自我按摩、局部热敷和功能锻炼。15日为1疗程，共观察4个疗程。

【来源】《中医外治杂志》，1999年第3期。

自拟透敷散

【组成】当归、川芎、白芥子、桂枝各12g，附子、制川乌、制草乌各6g，川椒、苏木、乳香、没药各3g。

【用法】上药打碎，装进布制药袋，煎煮0.5～1h，然后用药袋热敷患处，每日5～6次，10日为1疗程。

【来源】《中医外治杂志》，1999年第5期。

麝香蛇香散

【组成】白花蛇1条，麝香1.5g，乳香、没药、冰片各6g，肉桂30g。

【用法】先将白花蛇、乳香、没药、肉桂焙黄，研细，再加入冰片、麝香，混匀后装入干净瓶内密封备用。将患侧肩部擦洗干净，取麝香蛇香散适量撒在肩井、肩髃、中府或阿是穴位上（直径1.5～2cm，厚度3～4mm），用伤湿止痛膏固定。每2～3日换药1次，5次为1疗程。

【来源】《中医外治杂志》，2001年第4期。

肩凝效灵散

【组成】威灵仙、姜黄、延胡索、伸筋草、苏木、透骨草、红花、桑枝、羌活各18g，川乌、草乌各12g。

【用法】上药用水3000ml，浸泡2h后，中火煎至1500ml，装容器内备用，用时取药液适量，将无菌纱布浸湿敷于压痛部位，以红外线烤灯照射加热30min，每日2次。

【来源】《中医外治杂志》，2004年第2期。

第七节　肋软骨炎

肋软骨炎，是指发生在肋软骨部位的慢性非特异性炎症，又称非化脓性肋软骨炎、肋软骨增生病。其病因不明，一般认为与劳损或外伤有关，在人们搬运重物，急剧扭转或因胸部挤压等使胸肋关节软骨造成急性损伤，或因慢性劳损或伤风感冒引起的病毒感染等，导致胸肋关节面软骨的水肿，增厚的无菌性炎症反应而发病。中医认为，肋软骨炎疼痛窜及胸胁、上臂乃气滞；局部隆起，压痛明显，痛点固定不移乃血瘀。气滞血瘀，风热入侵经络，毒热交炽，气血壅遏不通，不通则痛。

验方

【组成】生大黄30g，全瓜蒌、红花各20g，莪术、当归、穿山甲、乳香、没药、桃仁各15g。

【用法】上药共研细末，加米醋适量调成糊状，每日1剂，分3次外敷患处，使用3～7日。

【来源】《中医外治杂志》，1998年第3期。

验方

【组成】马钱子、大黄各30g，生天南星、红花、乳香、没药各20g，白芷、冰片各15g。

【用法】上药共研末封存。用时取适量药末以75%医用酒精及蜂蜜调和至软膏状外敷患处，用塑料布覆盖，外包纱布，胶布固定。每2日1次。

【来源】《中医外治杂志》，2004年第4期。

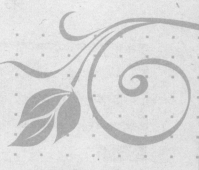

第四章

皮肤科常见病

第一节　甲癣（灰指甲）

甲癣，即灰指甲，是由皮肤真菌侵犯指（趾）甲而引起的疾病。多表现为甲变色、增厚、污秽物堆积或甲板破坏、缺失。

验方

【组成】大蒜、糯米饭适量。

【用法】拌和捣烂，涂于指甲上，每日更换1次，伏天效更佳。

【来源】《中医外治杂志》，1992年第2期。

第二节　疮疡

疮疡，是常见的急性化脓性炎症，多由金黄色葡萄球菌感染引起。中医认为本病多由外邪而起，毒邪内侵，邪热灼血，以致气血壅滞而成。

一、单方便方

1. 自拟西瓜皮散（用于体表溃疡）：将西瓜表皮用刀削去，然后去瓤，隔陶瓦置炉上文火烤干，研面，过120目筛，装瓶备用。用时先将疮面清创处理后，将本散剂均匀撒于疮面上，厚度为0.5mm，外用消毒纱布包扎，如为下肢溃疡可用弹力绷带加压包扎，每日换药1次，10日为1疗程。（《中医外治杂志》，2001年第2期）

2. 生葱泥：取大葱一棵和猪苦胆一个，捣泥外敷病变部位，厚度1～2cm，外敷面积应超过红肿边缘，先以塑料纸覆盖，再外覆纱布，胶布固定。每日换药1次。（《中医外治杂志》，2002年第2期）

二、秘验方

验方

【组成】连翘12g，黄连9g、青黛、乳香、没药、珍珠、枯矾各10g，白降丹8g，冰片5g。

【用法】上药炮制好，烘干，研极细粉，过120目筛，混匀，制成散剂或药捻，装瓶密封备用。

病程较短，病人体质尚盛，疮口脓液稠厚而黄，疼痛较甚者，换药时让病人充分暴露病灶，按常规无菌换药法清洁、消毒，并用拧干的苯扎溴铵棉球擦干患处，然后将药散薄薄地、均匀地扑撒于疮面，以疮面仍依稀可辨为宜，无菌敷料覆盖、固定。每2日换药1次，4次为1疗程。

病程较长，病人体质虚弱，疮面颜色灰黯，渗出液少而清稀，窦道深，周围组织较硬，管壁坚厚，疮口缠绵难愈者，把方中冰片改为麝香，研成细粉过筛，与其他药粉混匀，制成药捻。换药时先按常规换药法清拭消毒病灶，再将药捻置入窦道内，敷料覆盖，固定。每3日换药1次，5次为1疗程。

【来源】《中医外治杂志》，2002年第3期。

消疮散

【组成】枯矾10g，黄柏、大黄、煅石膏、松花粉、雄黄、炉甘石各6g，黄连4g，朱砂2g，冰片1g。

【用法】上药共研细末备用。温盐水（开水放少许食盐）洗净患处秽物，用生蜂蜜与棉子油等量调消疮散成糊状，均匀涂抹创面，并视其面积大小，即调即用，然后再用消疮散药面扑撒患处，每日2次，第2次涂药方法步骤同前。

【来源】《中医外治杂志》，1992年第3期。

英矾膏

【组成】栀子、蒲公英、白矾、鸭蛋清适量（用量根据疮面大小、病势轻重而定）。

【用法】将前三味药捣碎研细成粉后，打入鸭蛋清调成糊状，外敷患处。

【来源】《中医外治杂志》，2000年第1期。

祛腐生肌膏（用于慢性溃疡）

【组成】当归50g，丹参、甘草各30g，白芷、紫草、煅龙骨、熟石膏各15g，轻粉、制没药、蜈蚣各10g，冰片、珍珠粉各2g，白蜡45g，麻油500ml。

【用法】先将前五味药浸于麻油内48h，然后倾入锅内慢火熬至药枯，过滤去渣，次加没药，待溶解后（因没药为脂溶性药物，不需煎熬）纱布过滤，再加入白蜡，微火熔化后徐徐加入余药（此六味药需预先研极细末），不停地搅拌，离火隔水冷凝成膏，备用。

　　本膏具有活血化瘀、解毒祛腐、润肤生肌敛疮之功，用于一切溃疡脓腐较少而新肌生长迟缓者。先将疮面用双氧水或生理盐水洗净，视其范围大小，将药膏均匀地涂于消毒纱布上贴之，夏天每日1换，冬季可隔日1换，溃疡愈合后需减少药量，但仍须用上药数次以生肌固皮、巩固疗效。

　　【来源】《中医外治杂志》，2000年第5期。

加味冲和散（用于难治性疮疡）

　　【组成】紫荆皮（炒）150g，独活90g，赤芍60g，白芷30g，石菖蒲45g，肉桂、血竭各15g。

　　【用法】上药共研细末备用。用适量上药散、食醋调成糊状外敷。肿疡以膏药贴敷红肿区；溃疡则箍围疮口四周，并结合疮面常规换药，每日换敷1次。

　　【来源】《中医外治杂志》，2001年第2期。

自拟外科解毒生肌散

　　【组成】五倍子35g，枯矾28g，冰片、黄连各7g，白芷14g，呋喃西林粉3g。

　　【用法】五倍子洗净，焙起球泡，黄连洗净泥土杂质，各药研极细末混合均匀，高压消毒30min，装瓶密封备用。

　　先将溃疡面用双氧水洗净，消毒棉球揩净脓血，再将药面少许涂敷疮面，不宜过厚，每日1次，脓水少者，隔日1敷，多者每日2敷。

　　【来源】《中医外治杂志》，2003年第2期。

大青膏

　　【组成】大青叶600g，制乳香、制没药、黄柏、大黄、白矾、黄连、芙蓉叶、五倍子、胆矾、铅丹、铜绿各300g，凡士林4000g，香油3500g。

　　【用法】将铅丹、铜绿分别研成极细粉，余药共研成细粉，按配研法混匀，再将香油置锅内加热至起青烟，加入凡士林使熔融，待温度降至60～80℃时加入药粉，搅拌至冷却，装入无菌器皿中备用。

　　用盐水棉球清擦伤口周围皮肤及肿块，创面用盐水棉球蘸去脓液等分泌物，然后将适量药物均匀地摊涂在纱布上敷于伤口周围或肿块处，如有窦道时，可将药膏微加温，熔化后制成纱布条，纳入窦道内，再覆盖一层油纱布包扎即可，一般每隔2～3日换药1次，如果分泌物太多或有腐败组织，可每日换药1次。

【来源】《中医外治杂志》，2003年第3期。

第三节　瘰疬

瘰疬，是发生于颈部的慢性感染性疾患。因其结核累累如贯珠之状，故名瘰疬，俗称疬子颈、老鼠疮。相当于现代医学的颈项部淋巴结结核。

验方

【组成】威灵仙500g，金银花300g。

【用法】上药共研细末备用。用时将药粉拌蜂蜜水调成糊状，敷于患处，每日1换，连用10日。

【来源】《中医外治杂志》，1998年第4期。

验方

【组成】蓖麻仁、柏油各30g，苦杏仁（去皮）3g，铜绿6g。

【用法】上药共捣成膏，瓷罐贮存。按瘰疬大小，取适量摊于布上，贴患处。

【来源】《中草药外治验方选》，安徽科学技术出版社，1984年。

雄矾膏

【组成】雄黄、明矾、枯矾各等份（根据病情轻重及病程长短取量，一般各20～30g即可）。

【用法】上药研成细末，混合后，用凡士林适量，调配成黏状，装瓶内备用。

将配置好的药膏置于一方块纱布敷料上，涂药范围视肿大淋巴结大小而定，均匀摊开，厚度10～15mm，然后敷在肿大淋巴结上，用胶布固定。隔日换药1次，8～10次为1疗程。一般使用1～2个疗程。

【来源】《中医外治杂志》，1992年第4期。

红信消瘰膏

【组成】红信（红砒）、麝香各3g，红皮蓖麻子100粒，普鲁卡因2g，凡士林2g，银珠粉（丹砂）5g。

【用法】先将红信、麝香及普鲁卡因研为细粉末，加凡士林调成软膏；再把红皮蓖麻子捣成泥浆；然后把两膏混合拌成均匀泥膏，装入瓶中保存备用。

先行皮肤常规消毒，后用0.1%高锰酸钾溶液冲洗疮面及瘘管。如有表面结痂者，可不必除痂。接着敷药膏，按照疮面的大小和深度灵活应用，药膏要涂均匀，厚度一般不超过1cm。注意不可涂在健康皮肤上。敷好后用无菌丝棉纸盖3～4层，盖好后用胶布固定包扎即可。患者涂药膏后，一般不换药，大部分患者的疮面10～14日出现良性反应，即药膏及腐肉与健康肉芽组织自然分离开。分离开后，在无菌条件下清除疮面的腐肉，冲洗净后，将银珠粉0.5～1g撒在疮面肉芽组织面上，用无菌丝棉纸和纱布各3～4层覆盖固定，待2～3周丝棉纸自行脱落，疮口组织愈合。

【来源】《中医外治杂志》，1994年第2期。

瘰疬膏

【组成】生乳香、生没药、生栀子、血力花各15g，杏仁、穿山甲、儿茶、生甘草各12g，冰片1.2g，麝香0.1g，元烛62g，松香18g，香油250g。

【用法】上药炮制合格，称量配齐。冰片、麝香、元烛单包。将生乳香等九味，共研为细粉过80～100目筛。取冰片、麝香共置研钵内研细，再与生乳香等细粉继续研匀。把香油、元烛加热熔化，待微凉时加入药物细粉，不断搅拌使之均匀，至冷凝结，瓶装密封。

据病灶大小，取适量药膏摊于清洁白布上，敷于患处。如天凉，药膏凝结，可将贮药瓶置于热水中，待软化再用。忌火烤，每2日换药1次。

【来源】《中医外治杂志》，1996年第4期。

雄矾牡蛎膏

【组成】雄黄、明矾、枯矾、牡蛎各等份。

【用法】共研极细末，用凡士林适量调匀成膏，外敷患处，每日1换，7日为1疗程。

【来源】《中医外治杂志》，1998年第6期。

红青膏

【组成】红矾、青黛各3g，猪睾丸2个。

【用法】前两味药研为细末后，再配猪睾丸共捣，拌匀调成膏状，盖贴于颈淋巴结核，一般外贴2日即可，贴后忌小米、海味、辛辣之品7日，根据病情可重复1次。

【来源】《中医外治杂志》，1999年第1期。

第四节　风团（荨麻疹）

风团即荨麻疹，是以风团为特征的血管反应性皮肤病。临床以隆起性风团块，发病骤然，消退迅速，退后不留痕迹为特征。可发生于任何年龄，任何季节和全身皮肤任何部位。儿童期以急性荨麻疹为主，慢性荨麻疹常发生在成年人。本病中医称"瘾疹"等，俗称"风疹块"。

验方

【组成】防风、苍耳草、徐长卿各25g，钩藤20g。

【用法】上药共研末，取麝香壮骨膏2张，将药末置于膏药中央，直径1.5cm，贴敷膈俞穴，每4日换药1次，10日为1疗程。

【来源】《中医外治杂志》，1996年第6期。

脱敏散

【组成】羌活、防风、全蝎、川芎、肉桂、银柴胡、乌梅、五味子、地龙。风寒型加麻黄、细辛为Ⅰ号脱敏散；风热型加蝉衣、黄芩为Ⅱ号脱敏散；阴血不足型加黄芪、白术、何首乌、当归为Ⅲ号脱敏散。

【用法】上药烘干粉碎过80目筛，装瓶密封备用。

选穴：曲池、风市、膈俞、血海（均为双穴）。每次取药16～24g（小儿酌减），陈醋适量调膏，分摊于8块4cm×5cm大小的无毒性塑料薄膜上，贴于上述穴位，胶布固定。24h去药，每3日贴1次，连贴5次为1疗程，停药观察，无效者改用他法。嘱忌食辛辣、鱼虾等发物。治疗期间不配用任何药物。

【来源】《中医外治杂志》，1994年第2期。

验方

【组成】徐长卿30g，乌梅、银柴胡、乌蛇各10g，氯苯那敏40mg。

【用法】取穴：曲池、血海（双穴）。中药粉碎过80目筛，陈醋调膏（每穴用药粉3g），摊于4cm×5cm大小的塑料薄膜或敷料上，撒上氯苯那敏药粉贴于上述腧穴。每日换药1次，间隔1日再贴下一次，连贴5次停药观察。嘱忌食辛辣、鱼腥发物。

【来源】《中医外治杂志》，1997年第1期。

验方

【组成】甘遂、白芥子、麻黄、细辛。

【用法】上药各等份。将各药研末，用时以姜汁调成膏状，做成约1cm×1cm大小的方块状药饼，然后用约3 cm×3 cm胶布固定贴敷于所选穴位上。10日贴敷1次，3次为1疗程。第1次取穴风门、肺俞、肝俞；第2次取穴大椎、厥阴俞、脾俞；第3次取穴大杼、肾俞、膏肓。除大椎外，皆双侧取穴。每次贴敷2～3h，连续使用3个疗程。

【来源】《中国实验方剂学杂志》，2012年第18卷第11期。

【备注】适用于慢性荨麻疹。

乌梅膏

【组成】乌梅10个，氯苯那敏30g，甘草末15g。

【用法】先将乌梅去核，研为细末，次将氯苯那敏、甘草末混合研为细末，再与乌梅末调匀备用。用时取药，调入米醋，制成膏，贴于神阙穴，外用纱布覆盖，胶布固定。每日换药1～2次，10日为1疗程，可连续贴药。

【来源】《穴位用药》，人民军医出版社，1993年第1期。

第五节　老年皮肤瘙痒症

　　老年皮肤瘙痒症，是一种常见的皮肤病，主要表现为阵发性瘙痒，尤以夜间为重，难以忍受，强烈地搔抓，直至皮破流血有疼痛感觉时为止。由于剧烈搔抓，往往引起条状表皮剥脱和血痂，亦可有湿疹样变、苔藓样变及色素沉着等继发皮损。老年皮肤瘙痒症属中医"血风疮"。老年人气血虚弱，血虚生风，风胜则燥，燥则肌肤失于濡养，故瘙痒不止。

养血安神方

【组成】当归、白芍、生地黄各30g，麦冬、远志、夜交藤各20g，苦参、地肤子、白藓皮、川椒各15g，全蝎、蜈蚣各10g。

【用法】生地黄、麦冬用滑石粉炒焦，余药焙干共研细末，装瓷缸中备用。临用时取药末10g，陈醋适量调糊贴于脐及脐周，每日换药1次，并用热水袋熨半个小时，促进药气透入。连用1周为1疗程，各疗程间隔3日。

【来源】《中医外治杂志》，1994年第3期。

生肌玉红膏

【组成】当归60g，紫草10g，甘草40g，血竭12g，白芷15g，白蜡60g，轻粉12g，雄黄12g，麻油500ml。

【用法】将当归、紫草、白芷、甘草入麻油内浸24h，慢火熬至微枯，纱布滤清；将油煎滚，入血竭化尽；再入白蜡，微火化开，倒入罐内，待稍凉，放入研极细末的轻粉、雄黄，搅匀备用。外涂患处，每日1次，7日为1疗程。

【来源】《中医外治杂志》，1999年第1期。

凉血活血止痒方

【组成】红花、紫草、栀子、大黄各20g，冰片5g。

【用法】前四味药烘干研末，加入冰片，用凡士林调成糊状，摊成3cm×3cm×1cm大小饼块，贴于脐上，再用敷料覆盖固定，每日换药1次，可连续用药，最长敷药时间为15日。

【来源】《中医外治杂志》，2002年第4期。

第六节　臁疮

臁疮，是发生于小腿下1/3处胫骨脊两旁（臁部）肌肤之间的慢性溃疡。又称为裤口毒、裙边疮等。因其患病后长年不敛，愈后每易复发而称老烂脚，即现代医学的小腿慢性溃疡。多因湿热下注，瘀血凝滞经络所致。局部常有破损或湿疹等病史。局部初起痒痛红肿，破流脓水，甚则腐烂，皮肉灰暗、久不收口。

一、单方便方

1. 麝香：用时从香囊中取出适量麝香，研细末备用。治疗前精确测量溃疡面积；上药时先用75%乙醇消毒溃疡周围皮肤，用1%双氧水清洗创面，然后用0.9%生理盐水冲洗，继而用麝香均匀覆盖创面，消毒纱布包扎固定。每2日换药1次，4日为1疗程，共治疗12日。（《中医外治杂志》，1998年第4期）

2. 胡萝卜膏（用于下肢静脉曲张性溃疡）：取30kg胡萝卜，切片，约20kg水煮熟，捞出后用干净纱布把水挤出，再放入锅内文火熬至成膏后备用。用时应根据患者具体情况，溃疡后并发感染者应用抗生素控制感染，慢性溃疡应单用萝卜膏外敷，用药前先用生理盐水清洗创面，再用萝卜膏涂创面，用无菌纱布覆盖包扎即可。为减少创面渗出，应卧床休息（萝卜膏的换药时间应根据分泌物的多少而定，如分泌物多每日需换药2～3次，分泌物少应每日换药1次），10日为1疗程。（《中医外治杂志》，2001年第2期）

二、秘验方

验方

【组成】蓖麻仁21g，巴豆5粒，铜绿、杏仁各3g，乳香、没药各6g，土木鳖5个，白嫩松香12g。

【用法】上药共捣成膏，视患处大小取适量外敷患肢，每日1～2次。

【来源】《中医外治杂志》，1996年第1期。

乌珠散

【组成】乌贼骨50g，珠黄散5g（市售）。

【用法】将乌贼骨研成细粉，过100目筛后，与珠黄散混合均匀，高压灭菌备用。先将患部用温开水清洗，再用3%过氧化氢溶液清洗消毒后，用药棉拭干，使疮面干燥，取乌珠散撒于疮面，上药多少视疮面大小而定，一般将疮面完全覆盖为度，后用纱布包扎。每日上药1次，直至疮面无渗出液，停止上药，但须继续用纱布包扎，直至结痂痊愈。

【来源】《中医外治杂志》，1997年第1期。

去腐生肌散

【组成】法国梧桐树的自脱皮、珠黄散（市售）。

【用法】选干净的快要脱落的法国梧桐树皮，洗净，晒干，炒脆，研成极细末，与珠黄散3：1比例混合。

将疮面洗净，用氦-氖激光光针照射疮面15min，后用去腐生肌散，每日1次，10次为1疗程，一疗程结束休息3～5日，再行下一疗程治疗。

【来源】《中医外治杂志》，1997年第6期。

生肌散与青黛膏

【组成】生肌散：制炉甘石15g，滴乳石9g，滑石30g，白矾10g，朱砂3g，冰片0.5g（共研末和匀备用）；青黛膏：青黛30g，石膏、滑石各60g，黄柏40g（研细和匀，凡士林调匀成膏备用）。

【用法】常规消毒疮周及疮面，用无菌剪刀修去疮面上坏死组织，将生肌散均匀敷布于溃疡面上，在溃疡周围以青黛膏外敷，有红肿者外敷范围稍大，均超过红肿范围1～2cm，每日1次。用纱布绷带缠缚并抬高患肢。

【来源】《中医外治杂志》，1996年第3期。

自制消疽膏

【组成】红花、紫草、当归、黄芪、血竭各30g，麝香1～3g。

【用法】上药根据伤口大小等量加减，前五味药加水2500ml左右，煮60～90min熬制成膏剂，再加入麝香均匀平摊在白平布上，外敷于患部，绷带包扎，每7日换药1次。第1、2次消疽膏外用后，若渗液过多，可提前1～2日换药。个别患者最后采用升雄散外用1～2次，可加速伤口愈合。

【来源】《中医外治杂志》，1996年第4期。

消疡膏

【组成】生石膏、煅滑石各60g，生黄柏30g，血竭、生月石各6g，冰片2g。

【用法】上药共研细末，过120目筛，以医用凡士林烊化500g，调匀成消疡膏。凡溃疡创面，无论时间长短均可用之。根据溃疡面积，选用大于创面的无菌纱布，用竹片挑起药膏涂在纱布上，药膏要分布均匀，大于创面，贴在经过常规消毒后的创口处，并加压贴紧，使药膏与创面充分接触，外用胶布固定。视创面情况，脓水多者，换药每日2次或每日1次；少者，每2日1次或每3～4日1次。

【来源】《中医外治杂志》，1995年第4期。

收湿散

【组成】黄柏（3份）、枯矾（2份）、磺胺结晶（1份）。

【用法】上药共研细末和匀，装瓶备用。局部清创，干撒收湿散，绷带纱布包扎，内服萆薢渗湿汤加减，每日换药1次。

【来源】《中医外治杂志》，1998年第3期。

龙血树脂膏

【组成】血竭（龙血树脂）25g，紫草、蜂房、蒲公英各30g，玄明粉、金银花、当归、黄芪各20g，枳壳、乳香、没药各15g，蜂蜡200g。

【用法】先将血竭、乳香、没药、玄明粉研细末，再将蜂蜡切碎，上药共放一大碗内，另将香油入锅熬开，将紫草、蒲公英、金银花、当归、黄芪、枳壳、蜂房入锅内炸枯，趁热过滤去渣，将香油倒入盛药的大碗内，使蜂蜡熔化，以棒搅匀，候冷成膏即成。

将溃疡面用双氧水、生理盐水冲洗，将药涂于患处，然后用无菌纱布覆盖，胶布固定，每48h换药1次，一般患者使用2周，重者使用3～4周。

【来源】《中医外治杂志》，1999年第3期。

自拟臁疮散

【组成】乳香、没药、黑木耳、白糖各15g，五味子5～15g（炒）。

【用法】上药共为细末。渗出多时五味子用5g左右，渗出少时五味子用15g左右。用时先将疮面用生理盐水洗净，去外表腐肉，以露出嫩肉芽为度，将药粉敷上薄薄一层，以疮面仍依稀可辨为宜，再用无菌纱布覆盖包扎，每日换药1次。

【来源】《中医外治杂志》，1999年第4期。

复方黄连膏

【组成】归尾15g，黄连、黄柏、紫草、生地黄各10g，麻油500g，黄蜡适量。

【用法】前五味药置于麻油中浸泡7日后，文火煎开1h。过滤后高压消毒，再加入液化的黄蜡调节硬度后，分装使用。

疮面周围正常皮肤酒精消毒，疮面较干净肉芽红润的，使用庆大盐水清洗后，将复方黄连膏均匀涂拭于疮面上。如创面有脓性分泌物，痂皮应采用蚕蚀法逐渐清除，以免损伤正常组织，并使用双氧水、生理盐水清洗后，再涂敷复方黄连膏，外盖敷料。

【来源】《中医外治杂志》，2001年第6期。

祛腐生肌散

【组成】祛腐生肌散1号：升丹100g，轻粉25g，乳香、没药各7.5g，血竭7.5g，冰片2.5g。祛腐生肌散2号：升丹100g，轻粉15g，乳香、没药各15g，血竭15g，儿茶10g，煅石膏25g，冰片2.5g。祛腐生肌散3号：升丹100g，轻粉15g，乳香、没药各50g，血竭25g，儿茶15g，煅石膏50g，煅龙骨50g，珍珠母50g，冰片5g。祛腐生肌散4号：升丹50g，乳香、没药各50g，冰片2.5g，煅龙骨75g，珍珠母25g，血竭50g，儿茶50g，轻粉15g，煅石膏75g，海螵蛸75g。祛腐生肌散5号：珍珠母10g，血余10g，炉甘石15g，血竭10g，儿茶10g，煅石膏50g，冰片0.5g。（其中从1号方到5号方，祛腐能力由强变弱，生肌功能逐渐加强）

【用法】上述各方中药共研极细末。①浅平的伤口：换药时先揭除敷料，消毒擦净溃疡周围，然后再用干棉球蘸去分泌物。如坏死组织多，可用剪刀剪除，若不易去除时，可撒用1～2号方在溃疡面薄薄一层，然后依次用凡士林纱布、无菌纱布盖好并固定，待坏死组织大部分清除时，就改用3号方，坏死组织脱净时，改用4号方，当肉芽明显生长时，则用5号方。刚开始换药时，每日1次，以后随病情的好转改为每2～5日1次。②深窄的伤口：若溃疡创口小而深时，揭除敷料以后，用脱脂棉花擦净伤口周围，然后用探针卷少量棉花擦净深处的分泌物（进出探针时，要始终保持一个方向捻转），最后取适当大小的一片棉花置于伤口外，将祛腐生肌散撒在棉花片上，用探针随捻随送进伤口内（要求棉花片包裹在探针上，祛腐生肌散包在棉花中央，探针要送到伤口深处顶端）。取出探针时，向反方向捻转，则棉花已形成一个药捻而脱离探针，轻轻抽出探针，棉捻便留置在伤口内。如伤口内坏死组织多，伤口腔径又小，引流不畅时，用小号祛腐生肌散。随着伤口变大，引流情况改善，以后随坏死组织的减少，逐步改用大号的祛腐生肌散。当坏死组织已脱净，肉芽健康时可用祛腐生肌散4号棉捻，并且每天要浅放一些，以期肉芽组织从深部逐渐填满伤口，终使之愈合。若在换药时，见到伤口内肉芽水肿，并有向伤口外突出的倾向时，往往表明伤口内有异物存留，或者引流不畅，应设法取出异物或继续用小号祛腐生肌散以畅通引流。

【来源】《中医外治杂志》，2004年第2期。

溃疡膏

【组成】煅石膏、煅龙骨各90g，血竭、桃丹18g，制乳香、制没药各4g，儿茶6g，冰片9g。

【用法】上药共研极细末，混匀后过120目筛，装瓶备用。诊治时常规酒精棉球消毒溃疡四周皮肤，生理盐水棉球清洁疮面，再以干棉球拭净，将已研细之粉末29g用麻油适量调成糊状，摊在桑皮纸上，外敷溃疡面上，根据疮面大小决定用药多少，药膏不宜太厚，以遮盖为度，再用敷料包扎，隔日换药1次。一般以15次为1疗程。用药数次后腐肉脱净，疮面组织渐转鲜活，并见有新生肉芽增生，这时换药时要轻擦疮面，勿使新生肉芽组织受损，同时可配合益气养血、和营通络之品内服，以助溃疡面愈合。

【来源】《中医外治杂志》，2004年第5期。

臁疮膏

【组成】磺胺嘧啶银、芦荟胶、黄芪、当归。

【用法】乳白色基质为没加香料的雪花膏基质，配成内含磺胺嘧啶银3%、市售芦荟胶3%、黄芪与当归比为2：1粉末6%（过120目筛）的乳白色膏剂，消毒备用。局部常规消毒，清除脓性分泌物及坏死组织，敷以臁疮膏后用纱布包扎，第一周每日换药1次，以后隔日换药1次。对磺胺过敏者禁用。

【来源】《中医外治杂志》，2005年第3期。

第七节　湿疮（湿疹）

> 湿疮，是一种皮损形态多样、伴有瘙痒糜烂流滋的过敏性炎症性皮肤疾患。中医文献记载有浸淫疮、血风疮、粟疮等多种名称。相当于西医的湿疹。本病具有多形性损害、对称分布、自觉瘙痒、反复发作、易演变成慢性等特点。

一、单方便方

莱菔子：取莱菔子60g，置于热沙锅中拌炒10min，取出研末，装瓶备用。若皮损渗出液较多或伴发感染者，以干粉撒于皮损处，待渗液和脓水干燥后，改用麻油调药粉成糊状外搽，每日多次。（《中医外治杂志》，1997年第2期）

二、秘验方

验方

【组成】茉莉花茶叶、雄黄。

【用法】取茉莉花茶叶2份，雄黄1份，共研细末，剂量按病变范围大小而定，用开水烫调如稀糊状，涂于患处，每日1次，7次为1疗程，若有渗出者加适量白矾。若不愈再用1疗程。若病变范围大，可用原方水煎5min，熏洗患处，每日2次，疗程同上。

【来源】《中医外治杂志》，1995年第5期。

验方

【组成】黄柏、红枣肉各60g（上药均烧灰存性），蝉蜕30g，青黛、冰片各20g，异丙嗪片250mg，泼尼松50mg。

【用法】上药共研细末，贮瓶备用。湿型用3%双氧水清洗，用药棉拭干创面后将药粉撒涂于患处，以后换药时禁洗而只用药棉拭干渗出即上药，每日换药1～2次。干型用3%双氧水清洗创面，拭干后用氯霉素液视伤面大小用2～5支调拌药粉涂于患处，每日换药1次。

【来源】《中医外治杂志》，1998年第4期。

验方

【组成】白矾100g，蜂蜜300g。

【用法】将白矾研末，与蜂蜜调成糊状，置玻璃容器中备用。依皮损范围，每次3～20g不等，以棉签将其涂于皮损处，每日2次，7日为1疗程，一般需1～3个疗程。

【来源】《中医外治杂志》，2003年第6期。

祛湿膏

【组成】生大黄、苦参、氧化锌、炉甘石各10g，泼尼松25mg。

【用法】上药混合研成细末，装瓶备用。若皮损渗出液较多或伴发感染者，以干粉撒于皮损处，待渗液和脓水干燥后，改用以麻油调药粉成糊状或与凡士林调和外搽，每日3次。

【来源】《中医外治杂志》，1994年第4期。

乳没膏

【组成】乳香、没药、猪油（熬熟去渣）。

【用法】上药按1：1：4的比例称好，先将猪油熬沸，将乳香、没药研碎慢慢放入沸油中，使二药完全熔化，然后自然冷却即制成。以乳没膏外敷患处，每日2次。

【来源】《中医外治杂志》，1995年第4期。

青黄散（用于急性肛门湿疹）

【组成】白芷、青黛各9g，黄柏、蛤粉各18g，枯矾1.5g，雄黄4.5g，冰片0.6g。

【用法】上药共研极细末，用米醋调成糊状备用。肛门局部以温水洗净后，用消毒棉签蘸青黄散涂于患处，每日2次。治疗期间，忌食鱼虾及辛辣之物。

【来源】《中医外治杂志》，1998年第2期。

复方松香散

【组成】松香、铅丹、枯矾、炉甘石、雄黄各6g，铜绿3g，冰片1.5g，轻粉1g。

【用法】上药混合，共为细粉。有渗出液者，将药粉撒上即可；无渗出液者用香油调敷。用药前先把结痂除去，每2日敷药1次。

【来源】《中医外治杂志》，1999年第2期。

祛湿散（用于外耳湿疹、"旋耳疮"、"月蚀疮"）

【组成】青黛、黄柏、轻粉各10g，蛤粉、煅石膏各20g。

【用法】上药共研末备用。瘙痒、渗水多者，将祛湿散均匀外搽患部，皮肤干燥、增厚、脱屑、皲裂者，用香油将药物调成膏状外用，每日1～2次。

【来源】《中医外治杂志》，2000年第1期。

参萸硫黄散

【组成】吴茱萸30g，苦参18g，乌贼骨21g，硫黄6g。

【用法】上药共研细末，拌匀备用。敷药前先清洗患部，然后用香油将上述药物调成稀膏，均匀敷于患处，一般敷药面积超过患部周围1～2cm，包扎固定，隔日换药1次，3次为1疗程。

【来源】《中医外治杂志》，2000年第6期。

茶叶散

【组成】茶叶（青）、苏叶各30g，苦参、枯矾、川椒、黄柏、大黄各15g，川黄连10g，干姜、青黛各5g，冰片2g。

【用法】上药共为细末，涂搽患处或香油调敷，每日2～4次，以皮损愈合为止。用药期间应注意局部卫生，不能用碱性肥皂水洗，哺乳母亲及病人禁食鱼虾及刺激性食物。

【来源】《中医外治杂志》，2001年第2期。

湿疹膏（用于局限性湿疹）

【组成】滑石、龙骨、苍术、黄柏、青黛各30g，轻粉、冰片各10g。

【用法】上药研末，加凡士林调敷患处。每日1～2次，10次为1疗程。

【来源】《中医外治杂志》，2002年第1期。

地栀膏（用于慢性湿疹苔癣样变）

【组成】栀子12g，轻粉3g，防风12g，地榆、地肤子、夏枯草、苦参、丹参、桃仁、红花各20g，甘草6g。

【用法】上药研成粉末，与凡士林软膏混合制成地栀膏。

首先将上药水煎后湿敷皮损部位，每日两次，分别湿敷20min左右，3～5日后改用地栀膏涂在皮损处一薄层，再用塑料纸包裹，隔1～2日换药直至痊愈。

【来源】《中医外治杂志》，2004年第6期。

五冰散

【组成】五倍子15g，冰片1.5g。

【用法】上药加香油调为糊状，涂于患处。一般每日擦2～3次，可迅速减轻症状（止痒，继之结痂）。忌用手抓伤患处，应另以保护。

【来源】《中医外治杂志》，2005年第4期。

第八节　蛇串疮（带状疱疹）

蛇串疮即带状疱疹，是临床常见皮肤病，中老年多见。其特点是皮肤出现簇集性粟粒大小红色丘疹，常沿皮神经排列如带状，单侧分布，伴烧灼样疼痛，中医称"缠腰火丹"，俗称"蜘蛛疮"。

一、单方便方

1. 生牛肉片：选新鲜生牛肉，带血为佳，洗净切片，厚2～3mm，外敷患处，每日更换2次，忌食辛辣腥。以脾虚湿盛为主要发病机制者局部表现为黄白水疱或起大疱，疱壁松弛、易于穿破、渗水糜烂或化脓，甚则坏死结黑痂，此时可仅用本法施治；若肝胆热盛为主者局部表现为疱疹红赤，疱壁紧张，红灼热，痛如针刺，可配服龙胆泻肝汤加连翘、板蓝根每日1剂。（《中医外治杂志》，1998年第2期）

2. 仙人掌：取仙人掌一叶，去净表面的刺，根据带状疱疹范围的大小，将鲜仙人掌用刀纵切成2片，将刀切面紧贴于疱疹部位，用力压紧，用胶布固定，24h更换1次，7日为1疗程。（《中医外治杂志》，1998年第4期）

二、秘验方

验方

【组成】蜈蚣3条，雄黄、青黛、乳香各10g，冰片、白矾、细辛各5g，吲哚美辛片100mg。

【用法】上药研成细末，拌匀，加白酒5ml，陈醋适量，调成稀糊状，按病灶面积大小将药平摊于病灶处，上面覆盖一层塑料薄膜，周边胶布固定，每日换药1次。患者在用此方法治疗期间，停用其他药物。

【来源】《中医外治杂志》，1998年第5期。

验方

【组成】青黛粉10g，冰片0.3g，食醋5ml或鸡蛋清适量。

【用法】上药共调成糊状，病灶局部用生理盐水洗净，然后将上药敷于病灶处，再用无菌纱布覆盖。每日2次（上、下午各1次）。

【来源】《中医外治杂志》，1999年第3期。

验方

【组成】生天南星、生川乌、白附子各15g，细辛10g，生姜、葱白适量。

【用法】前四味药共研细末，加入生姜、葱白中共捣烂成团，将药团用3层纱布包好，隔水蒸热，趁热将纱布包好的药团平摊敷于患处，至冷却为止，每日3次，7日为1疗程。

注意：药团要尽量热，但切勿烫伤皮肤，皮肤有破损者不能用，切忌入口。

【来源】《中医外治杂志》，2001年第1期。

验方

【组成】乌贼骨、蛇蜕、黄连、黄柏各15g，板蓝根20g，蜂房10g，冰片6g。

【用法】将蛇蜕、蜂房炒炭后，与其他药物一起研成细末，用香油调成糊状，敷患处，每日换药2次，1周为1疗程。

【来源】《中医外治杂志》，2001年第3期。

验方

【组成】黄连10g，半边莲12g，雄黄、细辛、川乌各6g，明矾10g，冰片3g。

【用法】上药分别研细粉，过筛混匀，装瓶备用。用时取药粉适量，用凡士林调成糊状，涂在纱布上贴敷患处，每日1次。

【来源】《中医外治杂志》，2005年第3期。

验方

【组成】雄黄10g，白矾、冰片、儿茶各30g。

【用法】上药共研细末，每次用3～5g药末酌加75%酒精调成糊状。用时洗净患处，取中药糊剂适量外敷患处，每日2～3次，每疗程5～8日。一般外敷1日后即可明显消肿止痛。

【来源】《中医外治杂志》，2006年第6期。

验方

【组成】龙胆草、乌蛇、青黛各3份，白矾、雄黄、冰片各2份，儿茶1份。

【用法】上药共为细末，香油调匀外敷，每日1～2次。

【来源】《中医外治杂志》，2003年第2期。

龙凤散

【组成】蛇蜕（烧灰）、龙须草席（烧灰）各10g，凤凰衣5g（即鸡卵中白皮、鸡蛋膜衣）。

【用法】上药研末混合均匀，取药粉适量，香油调成膏状，涂患处，每日2～3次。

【来源】《中医外治杂志》，1997年第6期。

五味解毒散

【组成】雄黄100g，明矾90g，生甘草、滑石各80g，铅丹30g。

【用法】上药研细末，装瓶备用。根据患者面积的大小，以适量的药粉与香油调成糊状，涂于脐部，用油纱布盖上，再贴敷料包扎，每日1换。

【来源】《中医外治杂志》，1997年第4期。

珠黄散

【组成】紫草、雄黄、珍珠各10g，冰片4g，大黄、黄柏、白芷各6g。

【用法】上药研成细粉，过80目筛，装瓶备用。患处用生理盐水或75%酒精清洗干净后拭干，取上药适量以香油或麻油调成糊状涂敷患处，以覆盖患处为宜。如水疱溃破后流水，可直接将药粉匀撒表面，结痂后便愈。

【来源】《中医外治杂志》，1997年第4期。

紫金锭

【组成】紫金锭若干（市售），陈米醋1斤。

【用法】在稍粗糙的碗中放陈米醋若干，用紫金锭药锭反复研磨，使成稀糊状。将患处用温盐开水或生理盐水冲洗干净，用无菌棉球吸干水分，将药糊涂于患处。第1日频频涂药，以保持患处湿润为度，第2日用温盐开水或生理盐水洗去疮面上的药物，重新涂药后（多涂一些）即以灭菌纱布覆盖，每日换药2次。一般3～4日即可。

【来源】《中医外治杂志》，1996年第1期。

青黛散

【组成】青黛30g，冰片5g，食醋适量。

【用法】把青黛和冰片共研细末过筛。将粉末倒入容器中，再将食醋边搅边倒，搅成糊状为宜，涂患处，每日3次。

【来源】《中医外治杂志》，1996年第3期。

自拟蜈蚣散

【组成】蜈蚣3条，蛇蜕10g，冰片5g。

【用法】先将蜈蚣和蛇蜕分别用文火炒炭存性，调成极细粉，再将研好的冰片加入混匀备用。

用适量香油将蜈蚣散细粉调成糊状，制成药饼（1cm厚度即可），湿敷患处，外用纱布、胶布固定，每日换药1次。一般使用3～5日。

【来源】《中医外治杂志》，1996年第4期。

仙人冰雄膏

【组成】仙人掌、冰片、雄黄。

【用法】取仙人掌适量去刺，冰片、雄黄两者比例为3：2研细和仙人掌一起捣成糊状，均匀涂敷于患处。每日1次，可连续外敷。

【来源】《中医外治杂志》，1996年第6期。

六神丸

【组成】六神丸。

【用法】取六神丸适量（视疱疹多少及皮损面积而定），研极细末，用米醋调成糊状即成。用时将药糊直接涂于患处，以能全部遮盖住疱疹和皮损为度，若溃烂流水者，可用药末直接撒于患处，每日3次。

【来源】《中医外治杂志》，1995年第1期。

冰硼散

【组成】冰硼散2支。

【用法】上药以凡士林适量调成糊状，敷于患处，每日1次，一般敷药3日。

【来源】《中医外治杂志》，1995年第2期。

鱼二黄软膏

【组成】大黄20g，黄柏15g，冰片10g。

【用法】上药共研成细末，以蒸馏水调成糊状，再取鱼石脂软膏150g，与之搅拌均匀即成。

皮肤常规消毒后，将上述软膏涂摊于无菌纱布上2～3mm厚（涂摊面积大于皮损面积），贴敷患处，隔日换药1次，同时，取患侧龙眼穴（位于小指第二关节外侧，握拳时小指第二关节横纹处），消毒后以三棱针迅速刺破皮肤2～3mm深，挤出恶血数滴，无菌棉球拭净覆盖，隔日1次。

【来源】《中医外治杂志》，1998年第3期。

川乌南星散（用于疱疹后神经痛）

【组成】川乌、生天南星、王不留行各10g，冰片5g。

【用法】前三味药磨粉过40目筛，后加入冰片。根据患部面积大小以适量药粉与香油调成糊状涂于患处，用油纱布盖上，再贴敷料包扎。每日1换（注意面部用药不能使药液流入眼内）。

【来源】《中医外治杂志》，1998年第5期。

验方

【组成】六神丸、大青叶煎剂。

【用法】取六神丸30粒，研细，加入大青叶煎剂（1.5g/ml）10ml混匀，涂患处，每日3～4次，以全部覆盖疱疹及皮损为度，至疱疹干涸、结痂停用。或将六神丸研成极细粉，加食醋调成稀糊状，涂于患处，每日3次。一般用药当天可见肿痛减轻，疱疹萎缩。对溃烂流水者，可将研细的药末直接敷于患处。2～3日即可干枯结痂。

【来源】《中医外治杂志》，1998年第6期。

蜈蚣雄黄膏

【组成】蜈蚣3条，雄黄30g，黄柏10g。

【用法】上药共研细末，凡士林调匀配成软膏备用。常规消毒皮损部位，按皮损面积大小将药膏涂于患部，每日2～3次。

【来源】《中医外治杂志》，1999年第3期。

双黄连粉针剂

【组成】双黄连粉针剂。

【用法】用双黄连粉针剂适量加用普鲁卡因注射液适量调匀，涂于患处，外用纱布包扎，每6h换药1次，多数用药1次可使症状减轻，可连用3～5日。

【来源】《中医外治杂志》，1999年第4期。

六黄散

【组成】黄连、六神丸。

【用法】将黄连研末，过80目筛，六神丸研末，按30g：15支制成六黄散，装瓶备用。将带状疱疹区域用碘仿消毒，用三棱针在酒精灯上烧红，在疱疹中央进行快过点刺，术毕，用碘仿消毒，面部禁用此法。将六黄散用氯霉素注射液调成糊状，外敷伤口，均匀将药糊涂于疱疹表面，每日换药1次。面部疱疹用碘仿消毒后，用艾灸15min至皮肤微红，外敷六黄散药糊。

【来源】《中医外治杂志》，1999年第5期。

解毒止痛散

【组成】生石膏20g，皮硝10g，冰片、苦参各5g，黄连、生大黄、乳香、没药、生白矾、雄黄各3g。

【用法】上药研成极细药末后，用凉茶水100ml调成混合液状即可，也可用香油调成油膏状。调制好的药液或油膏用无菌棉棒涂擦患处即可，每日数次，待患处干燥结痂，色退为止。同时注意勿搔抓患处，以防皮破引起感染。

【来源】《中医外治杂志》，1999年第5期。

地榆蜈蚣膏

【组成】地榆30g，紫草18g，蜈蚣6g，凡士林适量。

【用法】前三味药研细粉，用凡士林适量调匀，每次用药适量涂于患处，每日2次。

【来源】《中医外治杂志》，2000年第6期。

复方蛇蝎散

【组成】乌梢蛇12g，白花蛇2条，蜈蚣4条，全蝎、地龙、红花各10g，当归20g，冰片5g。

【用法】上药研末置于一密闭玻璃器内，用75%酒精浸泡48h后即可应用。先用0.5%碘酒消毒水疱壁，用无菌棉签蘸取该药液，局部均匀地涂于水疱部位，再用无菌纱布敷盖其上，保持局部清洁干燥，防止摩擦、抓搔。每日外敷4～6次，连用5日为1疗程，在此用药期间，停用其他药物。

【来源】《中医外治杂志》，2001年第1期。

雄甘油

【组成】雄黄（研细末）、甘草、白芷（粉碎过筛取细粉）各50g，冰片（研细末）5g。

【用法】上药粉混匀装瓶，加花生油300g，搅成稀糊状备用。根据皮损面积大小，取雄甘油适量，用小毛刷或棉签蘸药油涂抹患处。每日数次，3～8日停药观察疗效。

【来源】《中医外治杂志》，2001年第2期。

雄陀散

【组成】雄黄、枯矾、密陀僧各15g，制乳香、制没药各10g，青黛30g。

【用法】取石灰水上清液和香油各40ml，将上药先研细末（过100目筛），再与石灰水上清液和香油调和，外涂患处，以结为药痂和保持局部湿润为度。

【来源】《中医外治杂志》，2001年第4期。

蜈蚣散

【组成】蜈蚣两条，雄黄6g，枯矾0.6g，侧柏叶3g。

【用法】蜈蚣文火焙干，侧柏叶炒黑，加雄黄、枯矾共研细末，用香油调成糊状，装瓶备用。先用0.5%碘酒消毒水疱壁，用无菌棉签蘸取药糊，局部均匀地涂于水疱部位。用药期间保持局部清洁干燥，防止摩擦和手抓，每日外涂2次，治疗期间停用其他药物。

【来源】《中医外治杂志》，2001年第5期。

自制三黄冰朱散

【组成】雄黄100g，生大黄、黄柏各80g，冰片25g，朱砂15g，麻油100g。

【用法】前五味药先分研，过120目筛，再行合研拌匀装瓶密封。用时取出适量麻油调匀外敷患处，如5分硬币厚，如疱疹破溃则干敷患处，纱布外缠，每4h更换1次。

【来源】《中医外治杂志》，2002年第1期。

青黛散方

【组成】黄柏、青黛各60g，石膏、滑石各120g，白矾14.5g，冰片2.8g。

【用法】前四味药共研细末制成青黛散，密封后备用。取白矾研成细粉，加水适量，加热使其溶解，加入氯化钠9g，搅溶，滤过，另取冰片研成细粉，加聚山梨酯807ml共研均匀，加入上述滤液中，加水至1000ml，搅拌均匀制成矾冰液灌装，灭菌备用。

青黛散与矾冰液调成稀糊状后用消毒棉签均匀涂敷于患处，每日2～3次。水疱破溃或渗出较多者，先单用矾冰液湿敷2～3h后，再涂敷上药。

【来源】《中医外治杂志》，2002年第3期。

中西药结合方

【组成】血余炭200g，利巴韦林注射液（100ml×10支）。

【用法】取血余炭，研末，过100目筛后，将药粉收储于消毒过的干净密封容器内备用。用时取血余炭粉，与利巴韦林注射液混合调和成糊状，即可外用涂抹病灶部位，涂抹药物的剂量以患者病灶面积的大小而定，即用即调。

先以温开盐水对患者病变部位进行温敷清洗，晾干，然后以脱脂消毒棉棒蘸药糊，沿病灶边缘由外向内涂抹一层薄药糊，每日涂抹2～3次，每涂一次药，都要用温开盐水对病灶部位进行温敷清洗一次，7日为1疗程。

【来源】《中医外治杂志》，2003年第3期。

冰青四味散

【组成】雄黄、白矾、青黛、冰片。

【用法】上药按3∶3∶2∶1的比例混合后研极细末，装瓶备用。肝经湿热型以红色斑丘疹为主者，加入适量六神丸研细混匀，以水疱、血疱为主者加入适量双黄连粉针混匀；脾虚湿盛型加入适量苍术粉、珍珠粉；气滞血瘀型加入蜈蚣粉、全蝎粉。以上药物均用复方丹参注射液调成稀糊状，局部外涂，每日2~3次。

【来源】《中医外治杂志》，2004年第1期。

金黄膏合庆大霉素方

【组成】如意金黄散20%，凡士林80%。

【用法】上药调成膏状备用。用时将金黄膏平摊于无菌纱布上，金黄膏上再放单层庆大霉素纱条，然后敷在疱疹处，每日或隔日换药1次。

【来源】《中医外治杂志》，2004年第4期。

自拟芙蓉散

【组成】芙蓉叶30g，黄芩12g，薄荷叶10g。

【用法】上药制成干粉，过200目筛，密封保存。将芙蓉散用韭菜汁、香油适量混匀成膏状，外敷疱疹创面。每日2次，7日为1疗程。

【来源】《中医外治杂志》，2006年第5期。

第九节　疥疮

　　疥疮是由于疥虫感染皮肤引起的皮肤病，它可以通过性传播，故本病已经被世界卫生组织列入性传播性疾病之中。疥疮的体征是皮肤剧烈瘙痒，而且皮疹多发于皮肤皱褶处，特别是阴部。疥疮是通过密切接触传播的疾病，传染性很强。

一、单方便方

皂角膏：皂角250g，用陈醋将其浸泡3日，然后煮沸，捞出阴干后研为细末，用香油适量调匀，涂于患处。（《中医外治杂志》，1996年第3期）

二、秘验方

硫灰散

【组成】硫黄50g，千年灰（陈年石灰）30g，血余炭10g，童便250ml，食醋250ml。

【用法】把硫黄置于铁锅内，用文火蒸煮，待硫黄成液状时，把研成细末的千年灰和血余炭均匀地撒在硫黄中，一边搅一边撒，慢慢搅匀后，先把童便和食醋倒入一容器中，再把硫黄混合物倒入容器，冷却后弃液，余下物质便是硫灰散。把硫灰散研成细末，用麻油调敷，每日1次，3日即可。

【来源】《中医外治杂志》，1995年第2期。

疥灵

【组成】精制硫黄粉20g，极细花椒粉5g，苯酚2滴，土槿皮酊0.3ml，黄凡士林约75g。

【用法】上药调膏状。先沐浴1次，然后用药棉蘸药膏稍稍用力涂搽所有皮损至皮肤微微潮红，每日2次，连用3日。注意：若用于儿童，宜根据其年龄酌减硫黄粉、苯酚、土槿皮酊的用量。

【来源】《中医外治杂志》，2000年第2期。

疥疮膏

【组成】硫黄35g，轻粉3g，氯苯那敏50mg，四环素5g，凡士林70g。

【用法】先将前四味药一起置乳钵中研极细，凡士林置容器中稍加温，加入药末搅匀装瓶备用。

用药前洗澡，换上新棉布内衣，将药膏直接涂于患病位，用手掌在局部搓搽5min左右，最后患病部位靠近热源烤约10min，距离以能耐受为度，每天早、晚各用药1次。3日洗1次澡，并且换下内衣、枕巾、床单、被套等床上用品，烫洗后于太阳下晒干备下次换用。注意：家庭集体住宿患者，同时治疗，防止交叉感染及复发；本品有一定毒性，忌入口眼及生殖器内。

【来源】《中医外治杂志》，2001年第4期。

第十节　褥疮

褥疮又称席疮，指久着席褥，身体受压处如臀、背等肌肉单薄部位出现的溃疡。中医认为因久病气血亏虚，气不能运血以营养肌肤，加之局部受压摩擦染毒而成。多见于截瘫、半身不遂等。症见初起患处呈现紫斑，继而皮肤破损，逐渐坏死溃烂，腐肉脱落，形成溃疡，较难愈合。

一、单方便方

1. 凤凰衣：彻底清除疮面，剪去坏死组织，直到出血为止；用生理盐水反复冲洗，然后用消毒干纱布加压片刻；选用庆大霉素湿敷疮面，连续2～3日清创、换药；局部切忌受压，可加用气垫等。以后每2日换1次药，无须冲洗，约连续1周。待感染控制，疮面边缘生出新生上皮时，取新鲜鸡蛋数只，洗净双手及鸡蛋外壳，常规消毒鸡蛋壳，用无菌镊将鸡蛋击一小孔，分离出内衣，将疮面进行常规消毒，把凤凰衣平整地贴敷在疮面上，贴满整个疮面即可。病室内要保持一定湿度，每1～2日换1次凤凰衣，直至疮面愈合为止。(《中医外治杂志》，1998年第6期)

2. 地骨皮：将地骨皮置于青瓦上焙干、焙黄，研成极细粉末，过80目筛后装瓶备用。对Ⅰ、Ⅱ期褥疮，先用1‰苯扎溴铵消毒疮口及周围皮肤，再用0.9%生理盐水清洗后，将地骨皮粉均匀敷于患处，暴露患处；对Ⅲ、Ⅳ期褥疮，多继发感染和蛋白丢失，治疗除需加强营养、治疗原发病外，还必须配合手术清疮，然后将地骨皮粉均匀敷于患处，有分泌物时用消毒纱布包扎，无分泌物时暴露疮面。每日1次。(《中医外治杂志》，2001年第2期)

二、秘验方

验方

【组成】牛黄10g，珍珠15g，青黛粉30g，朱砂20g，硼砂25g，芒硝10g，冰片8g。

【用法】上药均研成极细粉，放入玻璃瓶中摇匀，备用。充分暴露病灶局部，用药棉蘸药液擦洗疮面，将疮面上的渗出液及脓液拭去，如有脓痂应尽量除尽；将自拟中药散外敷疮面（视疮面大小用量增减，以将整个疮面覆盖住为度）；再将艾条点燃，根据疮面大小选用1根或多根缚在一起，温和灸20～30min，对于瘫痪或局部知觉不敏感者可将手指放于疮面两旁，测知温度，防止出现烫伤。灸完后盖上无菌纱布，每日1次，保持褥疮部位干燥，并垫上垫圈防止再次受压。

【来源】《中医外治杂志》，1999年第4期。

珍珠褥疮粉

【组成】珍珠1份，生大黄、生黄芩各18份，生黄连、冰片各5份，地榆、滑石各15份，红花、白及各6份，紫草11份。

【用法】上药研细末，红外线烘干消毒后备用。常规清洗伤口，将珍珠褥疮粉涂撒于患处，每日 1 ～ 2 次。治疗 15 日为 1 疗程。

【来源】《中医外治杂志》，1996 年第 3 期。

石膏朱砂粉

【组成】石膏 30g，朱砂、冰片、硼砂各 15g。

【用法】上药研末混合。先用 75% 酒精消毒创面周围皮肤，再用生理盐水清洁创面。有脓液者先用双氧水清洁，然后将药末均匀撒在伤口表面，创面暴露。每日用药 2 ～ 3 次，结痂后停药，使焦痂自行脱落。

【来源】《中医外治杂志》，1996 年第 6 期。

麝香浸润液

【组成】麝香 5 ～ 10g。

【用法】取麝香 5 ～ 10g 浸泡于 500ml 生理盐水中 24h，避光保存。75% 酒精消毒创面周围皮肤，双氧水或生理盐水清洁创面。将无菌纱布在麝香浸泡液中泡透，敷于创面，外敷无菌纱布，每日换药 1 ～ 2 次，至创面愈合为止。

【来源】《中医外治杂志》，1996 年第 6 期。

自拟生肌散

【组成】轻粉 40g，血竭、煅石膏、冰片、制乳香、珍珠各 100g。

【用法】将石膏与珍珠煅制后，与余药共研成粉，过 100 目筛即成。将患者褥疮部位清洗干净，用 1‰ 苯扎溴铵液消毒创面及周围皮肤后，生理盐水冲去苯扎溴铵，剪除脓苔及坏死组织至有血液渗出，压迫止血后，将生肌散均匀撒于创面上，厚度至 3mm，覆盖创面后用无菌敷料包扎固定，使该部位悬空不再受压，并注意增加全身营养，加强褥疮护理，预防新的褥疮发生，每隔 1 日用上述方法换药 1 次，换药时注意肉芽生长情况。

【来源】《中医外治杂志》，1998 年第 6 期。

生肌散合拔毒膏方

【组成】生肌散：珍珠粉 9g，制乳香、制没药、制象皮各 10g，血竭 5g，煅石膏、煅牡蛎各 30g，冰片 3g。拔毒膏：当归 30g，白芷、乳香、没药各 20g，铅丹 200g，香油 500g。油膏：香油、白蜡各 30g。

【用法】生肌散方中各药共研极细粉，贮瓶备用。另将香油文火煮沸后，放入拔毒膏方中前四味中药，炸枯捞出，过滤香油，用文火将香油沸后放入铅丹，边熬边用槐枝搅动，20min 后离火冷却取出，放入冷水中备用。用时取适量放布上做成薄贴。文火将香油沸后，放入白蜡搅匀，5min 后离火制成油膏，取出备用。常规消毒患处，将生肌散均匀地撒在疮面上，外盖拔毒膏，视脓液多少每日或隔日1换。疮面已无脓液、且有鲜红肉芽长出后，外贴油膏以培养肉芽生长、加速愈合。

【来源】《中医外治杂志》，1999年第1期。

自拟生肌膏

【组成】熟石膏100g，马勃80g，珍珠母90g，白及30g，制炉甘石、乳香、没药各20g。

【用法】上药粉碎，过100目筛，用香油适量调成软膏，再加入凡士林2000g，拌匀，装瓶备用。

无菌操作，换药前先将褥疮局部脓血及坏死组织清创干净，再以过氧化氢溶液冲洗疮口疮面，褥疮周围皮肤用75%酒精常规消毒，后把药膏涂于纱布上外敷疮面，每日换药1次。对卧床较久、气血亏虚者可内服中药人参养荣汤加减（白芍9g，当归、肉桂、炙甘草、陈皮、人参、炒白术各30g，生黄芪40g，酒蒸熟地黄、五味子、茯苓各20g，炒远志（去心）15g。共为粗末，每次15g，加生姜3片，大枣2个同煎，每日2次口服，以补气养血）。

【来源】《中医外治杂志》，1999年第5期。

自拟褥疮粉

【组成】珍珠粉3g，血竭6g，大黄粉、枯矾、生龙骨、当归粉各10g，煅石膏、煅炉甘石各30g。

【用法】上药粉过120目筛后装瓶高压消毒备用。外用时先用灭菌生理盐水清洗干净创面，然后用75%酒精棉球消毒创面周围皮肤。将药粉均匀撒于创面约1mm厚。敷无菌纱布包扎固定。每日换药1次。

【来源】《中医外治杂志》，1999年第6期。

消疮膏

【组成】红花、紫草、黄芪、当归、血竭各30g，麝香1～3g。

【用法】根据创面大小加减。前五味药加水2500ml左右，煮沸60～90min熬制成膏剂。临床治疗时，再加入麝香，均匀平摊在白平布上，外敷于创面上。每周更换1次。

【来源】《中医外治杂志》，2000年第1期。

血黄生肌散

【组成】血余炭10g，黄柏20g，大黄30g，珍珠粉10g。

【用法】上药共研极细末，贮瓶备用。Ⅱ期褥疮：在局部皮肤常规消毒下，用注射器抽吸水疱内渗液，剪去表皮，用生理盐水洗净，然后用鸡蛋清少许加入血黄生肌散药粉中，调匀，混合制成膏状，均匀涂敷于疮面，以无菌纱布包扎。Ⅲ期褥疮：应先除去疮面的坏死组织，再用生理盐水冲洗，若感染严重、渗出物较多者，可直接以血黄生肌散均匀敷于疮面。每日换药2～4次，每次换药必须按换药常规洗净旧药，敷上新药，7日为1疗程，14日后观察疗效。

【来源】《中医外治杂志》，2000年第2期。

褥疮Ⅰ号

【组成】地榆炭15g，牡蛎30g，红霉素12片，地塞米松10片。

【用法】上药共研成粉装瓶备用。先用无菌盐水清洁创面，用0.75%碘酊消毒创面周围皮肤，若分泌物多或有坏死组织，可选用0.02%呋喃西林液清洁创面，并清除坏死组织，再将配制好的药粉均匀敷盖创面。Ⅰ、Ⅱ期褥疮无需敷盖包扎，Ⅲ、Ⅳ期应用无菌纱布敷盖包扎，每日换药2次。同时要保持皮肤干燥，清洁，勤翻身，改善局部血液循环，并注意改善营养状况，促进创面愈合。

【来源】《中医外治杂志》，2000年第3期。

蒜汁方

【组成】鱼肝油100ml，蒜汁10ml，0.5%普鲁卡因1ml。

【用法】上药均匀混合备用。病人取自然卧位，充分暴露创面，用0.1%的高锰酸钾溶液冲洗创面，75%的酒精清洗创面周围后，将配制好的蒜乳汁外敷整个创面，无菌纱布包扎，包扎不应太紧，以免影响局部血液循环，每1～2日换药1次；当创面生长出新鲜肉芽接近愈合时，改用生理盐水蒜液外敷，并可适当减少蒜液中蒜汁成分，以减少对创面的不良刺激，换药至创面愈合。

【来源】《中医外治杂志》，2000年第4期。

收敛生肌散

【组成】白及、生地榆各30g，黄柏、龙胆草各25g，没药20g，黄连15g，蒲公英20g。

【用法】上药烘干后研为细末，为5日剂量，可将粉末分为5袋，每袋35g。根据褥疮部位面积大小，先用生理盐水冲洗后，将收敛生肌散外敷疮面。如疮面溃脓腐烂较多者，可每日换药1次，如脓净肉芽红活者，可两日换药1次，根据疮面面积大小每次用量15～35g，临床上可酌情处理。

【来源】《中医外治杂志》，2002年第1期。

回生膏

【组成】红花、当归、象皮粉各30g，雏鸡200g，桑寄生、续断、水蛭粉各18g，清油1000g，铅丹100g。

【用法】先用清油将当归、雏鸡、桑寄生、续断、红花浸泡2周后，放入锅内炸熬约2h，待药成黄焦色为度，过滤取液，将铅丹纳入熬至滴水成珠，待温度降至约70℃以下，再入象皮粉、水蛭粉搅匀备用。

根据褥疮大小将上药摊于略大于褥疮的干净厚实无菌牛皮纸上约1mm厚。根据褥疮轻重状况，尽量早期给予回生膏，严密覆盖创面，每日换药1次，如有组织及筋膜坏死者，可先行剪掉，清洁消毒后再予膏药外敷。

【来源】《中医外治杂志》，2003年第3期。

中西医结合方

【组成】甲硝唑10片，泼尼松50mg，诺氟沙星1g，燃石膏10g，冰片适量。

【用法】上药研末，放入小杯内，用无菌生理盐水调成糊状，在对创面彻底清创消毒后，将药糊均匀涂抹于创面，然后将艾绒点燃，距创面5cm处进行熏烤，时间为15min，每日2次。

【来源】《中医外治杂志》，2004年第1期。

家传拔毒方

【组成】拔毒膏（溃腐期）：乌柏叶500g，南岭尧花根二重皮500g，铜绿20g，麝香5g，冰片5g（先将前两味药加水浓煎，去渣收膏；再将铜绿、麝香、冰片共研成细末，放入膏中搅拌均匀，装瓶备用）。拔毒散：茅膏菜30g，金雀梅30g，象牙屑10g，冰片5g（共研极细末，装瓶备用）。

【用法】创面常规消毒后，在坏死组织上撒少量拔毒散，上敷拔毒膏，每日1换，腐肉净后禁用。收口期先将创面洗净后撒上生肌散，外敷生肌膏，每1～2日换药1次，直至褥疮愈合。

【来源】《中医外治杂志》，2004年第3期。

自制生肤膏

【组成】大黄30g，当归25g，生地黄50g，白芷、白及、白蔹各40g，儿茶30g，黄连10g，栀子、乳香、没药各20g，冰片、血竭各10g，黄蜡60g，真麻油1000g。

【用法】将前九味药浸入真麻油中48h后煎沸，以白芷炸至黄褐色为度，去渣，再加入黄蜡充分搅拌，待油温适宜时投入血竭、乳香、没药、冰片细末，搅匀至冷却成膏，置医用消毒容器中备用。

先用1‰苯扎溴铵液或双氧水清创处理，Ⅱ期褥疮有水疱时在无菌操作下抽出积液，如已化脓需剪去表面坏死组织，用本膏外敷，加纱布、绷带包扎。Ⅲ期或Ⅳ期褥疮，在常规消毒后，将表面坏死组织及分泌物清除，用本膏外敷，包扎。每1～2日换药1次。

【来源】《中医外治杂志》，2006年第4期。

第十一节　手足皲裂

　　手足皲裂，是常见的一种皮肤病，多见于老年人及妇女。因经常受机械性或化学性物质的刺激，加之冬季气候寒冷，皮下汗腺分泌减少，皮肤干燥，皮肤角质增厚，失去弹性，故当手足运动时极易发生皲裂。表现为手指、足跟、足缘及手足掌侧皮肤干燥、增厚，并出现顺皮纹方向的裂隙，深浅、长短不一，严重者裂隙伴有出血和明显的疼痛。

一、单方便方

　　川楝子：将川楝子洗净加水煮沸半小时，捣烂、去皮核、过筛，以稠厚为宜。将川楝子果肉100g、猪油80g、蜂蜡20g、香料适量，调匀即可。（《中医外治杂志》，1996年第6期）

二、秘验方

忍冬防裂膏

【组成】忍冬藤350g，生草乌150g，川芎145g，冰片125g，白及118g，当归152g，香油4000g。

【用法】上药浸泡于香油内24h左右，加热至270℃，炸枯、滤渣，继投入适量液状石蜡，放冷即成膏，后按净重15g分盒装。根据患处面积酌量应用，每日3次。

【来源】《中医外治杂志》，1998年第5期。

羊脂滑石膏

【组成】羊脂油、滑石粉。

【用法】先将3份羊脂油熔化后，加入1份滑石粉搅拌均匀，冷却后即可使用。用时取羊脂滑石膏适量涂擦皲裂皮肤，反复多次揉搓，每日涂擦2～3次即可，一般治疗3～5日即愈。

【来源】《中医外治杂志》，1999年第3期。

自拟皲裂膏

【组成】荆芥、防风各15g，桃仁、红花各10g，当归20g，乳香、没药各15g，紫草12g，白及20g。

【用法】上药置250g猪油中，以文火煎熬，煎枯，过滤，去渣备用。使用时用温水浸泡患处至软，用刀片将增厚层轻轻削去，取皲裂膏适量，每日3～5次涂擦于裂口处；或干后再涂，不拘次数。必要时用敷料包扎。3日为1疗程。治疗期间忌碱性肥皂及冷水洗患处。

【来源】《中医外治杂志》，2000年第3期。

白及膏

【组成】白及粉、凡士林。

【用法】白及粉、凡士林按1：4比例调制，先将凡士林加热熔化，放入白及粉搅拌均匀，冷却备用。洗手待手干后以白及膏外搽患处，每日2次，5日为1疗程。

【来源】《中医外治杂志》，2000年第4期。

第十二节　银屑病

银屑病即摄领疮，俗称牛皮癣，是一种常见并易复发的慢性炎症性皮肤病，属世界性难治症之一。主要表现为红斑、丘疹或在斑片上覆盖有多层银白色鳞屑，抓去鳞屑可见点状出血，病程长，病情变化多，时轻时重，具有复发倾向。

速效皮炎净

【组成】草河车粉、煅砒霜、倍他米松、清凉油。

【用法】上药适量混合调匀即成。搽药前用温开水浸泡毛巾擦洗患处，再涂药膏，每日2次，易摩擦部位须用一般膏药遮盖，7日为1疗程。

【来源】《中医外治杂志》，1995年第3期。

平银糊膏

【组成】黄芪、丹参、白芷、青黛、狼毒。

【用法】上药按8：8：5：5：1制成粉剂，加甘油、10%二甲基亚砜适量配制，约2g。敷脐，用医用胶布贴盖，每2日换药1次，30日为1疗程。

【来源】《中医外治杂志》，1999年第3期。

银屑膏

【组成】蜈蚣10条，斑蝥20个，硫黄15g，轻粉9g，冰片5g，狼毒50g，蜂蜡40g，麻油200g。

【用法】将前五味药分别粉碎成细粉，过100目筛，混匀。取麻油放于铁锅内加热至150℃，加入狼毒饮片炸至枯黄色，捞去药渣，过滤后加入蜂蜡，使之溶化，离火，待油温降至60℃，边搅拌边加入药粉，至冷凝成膏，贮于容器内备用。使用前将患处用温水洗净、擦干，把银屑膏涂于纱布上，敷于患处即可，每日换药1次，20日为1疗程。

注意：银屑膏内含有毒成分，适用于银屑病（寻常型）无溃破者，对于化脓型则不宜。

【来源】《中医外治杂志》，1999年第4期。

自制康肤膏

【组成】轻粉10g，硫黄20g，密陀僧20g，全蝎6g，蜈蚣1条等；醋酸氟轻松软膏、克霉唑软膏、氢化可的松软膏、红霉素软膏、氯霉素注射液、维生素B_2注射液各1支。

【用法】上药中药共研极细末，以西药膏剂、针剂为基质共调匀，装瓶备用。只能外用，切忌入口。每日按皮损范围外搽2次，早晚各1次，15日为1疗程，一般只需1～2个疗程，重者需3个疗程。

【来源】《中医外治杂志》，1999年第6期。

普连膏

【组成】黄芩末、黄柏末、凡士林。

【用法】上药按1：1：8调成膏。均匀涂擦于全身皮损处，每日2次。

【来源】《中医外治杂志》，2000年第5期。

癣消皮俊膏

【组成】斑蝥3g，芒硝25g，儿茶15g，雄黄、苦参、枯矾各10g，轻粉15g，油牛皮25g，冰片15g。

【用法】上药分别研成极细粉末，用凡士林调成膏状，抹在患处，每日1～2次，起疱即停。一般情况下，痂掉后癣即消退，若癣块不退，可如法再抹药。

【来源】《中医外治杂志》，2002年第6期。

验方

【组成】生川乌20g，木鳖子、细辛、川椒各5g，醋18ml。

【用法】木鳖子除外，将上三味药研为细末，把醋倒入勺中，再放入木鳖子（去外壳），用中火加热醋煎5min，然后把木鳖子取出，再把上述药粉慢慢放入热醋中，调成糊状，等稍凉后，外敷于患处（用量根据患处大小而加减），外盖粗布，范围大于病灶部位2cm，再用胶布固定，每2日换药1次，直至痊愈。

【来源】《中医外治杂志》，2004年第6期。

第十三节　皮肤瘙痒症

皮肤瘙痒症，是指无原发性皮肤损害，而以瘙痒为主要症状，有皮肤感觉异常的皮肤病。好发于老年及青壮年，多见于冬季。临床以皮肤阵发性瘙痒，搔抓后常出现抓痕、血痂、色素沉着和苔藓样变为特征。归属于"风瘙痒"、"痒风"范畴。

冰花散

【组成】冰片30g，花椒15g，密陀僧40g，黄连20g，硫黄40g，雄黄30g，明矾30g。

【用法】上药共研细末装瓶备用。用时将患处用温水洗净，用棉签蘸药粉或以麻油调和涂擦患处。

【来源】《中医外治杂志》，1995年第6期。

楮叶软膏（用于浅部真菌病）

【组成】楮叶500g，甘油单硬脂酸酯120g，液体石蜡、硬脂醇、甘油各50g，十二烷基硫酸钠3g，氮酮12ml，尼泊重乙酯1g，蒸馏水适量。

【用法】取处方量楮叶，加75%乙醇渗漉提取，收集8倍量渗漉液，漉液减压回收乙醇至无醇味，浸膏加甘油50g，十二烷基硫酸钠3g，80℃水浴恒温，用高剪切混合乳化机搅拌15min作为水相。另取甘油单硬脂酸酯、液体石蜡、硬脂醇、尼泊重乙酯、氮酮，置于烧杯中，80℃水浴加热熔化，作为油相。将油相倒入水相中，并不断搅拌至冷凝即得。

温水清洗局部，将软膏适量涂于患处，每日3次。用本药前3周停用其他抗真菌药物，用药7～10日后评定疗效。

【来源】《中医外治杂志》，1998年第5期。

止痒散

【组成】红花、桃仁、杏仁、栀子、地肤子各等份。

【用法】上药共研为末，蜂蜜调成膏，敷神阙穴，外覆纱布，胶布固定。

【来源】《穴位用药》，人民军医出版社，1993年。

第十四节　脚湿气

脚湿气，是发生于足趾或足底部的癣菌感染性皮肤病。因足丫糜烂流滋水并有特殊的气味，故名脚湿气，又称"臭田螺"。是发病率较高的传染性皮肤病。可自体传染，引起手癣、甲癣、体癣、股癣，还可传染给其他人，造成全家患病或集体患病，相当于西医的足癣。

狐臭散（用于脚湿气和狐臭）

【组成】密陀僧100g，枯矾50g，松香30g，樟脑20g，轻粉15g，冰片8g。

【用法】上药共研至极细末装入瓷罐中密封。用时挑药末少许干扑患处，每日早晚各1次。

【来源】《中医外治杂志》，1998年第2期。

自拟脚气灵

【组成】阿托品1.2g，制霉菌素500万单位，阿司匹林1.5g，苦参5g，千里光5g，滑石粉5g。

【用法】上药各研细末，混合均匀，密封于瓶内备用。患者于中午及晚间用温清水浸泡洗脚，去除局部表面乳白色腐烂组织，擦干或晾干双脚，取适量药粉均匀撒于患处，7日为1疗程，2周后评定结果，用药期间停用其他药物治疗。

【来源】《中医外治杂志》，1999年第6期。

黄白二妙散

【组成】黄柏、白蔹。

【用法】上药3：1比例研细粉。用时，以黄白二妙散外擦患处，每日

2次。患足肿胀者，可将黄柏二妙散40g文火煎汤，浸洗患足30min，每晚1次。

【来源】《中医外治杂志》，2001年第2期。

湿气灵粉

【组成】枯矾、细辛、丁香、藿香、白鲜皮、苦参、白蔹、滑石粉各10g。

【用法】上药充分混匀后，粉碎过100目筛成细粉备用。将湿气灵粉撒入鞋内及鞋垫，另将患足洗净，撒上薄薄一层药粉，有水疱的用消毒针刺破再撒，每日2次，10日为1疗程。

【来源】《中医外治杂志》，2001年第3期。

神奇脚气膏

【组成】雄黄、煅炉甘石、芒硝、鸦胆子、冰片各30g，白矾50g，凡士林500g。

【用法】上药除凡士林均研成细粉，过120目筛，再把药粉同500g凡士林调和均匀，装瓶备用。

治前把1000ml开水倒入脸盆，放20g食盐待溶化，等水温适宜，放进患脚泡洗30min，擦干后再涂药膏，用手反复揉擦，以疏通汗腺，使药力直达病所。此法多适合干燥脱屑型和水疱型足癣。

若遇有湿性渗出糜烂感染者，照上方去掉凡士林，制成散剂，取药粉30g，放入脸盆，倒入1000ml开水冲化，待水温适宜，放进患脚浸泡30min，擦干后，取适量药粉均匀撒在糜烂面上即可，以上用药每日2次。忌饮酒和辛辣食物。

【来源】《中医外治杂志》，2001年第6期。

第十五节　疖病毛囊炎

疖病又称毛囊炎，系化脓性球菌侵犯毛囊口周围，局限于毛囊上部的炎症，分为化脓性与非化脓性两种，多见于免疫力低下者或糖尿病患者，好发于头部、项部。毛囊炎初起为红色充实性丘疹，以后迅速发展成丘疹型脓疮，继而干燥、结痂，痂脱不留痕迹。皮疹数目多，但不融合，自觉瘙痒或轻度疼痛。毛囊炎好发于成人的多毛部位；小儿则多发于头发部位，愈后可留下小片秃发。

复方皮炎膏

【组成】金黄散180g，复方磺胺甲噁唑粉48g，泼尼松5g，维生素B$_6$ 10g，凡士林360g。

【用法】将复方磺胺甲噁唑、泼尼松、维生素B$_6$共置乳钵中研细，过120目筛，同金黄散混合均匀，加入已熔化的凡士林中研磨均匀，装于软膏盒中备用。外用敷于患处，每日3次。

【来源】《中医外治杂志》，2000年第2期。

第十六节　旋耳疮

旋耳疮，是指旋绕耳周而发的疮疡。多发于耳后缝间、耳前或耳郭，以局部潮红、水疱、糜烂、结痂及皲裂为主要特征，患处有灼热、瘙痒、疼痛感。相当于西医的外耳湿疹。

验方

【组成】黄连、黄柏、枯矾。

【用法】上药按3∶3∶1的比例，共为细末，加冰片适量备用。每次用5g加适量75%酒精，调成稀糊状。

用时先用生理盐水清洗患处，待干后将上药涂患处，每日涂3～5次，7日为1疗程。

【来源】《中医外治杂志》，1999年第3期。

第十七节　癣

本节专述体癣，又称圆癣或钱癣，是指发生于除头皮、毛发、掌跖、甲板以外皮肤上的浅表性皮肤真菌感染。好发于颜面、颈、腰、腹、躯干及四肢等处，原发损害丘疹或小水疱，慢慢向周围扩展，中心炎症减轻伴脱屑或色素沉着，边缘微高出皮面，由丘疹或水疱连接融合在下起而呈环状。

黄蜂粉油膏

【组成】轻粉5g，雄黄50g，露蜂房20g，冰片2g，蛋黄油（适量）。

【用法】将前四味药研细粉，混合均匀后装瓶密封备用。临用时炼取新鲜鸡蛋蛋黄油适量，将所制药粉调成稠膏状，涂于皮损局部。每日2次，10日为1疗程。

【来源】《中医外治杂志》，1999年第6期。

第十八节　黄水疮

黄水疮即"脓疱疮"，是一种常见的化脓性皮肤病，多由金黄色葡萄球菌、溶血性链球菌感染所致，传染性强，多发于学龄前及学龄期儿童。祖国医学认为，脓疱疮系因脾湿内蕴，腠理失固，外感热毒所致。夏秋乃暑热之季，小儿体弱肤娇，汗多湿重，暑邪热毒侵袭，致使气机不畅，疏泄受阻，则脓疱现于皮肤。

验方

【组成】地骨皮100g，豆腐渗水适量。

【用法】将地骨皮炒至黑炭后研末，用豆腐渗水调至糊状。将局部清创，涂于患处。每日2次，治疗期间，停用一切口服药物。

【来源】《中医外治杂志》，2001年第1期。

验方

【组成】复方磺胺甲噁唑片10片，泼尼松片50mg，氯苯那敏片40mg，煅石膏10g，枯矾12g，冰片适量。

【用法】上药共研极细末装瓶备用。用于头面黄水疮、旋耳疮、羊胡疮、湿疹、皮炎等。用时将湿者干扑，干者用香油或凡士林调涂患处，每日1～2次。

【来源】《中医外治杂志》，2002年第4期。

自拟湿疮散

【组成】松香、雄黄各100g，明矾、枯矾各50g。

【用法】上药分别研细，过120目筛，和匀，装密闭容器中置干燥处贮存备用。使用时，用麻油适量调成糊状，涂于患处，每日2次。随用随调。

【来源】《中医外治杂志》，1999年第6期。

全蝎散

【组成】全蝎10g，黄柏30g，土霉素10片。

【用法】上药共研细末备用。治疗时先将疱疹处用生理盐水冲洗或用黄柏水外擦，洗去黏稠渗出液或结痂。待干后，将配制的全蝎散根据疮面的大小，用香油调成糊状后敷患处，渗出液较多时，可直接将药粉撒患处，保持皮损区清洁干燥，如有黄水流出应随时用无菌棉球拭去，用双氧水或生理盐水处理疮面后重新撒药，每日2～3次，每7日为1疗程，用药期间禁食辛辣食物，病变处禁用水洗。

【来源】《中医外治杂志》，2002年第4期。

自制藓冰苍黄散

【组成】生大黄、白藓皮、炒苍术各15g，冰片5g。

【用法】前三味药焙干，研细末过100目筛，再加入冰片，混合均匀，贮瓶备用。治疗时，先以棉签将疮面渗出液蘸拭干净，取药粉适量，用香油调为糊状，涂敷患处，每日2～3次。涂药后，若有黄水渗出，则扑以干药粉，结痂后，若干裂疼痛则蘸涂少许香油。

【来源】《中医外治杂志》，2005年第6期。

呋黄散

【组成】呋喃西林1份，黄连素片（0.1g/片）2份，冰片少许（约1/10）。

【用法】上药共研细末装入消毒容器内密封备用。治疗时先除去脓疱和痂皮，用生理盐水将患处冲洗干净，消毒棉球擦干，再用1%甲紫进行消毒，后用庆大霉素注射液4万单位（2ml/支），将适量的呋黄散调成糊状均匀地涂抹于患处。每日3次，每次用药前都要清洗干净疮面。对伴发热、淋巴结炎者应同时用有效抗生素及退热药物对症治疗。治疗期间忌食辛辣、油腻、鱼腥食物，注意皮肤卫生，避免搔抓。

【来源】《中医外治杂志》，2006年第6期。

第十九节　疣

疣，是一种发生在皮肤浅表的良性赘生物。因其皮损形态及部位不同而名称各异。如发生于手指、手背、头皮等处者，称千日疮、疣

目、枯筋箭或瘊子；发生于颜面、手背、前臂等处者，称扁瘊；发于
胸背，皮损中央有脐窝的赘疣，称鼠乳；发生于足跖部者，称跖疣；
发于颈及眼睑，呈细软丝状突起者，称丝状疣或线瘊。

水晶膏

【组成】白碱、生石灰各2份，糯米、薏苡仁各1份。

【用法】开水若干以浸没药物为度，置24h后拌为糊，密封备用。将水
晶膏点涂于疣体上（注意勿点涂到正常皮肤上），每3日1次，疣体全部脱
落消除为止。同时用消疣灵注射液4ml肌内注射，每日3次，连用7日，可
用2～3个疗程。

【来源】《中医外治杂志》，2000年第3期。

乌硫霜（用于扁平疣）

【组成】乌洛托品0.3g×6片，硫黄粉3～5g，润肤膏100g。

【用法】将乌洛托品及硫黄分别置于乳钵内，研成极细粉末，然后将二
药混合研匀，加入普通油质润肤膏内调匀即可。现用现配。

使用前用温水将局部清洗片刻，然后用乌硫霜外涂患处，不宜过厚，
每日2～3次，7日为1疗程。

【来源】《中医外治杂志》，2001年第5期。

中药膜

【组成】马齿苋、大青叶、生薏米、生地榆、香附、木贼草各30g，苍
术、百部、赤芍、防风各15g，苦参、红花、紫草各10g。

【用法】上药研为细末。取药粉适量加少许面粉，用水调和，然后在锅
内水浴加热至稠糊状，待凉后在皮损处涂成面膜，约4～5mm厚，40min
后用清水冲洗掉，每日1～2次。

【来源】《中医外治杂志》，2005年第3期。

祛疣方

【组成】祛疣散：白及、板蓝根、薏米各30g，连翘、紫草、败酱草各
15g，红筋马齿苋150g，冰片1g（上药除冰片外，余药用粉碎机粉碎，过
120目筛，加冰片混匀，装瓶备用）。祛疣液：香附子、木贼草、大青叶各
30g，蜂房、黄柏各20g，50%酒精、红醋各半适量（上药装入瓶内，倒入
酒精、红醋浸泡1周，过滤去渣，装瓶备用）。

【用法】先将面部清洁，用手术刀或片刀轻刮疣体，以刮破疣体表皮为度（刮时有轻微疼痛或少许出血），用棉签擦干，再用棉签蘸祛疣液涂擦疣体，取祛疣散15g，用祛疣液、少许蜂蜜调成糊状，均匀涂敷面部，约1h左右，用温水清洗干净，擦干，用棉签蘸祛疣液涂搽疣体即可。敷药后面部呈微红色（约2h左右消失），疣体呈淡褐色。每3日1次，方法如前，如疣体结痂平塌，只敷药，不用刮破表皮。

【来源】《中医外治杂志》，2006年第5期。

第五章

妇科常见病

第一节　乳癖

　　乳癖，是指妇女乳房部常见的慢性良性肿块，以乳房肿块和胀痛为主症，常见于中青年妇女。乳癖可见于西医学的乳腺小叶增生、乳房囊性增生、乳房纤维瘤等疾病。

一、单方便方

　　单味红花：红花150g，分3次布包蒸熟，热敷患处。（《中医外治杂志》，1997年第2期）

二、秘验方

消核散阴膏

　　【组成】桃仁、羌活、白附子各18g，制川乌12g，丹参30g，麻黄9g，白芥子24g，王不留行30g，三棱、莪术各12g，蛇床子24g，桂枝12g，当归、赤芍各15g，白芷18g，土鳖虫12g，蜈蚣3条，马钱子6g，穿山甲9g。

　　【用法】前十四味药放入清油3kg。浸泡7日后，用文火煎炸，至药物变枯黑为度。过滤，去渣，再入铅丹1kg，蜡500g，熬至滴水成珠。待油温降至100℃以下后，再入制备好的后五味药细末搅匀成膏，备用。载体采用厚实均匀、消毒无菌的牛皮纸，剪成9cm²大小的正方形，将制备好的膏药，按每贴10g，直径5cm，平摊在牛皮纸的中央。

　　使用时将制备好的膏药略加温后贴于患处固定，每24h或48h更换1次，连用20日为1疗程。

　　【来源】《中医外治杂志》，2003年第1期。

行气散

　　【组成】大黄100g，川芎、穿山甲、片姜黄、炒苍术、延胡索、芒硝各60g，冰片10g。

　　【用法】前六味药研细末，密封备用。再取余药溶入500g镇江陈醋中备用。取行气散适量，用配制好的陈醋浸透，再加少许凡士林调匀，均匀涂布于患处，厚约1～2mm，包扎即可。每48h换药1次，7次为1疗程。

【来源】《中医外治杂志》，2005年第1期。

乳核消

【组成】莪术、远志、当归、柴胡各30g，生麻黄、乳香、香附、香白芷、荆芥穗各15g，冰片5g，血竭10g，朱砂6g，麝香1g。

【用法】将前九味药共研为细末，过120目筛，再将冰片、血竭、朱砂分别研碎，过160目筛；然后将它们混合掺匀，最后加入麝香，密封备用。

根据乳腺增生肿块大小和部位，称取适量药粉，以凡士林调成软膏，摊于透明纸上，贴敷于患处，再以辅料胶布固定。每4日更换1次，10次为1疗程。一般2个疗程即可。

【来源】《中医外治杂志》，1992年第1期。

消癖膏

【组成】细辛、浙贝母各30g，归尾、川芎、连翘、赤芍、荔枝核、乳香、木香、皂角刺各60g。

【用法】上药共研细末，贮罐中密封。用时按癖块的大小取药20～30g，用陈醋（皮肤过敏者可用氟轻松软膏）调成糊状，敷盖癖块上，盖以纱布固定，用热水袋在局部加热，持续30min，每日2次。如敷药较干时，则在纱布上撒些陈醋再加热。间隔5日更换新敷药，于月经前10日开始外敷至经期。一般连用4～6个月经周期。

【来源】《中医外治杂志》，1994年第4期。

加味金黄膏

【组成】生大黄、黄柏、姜黄、白芷各250g，生天南星、生半夏、生白附子、陈皮、苍术、厚朴、甘草各100g，天花粉500g。

【用法】上药晒干或烘干后，粉碎为细末，过十目筛。取上药粉与凡士林比例为3∶7，将凡士林加热熔化后倒入药物搅拌调匀制成软膏备用。

先使用氦氖激光光针照射乳房肿块5min，再将加味金黄膏摊匀在纱布块上贴敷于肿块处，隔日用光针照射及换药1次，5次为1疗程。

【来源】《中医外治杂志》，1995年第6期。

乳癖消膏

【组成】珍珠50g，冰片100g，琥珀、牡蛎、贝母各50g。

【用法】将珍珠、琥珀、牡蛎、贝母研末，铅丹1600g，烘干，上药过120目筛。将3000g香油放入铁锅内加热至100℃以上，持续热油0.5h，然后缓慢放入铅丹，并不停搅拌，防止铅丹沉淀，使其在油中充分混合。待熬至泡沫消退、滴水成珠、色如浓墨、光亮如镜、软硬适宜时方可停熬

（约2～3h）。继而，将上述五味中药放入锅中搅拌均匀，趁热将锅中药膏缓慢倒入盛有冷水的瓷盆内去除火毒，待药膏冷却后放掉冷水，放置15日即可使用。用时将药膏摊在直径10～15cm的圆形布上，每张重8～10g。

清洗患处后，把药膏适度加热熔化，准确敷于乳房肿块表面，每5～7日换药1次。

【来源】《中医外治杂志》，1998年第3期。

自拟乳罩散

【组成】赤芍20g，公丁香、郁金、地龙、丝瓜络各15g。

【用法】上药共焙干研成粗末，用纯棉白布做成6cm×5cm小袋（缝制时在靠外侧加一层软塑料膜），将以上剂量药末分装为两袋。封口即成。

将药袋放置在清洁柔软乳罩夹层内，有塑料膜的一面向外，无膜的一面紧贴在增生的乳腺上，完全覆盖病变部位为宜。为防止移动，可用线将药袋固定在适宜位置，每周更换药袋1次（若因汗潮湿应随时更换），4周为1疗程，以2个疗程为时限。

【来源】《中医外治杂志》，1998年第4期。

乳痛贴

【组成】大黄、细辛、冰片。

【用法】上药制成膏贴状，每片5cm×4cm，分装密封备用，每片含药量2g。

患者于月经周期第14日起，用乳痛贴贴在乳腺增生部位及患侧的乳根穴，贴敷12～24h，连用14日为1疗程。于下一次月经周期第14～28日再进行第2疗程治疗。

【来源】《中医外治杂志》，1999年第4期。

乳癖膏

【组成】生川乌、生草乌、天南星、半夏、三棱、莪术、桃仁、乳香、没药、浙贝、郁金、延胡索、白芥子各30g，铅丹1500g，香油3000g。白芷粉500g。

【用法】上药前十三味浸泡于香油中，春五、夏三、秋七、冬十日。然后用铁锅上火煎熬至油热，药外深褐色内焦黄，滤出药渣，继续以310～320℃之温度熬炼药油，待油达黏稠滴水成珠、吹而不散的程度，离火徐徐撒入铅丹，木棒搅拌，使之充分混合不沉淀，继续熬至泡沫消退、上冒青烟、黑如浓墨、光亮柔腻、滴于水中不粘手为度，若拉丝不断为太嫩，拉丝不成而脆为老。离火以后以细流入水中，静置4～7日去火毒，同时将去火毒之团块膏药微温熔化约70～100℃，根据需要摊涂于直径6cm、8cm、10cm的白布上，厚约2mm备用。

按病变部位大小选不同规格的膏药，撒上白芷粉少许，准确贴敷，胶布固定，每5～7日换药1次，一个月经周期可贴3次为1疗程。

【来源】《中医外治杂志》，2000年第5期。

散结膏

【组成】活血藤20g、三棱20g、炮甲珠20g、莪术15g、五灵脂10g、红花10g、桃仁10g、水蛭10g、蟾酥5g、川芎5g。

【用法】上药共研制成粉末，以面粉和白酒调和成膏状，取适量敷乳房上，避开乳头，每日贴敷30 min，经期干净后连续15日，1个月为1疗程。

【来源】《中国医药指南》，2015年第2期。

【备注】适用于乳腺增生疼痛。

乳康贴

【组成】丹参15g，益母草、郁金、莪术、乳香、没药、延胡索各10g，橘核、王不留行、丁香、川楝子、皂角刺各12g，细辛、麝香各5g，冰片3g。

【用法】处方中丹参、橘核、川楝子用乙醇回流提取2次，过滤，合并滤液，回收乙醇，滤液备用；乳香、没药、延胡索、丁香粉碎成细粉，麝香、冰片研为细末，与上述细粉混匀备用；莪术加水蒸馏提油备用；药渣与益母草、郁金、皂角刺、细辛等五味药加水煎煮2次，滤液与前药液合并，浓缩至稠膏，烘干，粉碎成细粉，再与上述细末及月桂氮䓬酮、丙二醇、挥发油等混匀，制成100贴（每贴110g），即得。

选用乳康贴外贴，治疗时先确定痛点，然后清洁皮肤，选用神阙穴（肚脐）加痛点的外贴方法，每2日更换1次。

【来源】《中医外治杂志》，2001年第3期。

自制乳癖贴

【组成】生天南星、生半夏、三棱、川芎各30g，乳香、没药、穿山甲、生大黄、阿魏各20g，红花、冰片、血竭各15g，松香250g，铅丹500g，芝麻油2kg。

【用法】上药清洗晾干，用芝麻油将上药混合，浸泡7日后，文火煎熬，待诸药渣发褐色时，留液弃渣，继续煎熬，待药液滴水中不散为度，把血竭、阿魏、冰片末与药液充分混合后，将铅丹、松香末与药液均匀搅拌，文火煎熬，待滴水中成膏为度，熄火收膏，分切压平。每张5g，切成直径为3cm，厚为0.2cm的圆形。

将制成的药贴放在麝香壮骨膏上，贴敷增生局部及相关穴位（屋翳、膻中、神阙），每5日换1次，2次为1疗程。

【来源】《中医外治杂志》，2004年第4期。

乳痛灵贴膏（用于乳痛症）

【组成】生川乌、生草乌、细辛、白芷、山柰、川芎、樟脑、肉桂。

【用法】上药以5：5：5：20：20：15：1：9配伍，除樟脑外一同研末后，再拌和樟脑备用。使用时，黑药肉熔化，加入适量中药末，摊涂于牛皮纸上，趁温热贴敷。

【来源】《中医外治杂志》，2000年第3期。

第二节　痛经

痛经，系指经期前后或行经期间，出现下腹部痉挛性疼痛，并有全身不适，严重影响日常生活。分为原发性和继发性，经过详细妇科检查未能发现盆腔器官有明显异常者，称为原发性痛经，也称功能性痛经。继发性痛经则指生殖器官有明显病变者，如子宫内膜异位症、盆腔炎、肿瘤等。

验方

【组成】肉桂、红花、炮姜、桃仁、细辛、川芎、吴茱萸、延胡索、天仙子、制川乌、冰片。

【用法】上药粉碎过100目筛，装瓶密封备用。血热瘀结型去肉桂、吴茱萸、炮姜，加黄柏。

经前3日，取药粉3g加黄酒调敷，外敷神阙穴，胶布固定，隔日换药1次，用至经行3日为止。3个月为1疗程。另外，疼痛时，取上述药粉0.5g吹入一侧鼻孔，吹药时嘱患者屏气，以防药粉误入气管，引起呛咳。

【来源】《中医外治杂志》，1997年第3期。

验方

【组成】丁香、肉桂、细辛、延胡索、川芎、红花各等份。

【用法】上药研末，用黄酒调匀（随用随调）。捏成底径约2cm，高0.5cm的药饼。

取穴：关元、神阙；配穴：气血瘀滞型与肝郁湿热型加气海，寒湿凝滞型加次髎，气血亏虚型加水道，肝肾亏损型加肾俞。先用艾条将所取穴位熏灼至皮肤潮红，然后将药饼敷上，用麝香镇痛膏贴盖；再将康乐热敷散（市售）搓热后加敷在膏药外，用布条固定。4～6h取下，隔日1次，3次为1疗程。于每次月经前3～5日开始治疗，连续治疗3个月。

【来源】《中医外治杂志》，1996年第3期。

验方

【组成】吴茱萸、细辛、桂枝。

【用法】上药以5∶1∶2共研细末，调匀，装入瓶中密封备用，用时加食盐适量，并与药拌匀。

先将医用纱布一块约1.5cm²，单层放在脐孔处，取药末约2g左右，置细纱布上，然后用纱布覆盖，最后用胶布固定，并于每晚入睡前用手指按摩5～10min，每2～3日换药1次，30日即有效。一般15日为1疗程，休息3～5日，2～3个疗程即可显效，一般使用4～5个疗程即可达到治疗目的。女子痛经无论是气郁血瘀，还是寒凝胞中，均可用之。若属热机明显者，则不可用之。

【来源】《中医外治杂志》，1995年第1期。

验方

【组成】香附、延胡索、乳香、没药各15g，公丁香10g（晒干）。

【用法】上药混合研成细末，分成4份。每次月经来潮时开始敷药，临用时取药末1份，用米酒少许调和，制成硬币大小药饼，贴在脐上，外用麝香追风膏固定，隔日换药1次，至月经结束为止。

【来源】《中医外治杂志》，1995年第4期。

验方

【组成】延胡索20g，红花10g，食盐50g。

【用法】先把延胡索、红花两味研成粗末，炒至药物发黄，用麻油调成糊状，外敷于脐部，用纱布覆盖其上，固定。另外，将食盐炒热，置于一布袋内，外敷脐部，每日3～5次。

【来源】《中医外治杂志》，2002年第5期。

验方

【组成】丁香、白芷、川芎、麝香各10g。

【用法】上药晾干，研成细末，过筛加甘油调为药栓，敷于气海、三阴交穴，上加手术薄膜覆盖固定。每1～2日换药1次，自经痛到经期结束为止，5～7日为1疗程。

【来源】《中医外治杂志》，2005年第2期。

温经活血化瘀剂

【组成】当归、川芎各30g，赤芍20g，没药、小茴香（盐炒）、延胡索（醋制）各15g，肉桂、炮姜各10g。

【用法】上药共研细末，纱布包裹隔水蒸热，敷脐，经前2日开始，每日2次，每次30min，每个月经周期换药1次至痛止。

【来源】《中医外治杂志》，2006年第6期。

痛经散

【组成】丁香、肉桂、延胡索、木香各等份。

【用法】上药研末过筛后和匀，贮瓶内备用。月经将行或疼痛发作时，用痛经散2g置胶布上，外贴关元穴，若疼痛不止加贴双侧三阴交穴。隔日换药，每月贴6日为1疗程。

【来源】《中医外治杂志》，1991年试刊。

痛经止痛散

【组成】丁香、肉桂、延胡索、木香各等份，冰片少许。

【用法】上药研末，过100目筛，取少许置伤湿止痛膏中央，待月经来潮前3日外贴神阙、关元、三阴交穴（双侧），隔日1次，每月贴9日。

【来源】《中医外治杂志》，1992年第4期。

经痛散

【组成】大黄、细辛、川芎、荆芥、肉桂、茴香、冰片等。

【用法】上药分类粉碎，过120目筛，然后用瓶或塑料袋包装，避光密封备用。

于每次月经前3～14日（即出现临床症状时），将药粉撒于神阙穴中，然后用麝香虎骨膏贴于穴位。隔日换药1次，至月经来潮。6个月经周期为1疗程。

【来源】《中医外治杂志》，1993年第3期。

艾香药袋

【组成】艾叶10份，公丁香、乳香、没药、五灵脂、青盐各1份。

【用法】先将艾叶研成艾绒，其他药物共研成细末，然后与艾绒充分混合均匀备用。用白棉布做成直径约15～20cm的圆形袋，取上药20g装入袋中，用手将袋内药末摊成薄饼状压实封口，固定于脐部，每个月经周期换药袋1次，连续敷用3个月经周期为1疗程，敷药期间停用一切其他治疗痛经的药物。

【来源】《中医外治杂志》，1997年第5期。

自拟痛经散

【组成】当归、川芎、赤芍、桃仁、香附各10g，肉桂、炮姜、灵芝、生蒲黄、延胡索各12g，琥珀末3g。

【用法】于经前2日，取痛经散适量，用60°白酒调成1cm厚的药饼，湿敷脐部，外用纱布、胶布固定。每日换药1次，夏季天热可换药2次。每次敷5～6日，连续3个月经周期为1疗程。

【来源】《中医外治杂志》，1996年第1期。

子午效灵膏

【组成】皂角100g，白芥子20g，细辛5g，芦荟、白芷、川乌、使君子、草乌、甘遂、红花、桃仁、杏仁、草决明各10g，白胡椒5g，山栀子20g，冰片2g。

【用法】上药共研细末，在密封干燥处保存，用前取适量用鲜姜汁调成膏状，摊于方形硬纸上，每块均5～8g，每次取6～8块，贴于穴位，胶布固定，每次贴48～72h，贴3次为1疗程，经前3～5日贴治或疼痛时贴治，绝大多数贴治一次即效，未愈者下次经前继续贴治。

取穴：神阙、关元、水道（双）、阳关、命门、三阴交（双）。合并肩周炎者加天宗、肩井、手三里等穴；膝关节炎者加膝眼（双）、鹤顶等穴；附件炎者加天枢（双）、足三里等穴。

【来源】《中医外治杂志》，1995年第5期。

少腹逐瘀方

【组成】小茴香、五灵脂、延胡索、台乌药各15g，没药、干姜、蒲黄、香附、当归、川芎各10g，官桂5g。

【用法】上药共研为粗末，用醋炒热，敷于脐周，外用纱布固定。

【来源】《中医外治杂志》，2000年第5期。

痛经散

【组成】吴茱萸、小茴香各20g，芍药、桂枝、柴胡各10g，肉桂、香附、延胡索、桃仁、红花各15g。

【用法】上药混合均匀，研成细末，过100目筛，装瓶备用。取痛经散少许，炒热，敷于肚脐眼上，用伤湿止痛膏粘贴或敷料固定。月经前3日开始敷用，直到本次月经干净。连用3个经期为1疗程。

【来源】《中医外治杂志》，2001年第2期。

自拟温通活血散

【组成】乌药、王不留行各2份，皂刺、桂枝、小茴香、香附、干姜各

1份，丁香、乳香、没药、穿山甲、沉香、艾叶各1份，冰片1/3份。

【用法】上药共研细末，装瓶备用。一般取药粉100g装布袋，于经前7日敷关元穴为中心的区域至月经过后为止。痛甚者，可于经前2日，取本粉50g用高度白酒调成泥状，贴敷于关元、神阙穴周围，外用纱布、胶布固定，每日1～2次，3个月为1疗程。

【来源】《中医外治杂志》，2001年第5期。

温宫方

【组成】细辛3g，生附子6g，延胡索9g，川牛膝9g。

【用法】上述药物细研为粉，加少许陈醋、麦芽糖调成糊状，药糊置于治疗杯中，湿度以覆杯不滴出为宜。取穴：子宫（双侧）、气海、天枢（双侧），共5穴。贴敷方法：取药糊直接外敷于穴位处，药糊呈药饼状，厚度约0.5cm，直径约2cm。同时，用电烤灯置于患者腹部上方20～30cm处加热，以患者感到温热为宜。贴敷每周2次（周一、周四），每次20min，月经第1天至第7天暂停治疗。以1个月经周期为1疗程，共观察2个疗程。

【来源】《上海中医药大学学报》，2015年第29卷第6期。

【备注】适用于宫寒型原发性痛经。

失笑贴

【组成】失笑散、血竭、乳香、乌药、延胡索、肉桂、茴香、干姜、樟脑、冰片各等份。

【用法】将各药共为细末，用山莨菪碱注射液，取药6g调成糊状，贴敷神阙、关元穴上，外用纱布固定，每24h换药1次，同时可局部加热10min。

【来源】《中医外治杂志》，2003年第3期。

自拟外敷通经止痛方（用于寒凝血瘀型）

【组成】肉桂、延胡索、乳香、没药、地鳖虫、乌药各30g。

【用法】上药焙干后研细末备用，每次取20g，用黄酒调成糊状。外敷关元穴，上覆一层油纸或塑料薄膜，再用胶布固定，每日用特定电磁波治疗器（TDP）照射10～20min。每日换药1次，每个月经周期自经前3日开始，连用5日至经潮第2日，连续治疗3个月经周期为1疗程。

【来源】《中医外治杂志》，2004年第4期。

止痛散（用于寒湿凝滞型）

【组成】细辛6g，肉桂、吴茱萸、延胡索、乳香各10g。

【用法】上药共研细末，取3～5g，于月经前3日填纳于脐孔中，以纱布盖上，胶布固定（止痛膏亦可），每2日换药1次，月经干净后停用，连用3个月经周期。

【来源】《中医外治杂志》，2004年第5期。

痛经Ⅰ号

【组成】全当归、大川芎、制香附、赤芍、桃仁、生蒲黄各9g，延胡索、肉桂各12g，琥珀1.5g。

【用法】上药研末，在经前1～2日或行经时取3g，用30%酒精调和，敷于神阙穴，外衬创可贴或用纱布、胶布固定，每日换药1次（夏天可换2次），连续敷疗3～4日。

【来源】《穴位用药》，人民军医出版社，1993年。

痛经糊

【组成】山楂、葛根、乳香、没药、穿山甲、川厚朴各100g，白芍150g，甘草、桂枝各30g，细辛挥发油、鸡矢藤挥发油、冰片适量。

【用法】先取山楂、葛根、白芍、甘草水煎2次，煎液浓缩成稠状，混入溶于适量95%乙醇的乳香、没药液，烘干后，与穿山甲、川厚朴、桂枝共研细末，再加入适量的细辛挥发油、鸡矢藤挥发油和冰片，充分混合，过100目筛，贮藏备用。

经前3～5日，用温水洗擦脐部后，取上药0.2～0.25g，气滞血瘀者用食醋调糊，敷于脐中，外用胶布固定，待经来痛止或经期第3日去药。

【来源】《穴位用药》人民军医出版社，1993年。

乳没饼

【组成】乳香、没药各15g。

【用法】上药混合研为细末备用。于月经前取药5g，调黄酒制成药饼如五分硬币稍厚大，贴在神阙穴，外用胶布固定。每日换药1次。

【来源】《穴位用药》，人民军医出版社，1993年。

第三节　倒经

　　倒经，是指妇女于经行前后或正值经期，出现有规律的、同期性的鼻血，有的还会伴有吐血、外耳道流血、眼结膜出血、便血等，现代医学称为"代偿性月经"或"替代性月经"。

单方便方

吴茱萸：取吴茱萸适量烘干研面备用。治疗时，于经前7日开始将吴茱萸粉用醋拌成糊状分别贴于太冲、涌泉穴上，外敷纱布固定。每日换药1次，双侧穴位交替使用，至月经过后即止。（《中医外治杂志》，1997年第1期）

第四节　崩漏

崩漏，是指经血非时暴下不止，或淋漓不尽，前者称崩中或经崩，后者称漏下或经漏。《诸病源候论》云："非时而下淋漓不断，谓之漏下。""忽然漏下，谓之崩中，属经乱之甚也。"崩与漏义虽有异，但"崩为漏之甚，漏为崩之渐"，且在疾病演变过程中，二者常相转化，故临床上概称崩漏。

验方

【组成】蓖麻仁30g，蓖麻叶2张。

【用法】将蓖麻仁打碎与叶共捣烂，分贴于百会、神阙穴，每日换药1次，贴至血停为止，止血后宜辨证施药以巩固疗效。

【来源】《中医外治杂志》，1996年第1期。

第五节　盆腔炎

盆腔炎，是指女性盆腔生殖器官炎症及周围结缔组织和盆腔腹膜发生炎症反应的统称，包括子宫体炎、输卵管卵巢炎、盆腔结缔组织炎及盆腔膜炎等，为妇科常见病之一。盆腔炎常见发病原因为分娩及流产后的感染，不卫生习惯、性生活、经期性交等均导致病原体的侵入而引起炎症。

验方

【组成】苍术、香附、大黄各6g，黄柏10g，红花、防风、姜黄、白芷、陈皮、厚朴各8g，炒艾叶12g，透骨草、天花粉各15g，乌头1.5g，泽兰12g，丹参9g，乳香、没药各5g。

【用法】上药共研细末，用温热水加适量白酒调成糊状，装入布袋中，敷于腹部病变处。布袋上加热水袋，保持一定热度，每日或隔日1次，每次约0.5～6h，晚睡时敷最宜。

【来源】《中医外治杂志》，1995年第4期。

验方

【组成】桃仁、延胡索。

【用法】上药按1∶1的比例研粉，蜂蜜调和，制成1cm×1cm大小的药饼，贴敷于关元、中极、子宫、次髎穴，胶布固定，6h后取下，每天1次，经期停用。治疗10次为1疗程。

【来源】《新中医》，2009年第41卷第6期。

【备注】适用于慢性盆腔炎。

验方

【组成】干姜10g，桂枝15g，延胡索20g，广木香10g，丹参15g。

【用法】上药研成细粉，混合均匀备用。取鲜姜汁、53度纯粮酒按50∶1浓度调配，将中药粉调成糊状，制成直径2cm圆饼，贴敷于带脉、气海、三阴交、中极、地机和次髎，橡皮胶布固定，4～6h取下，每24h贴敷1次，4周为1疗程。

【来源】《云南中医中药杂志》，2011年第32卷第11期。

验方

【组成】当归、白芍、红花各50g，生地黄、益母草各30g，川芎、牛膝、丹皮、桂枝、黄柏、黄芩、刘寄奴、蒲黄、桃仁各15g，郁金、艾叶、延胡索、乳香、没药、血竭、白芷、薄荷各10g，冰片1g，香油600g，铅丹20g。

【用法】上药除乳香、没药、血竭、冰片外，其余药物放入香油内泡2h，置火上煎熬，炸枯后滤渣，再加入乳香、没药、血竭、冰片熔化后再滤，在锅内文火煎熬，至滴水成珠时加入铅丹，离火置阴凉处放48h以去火毒备用。

先将药膏加温化开，令患者平卧。用温水擦净小腹部，再用75%酒精消毒，放1层消毒纱布，把药膏趁热敷上（以不烫伤皮肤为度）。再以电子通疗包敷于药膏上，然后加热约1h，温度可视患者感觉情况适当调节。热敷后再换1次，保留贴腹部，每日1次，10次为1疗程。

【来源】《中医外治杂志》，1995年第4期。

活血化瘀消炎散

【组成】三棱、莪术、桃仁、乳香、没药、皂角刺、穿山甲、蒲公英各120g，红藤、败酱草各300g。

【用法】上药研成粉末，过100目筛备用。用时每次取80g药粉用水调和，敷在神阙穴上，用纱布覆盖，胶布固定。然后在药上热敷以热水袋，热度以局部皮肤能耐受为度。若敷药已干，可在纱布上撒适量热水保持湿度（夜间睡眠可不热敷）。48h取下，间歇12h后再重复1次，10日为1疗程，休息3日后，行第2个疗程。一般观察治疗5个疗程。

【来源】《中医外治杂志》，1998年第6期。

消癥散

【组成】芒硝（另包），生大黄、当归、赤芍、生薏苡仁、香附、红藤、败酱草、五倍子各等份。湿热较重、带下黄稠加蒲公英、地丁；盆腔包块加炮山甲、三棱、莪术；病程长、带下白加党参、黄芪。

【用法】除芒硝外，将余药等份研成极细末，用时可取芒硝4份，药粉1份，充分搅匀后，装入2层纱布缝制的约7cm×12cm×2cm大小纱袋，外敷压痛点，用热水袋温熨半小时后，用腹带或紧身内裤固定，每24h更换1次，除经期外，均可敷用。5日为1疗程，每疗程后休息5日，再进行下一疗程。

【来源】《中医外治杂志》，1999年第1期。

沙蒿子散

【组成】沙蒿子60g，蒲公英30g，赤芍12g，夏枯草、透骨草、川楝子各15g，土鳖虫、三棱、莪术、乳香、没药、红花、炙白芷各10g。如有寒者去蒲公英，加桂枝10g，小茴香9g。

【用法】上药研末，冷开水调成糊状，外贴敷于下腹部，约3h，如变干，取下再用冷开水浸渍，再敷患处，可反复使用。

【来源】《中医外治杂志》，2002年第6期。

第六节　癥瘕积聚

　　癥瘕和积聚，都是腹内积块，或胀或痛的一种病症。癥和积是有形的，而且固定不移，痛有定处，病在脏，属血分，瘕和聚是无形的，聚散无常，痛无定处，病在腑，属气分。积聚中焦病变为多，癥瘕下焦病变及妇科疾患为多，因而有不同名称。癥瘕积聚的发生，多因情志抑郁，饮食内伤等，致使肝脾受伤，脏腑失调，气机阻滞，瘀血内停，日久渐积而成。而正气不足，更是本病发生的主要原因。本病相当于西医的子宫肌瘤、卵巢囊肿、陈旧性宫外孕等病。

自拟消癥散

　　【组成】透骨草30g，追骨风、寻骨风各20g，小茴香、白芷、高良姜、威灵仙、防风、苏木、荆芥、艾叶各10g，细辛6g。

　　【用法】上药用布袋装好封口，用冷水浸泡2h，取出沥干，再将药袋放入有格锅内蒸0.5h，药袋热透后取出，敷盆腔包块处或关元穴位，直至药凉为止，每日2次，连用3周为1疗程，月经期停用。

　　【来源】《中医外治杂志》，1998年第2期。

第七节　乳头风

　　乳头风又称乳头皲裂。本病多发生在哺乳期妇女，以初产妇为多见和容易发生，是引起急性乳腺炎的原因之一。其特点是多发生在乳头、乳晕部的皮肤。喂奶时痛如刀割，常常愈合复发。

验方

　　【组成】黑矾、松枝各等份，白芷10g。

　　【用法】上药研为细末。先将黑矾、松枝煎水，在患处湿热敷约10min，然后将白芷用乳汁（或麻油）调匀涂于患处。哺乳前用清水冲洗干净，哺乳后用同样方法涂抹。每日数次，2～4日即可。

【来源】《中医外治杂志》，1998年第4期。

儿茶散

【组成】儿茶15g，白芷10g。

【用法】上药共研细末，野猪油适量，调匀外敷。敷药前先用0.9%氯化钠液将乳头冲洗干净，用消毒纱布将水拭干，然后将儿茶散涂擦患处，待第2次哺乳前再用0.9%氯化钠液冲洗干净，哺乳后再用同样方法涂抹，每日用药3～4次。

【来源】《中医外治杂志》，2001年第2期。

第八节　带下病

带下量明显增多，色、质、气味异常和（或）伴有全身或局部症状者，称为带下病。各种生殖器官的炎症、内分泌功能紊乱、子宫黏膜下肌瘤、宫颈癌等均可导致白带过多。

紫黄散（用于慢性宫颈炎）

【组成】紫草、黄连、黄柏、大黄各30g，冰片1.5g。

【用法】前四味药洗净焙干后，共研过筛取细末，再与冰片一起研磨拌匀后消毒，装瓶备用。

患者取截石位，用窥阴器暴露宫颈后，用干棉球拭净阴道及宫颈分泌物，将配制好的药粉装入外科冲洗器，利用冲洗器将药末喷撒于整个宫颈糜烂面，然后将一带线棉球用长柄镊子送入阴道，压住药粉，使药粉面紧贴于宫颈上，棉球的线头留于阴道外，24h后患者自行取出，月经干净后3日开始用药，隔日1次，7～10次为1疗程，一般治疗2～3个疗程，治疗期间应尽量避免性生活。

【来源】《中医外治杂志》，1999年第5期。

验方（用于宫颈糜烂）

【组成】白及，芒果叶、桃叶、艾叶、柳叶各100g。

【用法】白及研成粉末，瓶装备用；四叶液由芒果叶、桃叶、艾叶、柳叶各100g，清水洗净后用1500～2000ml水煮成浓汁，凉后瓶装备用。

　　用窥阴器小心暴露宫颈，避免损伤宫颈，用大棉棒蘸四叶液抹洗宫颈后，再用消毒棉球蘸四叶液及白及散塞宫颈糜烂面，24h后取出，10日为1疗程，一般治疗1～3个疗程。经期停药，治疗期间禁房事。

【来源】《中医外治杂志》，1999年第5期。

宫炎平（用于慢性宫颈炎）

【组成】黄柏、乳香、没药各15g，冰片、铅丹、蛤粉各9g。

【用法】上药混合后研为细末，装瓶备用。治疗应选择在病人月经干净后3～5日进行，若有阴道炎者，先治疗阴道炎，愈后再治疗宫颈糜烂，疗效更佳，治疗前应先作宫颈刮片，排除癌变等，治疗时令患者排空膀胱，取膀胱截石位，常规苯扎溴铵消毒外阴、阴道，置入窥阴器暴露宫颈，以干棉球拭净宫颈黏液，将宫炎平药粉0.5～1g均匀敷在带线消毒大棉球上，紧贴宫颈放入，8～12h取出，每日1次，10日为1疗程。如未痊愈者可连用，月经期停用，治疗期间禁止性生活。

【来源】《中医外治杂志》，2000年第6期。

妇人生肌膏（用于宫颈糜烂）

【组成】黄连20g，炮山甲粉、儿茶、血竭、紫草各10g，白藓皮15g，当归、炉甘石各30g，黄蜡40g，麻油300g。

【用法】将黄连、紫草、白藓皮、当归入麻油中，慢火熬至微枯，以纱布过滤去渣，再加入儿茶、血竭、炉甘石、炮山甲粉，化开调匀，入黄蜡微火化开即成药膏。

　　用阴道窥器暴露子宫颈，用无菌干棉球轻轻拭净糜烂面之分泌物，再将药膏以子宫颈刮板涂于其上，于月经净后始，隔3日1次，直至糜烂面完全愈合，行经期暂停用药。

【来源】《中医外治杂志》，1995年第4期。

中药宫糜散

【组成】白及60g，三七粉30g，珍珠粉、儿茶、枯矾、贯众、五倍子、黄柏、冰片各100g。

【用法】上药洗净晾干，温箱烤干，研磨，过100目筛，盛入玻璃器皿，经消毒后备用。

患者取膀胱截石位，常规消毒外阴，用窥阴器扩开阴道，充分暴露宫颈，用5%碘伏棉球做阴道、宫颈清洗消毒，并用消毒干棉球拭去阴道分泌物及坏死组织，将药粉喷涂于糜烂面，面积略大于宫糜组织，以无菌带线干棉球堵塞，防其脱落，12h后自行取出棉球，隔日1次，10次为1疗程。治疗期间禁止性生活，遇月经来潮或怀孕停止用药。

【来源】《中医外治杂志》，2001年第5期。

理中散

【组成】党参、白术、干姜、炙甘草、牡蛎各等份。

【用法】上药研为细末，过筛，用酒或醋调成膏，纱布包裹，敷神阙穴，外盖铝纸、纱布，胶布固定。

【来源】《穴位用药》，人民军医出版社，1993年。

椿姜芍柏膏

【组成】蜜炙椿根皮9g，干姜、白芍、黄柏各3g。

【用法】上药共研细，过筛，取适量，蜜调为膏，贴气海穴，胶布固定。

【来源】《穴位用药》，人民军医出版社，1993年。

第九节 不孕症

不孕症，是指有正常性生活、未采取避孕措施1～2年尚未受孕或不能生育者。其中从未受孕者称原发性不孕症，曾有生育或流产又连续两年以上不孕者，称继发性不孕症。

验方（用于输卵管堵塞）

【组成】红花、乌头各10g，透骨草、乳香、没药、威灵仙、川椒各15g，艾叶30g，莪术、三棱各12g。

【用法】上药共研细末，装入纱布袋内，用水浸湿，隔水蒸40min，待适温（不烫伤皮肤）时外敷输卵管体表投影部位，稍凉时可上加热水袋，外敷1h，每晚1次，1袋药用4次。可配合口服黄连素。

【来源】《中医外治杂志》，2001年第2期。

第十节　绝经前后诸证

绝经前后诸证，是妇女在绝经前后，出现经行紊乱，头晕耳鸣，心悸失眠，烦躁易怒，烘热汗出，或浮肿便溏，腰背酸楚，倦怠乏力，甚或情志异常等症状。诸证轻重不一，有的可延续二三年之久。西医称之为"更年期综合征"。

验方

【组成】五倍子、五味子、何首乌、酸枣仁各等份。

【用法】上药共研细末，装瓶中密封备用。脐部用75%酒精常规消毒后，根据脐部凹陷浅深、大小不同，取药粉5～10g用75%酒精调成糊状，敷于脐上，药糊可稍大于脐，敷药直径约2～3cm，药上覆盖塑料薄膜，然后用胶布固定，胶布过敏者用纱布外敷后用布带系于腰部固定，每24h换药1次，10次为1疗程。

【来源】《中医外治杂志》，2001年第3期。

验方

【组成】白芍、当归、茯苓、肉桂、细辛。

【用法】上药按5∶5∶5∶1∶1的比例研末备用。神阙穴常规消毒，将适量药粉用蛋清调成1cm×1cm大小，厚0.5cm的药饼，敷于脐上，用塑料薄膜敷盖药饼，再以医用胶布固定。视皮肤敏感程度贴8～24h，每3日重复贴药1次。

【来源】《山东中医杂志》，2003年第8期。

第十一节　闭经

闭经，是指从未有过月经或月经周期已建立后又停止的现象。年过18岁尚未来经者称为原发性闭经，月经已来潮又停止6个月或3个周期者称为继发性闭经。

一、单方便方

益母草膏：益母草500g，加入水连煎3次，去渣，过滤沉淀，混合，浓缩成糊状。取药膏适量，敷于神阙、肾俞、三阴交穴，覆盖玻璃纸、纱布，胶布固定，外加热敷，每次30min，每日1～2次。（《穴位用药》，人民军医出版社，1993年）

二、秘验方

信通丹

【组成】黄芪40g，鹿茸6g，巴戟天、肉苁蓉、紫河车、熟地黄、益母草、当归、人参、山楂、鸡内金、香附各30g。

【用法】上药共为细末，瓶装备用。临用时取药末10g，以酒调和成团，纳入脐中，外盖纱布，胶布固定，每3日换药1次，10次为1疗程。

【来源】《中医外治杂志》，2004年第4期。

蜣螂威灵仙膏

【组成】蜣螂1个（焙干，微炒），威灵仙10g。

【用法】上药烘干，研为细末，过筛，用酒调成膏，纱布包裹，敷神阙穴，胶布固定。

【来源】《穴位用药》，人民军医出版社，1993年。

香麝膏

【组成】香砂30g，麝香0.5g。

【用法】上药分别研成末，香砂末用黄酒适量调和成厚膏备用。用时先取麝香末0.25g，填入脐孔内，再取药膏贴于上面，外用纱布覆盖，胶布固定。每2日换药1次，连续数次至病愈，即可除去。

【来源】《穴位用药》，人民军医出版社，1993年。

第六章

儿科常见病

第一节 **厌食病**

小儿厌食病，指小儿（主要是3～6岁）较长时间见食不贪，食欲不振，甚至拒食的一种病症。小儿脏腑娇嫩、脾胃薄弱是其生理特点，加之饮食不调，食不知饥饱，导致脾胃不和，脾运不健，胃纳呆滞为小儿厌食症的主要病机。

喜食散

【组成】党参、白术、炒麦芽、木香、肉桂、神曲、山楂、黄芩、怀山药各等份。

【用法】上药研成粉末，研细末过80目筛后混匀，盛在玻璃瓶中备用。于睡前敷药，3日后取下，间隔4日再敷，连敷3次为1疗程。

【来源】《中医外治杂志》，2005年第5期。

运脾开胃膏

【组成】苍术、炒麦芽、焦山楂、鸡内金、砂仁、陈皮、木香、阿魏。

【用法】上药按10：10：10：3：3：6：6：3比例研末混匀备用。用时取6g药末用醋调成膏状敷于神阙穴，用肤疾宁贴敷，每日更换1次，连敷5日为1疗程。

【来源】《中医外治杂志》，2006年第4期。

脾运膏

【组成】脾运膏1号：党参、苍术、炒麦芽、焦山楂、鸡内金、砂仁、槟榔、香附（按10：10：9：9：5：6：5：6比例配药）；脾运膏2号：苍术、厚朴、炒麦芽、焦山楂、鸡内金、砂仁、槟榔、香附（按10：9：9：9：5：6：5：6比例配药）。

【用法】先将药物筛选、洗净、低温烘干、称重，研细末过80目筛、混匀、封口塑料袋封装，经环氧乙烷灭菌后，装瓶密封备用。

用时将药末（2.5g/袋）加甘油醋（1：3）混合液（5ml/瓶）调制成糊状，置于自黏性压敏胶敷料中心，敷于脐部神阙穴12h/日（晚10时至次日上午10时），连用6日，合计14日为1疗程，连用2个疗程。脾胃气虚型用脾运膏1号，脾胃不和型用脾运膏2号。

【来源】《中医外治杂志》，2005年第2期。

自拟运脾增食散

【组成】苍术100g，郁金、麻黄根各50g，冰片5g。

【用法】前三味药共研细末，过80目筛，加入冰片调匀后备用。治疗时每次取5g，醋酸适量调湿润，压成薄饼状，贴敷一侧涌泉穴，纱布覆盖固定，每日1次，连敷3～5次。

【来源】《中医外治杂志》，1997年第5期。

消化散

【组成】炒神曲、炒麦芽、焦山楂各10g，炒莱菔子6g，炒鸡内金5g。大便秘结者加大黄5g，大便稀薄者加苍术10g。

【用法】上药共研细末，过80目筛后混匀，加面粉2～3g，用温水调成稀糊状，敷于脐部，外用绷带、胶布固定，于每晚睡前贴敷，次晨取下，连敷5日，休息2日，4周为1疗程。

【来源】《中医外治杂志》，1997年第5期。

运脾散

【组成】丁香、吴茱萸各3份，肉桂、细辛、木香、白术各1份。

【用法】上药烘干研末，充分混匀，放入包装袋密封备用。取药粉5～10g，加酒调成糊状，敷于事先温水洗净的脐部，外敷自粘性无菌敷料。每24h更换1次，取下后清洗局部，再换上新的药剂及敷料，7～10日为1疗程。

【来源】《中医外治杂志》，2001年第3期。

验方

【组成】鸡内金、焦楂、土炒白术、麸炒苍术、砂仁、陈皮各10g，薄荷6g，冰片1g。

【用法】上药研细末，贮瓶备用。敷药时取药末5g，姜汁、白酒各半调成饼状，置于脐中，胶布固定。

【来源】《中医外治杂志》，2006年第1期。

验方

【组成】九香虫、丁香、白术、砂仁各6g，甘松10g，莱菔子、槟榔、藿香各12g，胡黄连、苍术各15g。

【用法】上药研为细末，混匀，过100目筛，密闭保存备用。用时每次取3～6g以食醋调为糊状，制成直径约5cm的药饼，敷于脐上，盖上纱布，用大胶布固定。每日换药1次，7日为1疗程，一般用2～3个疗程。

【来源】《广西中医学院学报》，2006年第2期。

第二节　腹痛

腹痛，是小儿时期最常见的症状之一。引起腹痛的原因很多，几乎涉及各科疾病。小儿腹痛最常见原因是饮食不当或腹部受凉引起的消化紊乱、大便秘结、肠寄生虫等。

验方

【组成】延胡索、白芍、肉桂各9g，木香、甘草、莱菔子、槟榔各6g，便秘可酌加适量大黄。

【用法】上药研细末备用。先用酒精棉球擦脐，取药粉少许，用醋调成糊状，软硬适中，敷于肚脐（神阙穴）上，再用肤康宁软膏封住。每日1次，3日为1疗程。

【来源】《中医外治杂志》，2000年第1期。

验方

【组成】大黄30g，牵牛子60g，槟榔30g，党参15g，朱砂15g。

【用法】上药共研细末，用醋调和成糊状，取适量敷脐，用纱布、胶布固定，每日换药1次，3日为1疗程。

【来源】《中医外治杂志》，2002年第2期。

消积散

【组成】炒麦芽、焦山楂、鸡内金、延胡索。

【用法】将上药按3:3:3:1剂量研细末，过80目筛。使用时取药末3g，加甘油、醋混合液4.5ml调成糊状，置7cm×10cm大小的自黏性无菌敷料中，敷于神阙穴，每日10～12h，连用5日为1疗程。

【来源】《中医外治杂志》，2007年第5期。

验方

【组成】炒莱菔子、炒神曲、炒麦芽、炒鸡内金各10g，生大黄6g。偏热者加生栀子6g，偏寒者加高良姜6g。

【用法】上药捣碎，研末，加蛋清、白酒、姜汁等调成糊状，贴敷于脐与脐周，用纱布及塑料膜覆盖，胶布固定，每日1次，保留8～12h，次日更换，3日为1疗程。休息3日后进行第2个疗程治疗。

【来源】《中医儿科杂志》，2007年第4期。

第三节　腹泻

　　小儿腹泻，是指小儿大便次数增多、粪质稀薄或如水样为临床特点的疾病。夏秋之际为发病高峰。2岁以下小儿为高发年龄阶段。转归预后，绝大多数患儿可获痊愈；失治误治，调护失宜可转成变证或发生危象；亦可迁延不愈转化成疳。

一、单方便方

　　1. 藿香正气水：取洁净纱布一块，折成5～8cm对方（大小与小儿年龄、体形相应）4～6层，另取较薄、洁净、完整的塑料纸一张，比纱布面积稍大，藿香正气水适量。现将藿香正气水置水中预热，再于患儿脐部覆以纱布，待药水温度适中时倒在纱布正中，以充盈而不溢出为度，随即盖以塑料纸并适当固定，小于6个月小儿2～3h取出，其他年龄组稍长，每日2～3次，热天稍短，且用药后局部清洁，冬天注意保暖。（《中医外治杂志》，1992年第1期）

　　2. 大蒜：大蒜12g，捣烂调鸡蛋清，外敷足心涌泉穴。（《中医外治杂志》，1992年第2期）

　　3. 胡椒粉：先用温水洗净脐眼周围皮肤上的污垢，然后将数粒胡椒（黑白均可）研成细粉，以填平肚脐为度，然后用伤湿止痛膏覆盖固定，每日或隔日换药1次。伴有脱水者给予口服或静脉补液纠正。治疗期间不必再服用止泻药物。（《中医外治杂志》，1997年第6期）

　　4. 云南白药：云南白药1g加75%酒精调成糊状，敷于脐眼并用伤湿止痛膏固定。每8h换药1次，不应用任何抗菌药物或任何止泻药，呕吐严重者对症处理，有脱水者给予口服补液盐。（《中医外治杂志》，1996年第4期）

　　5. 桂皮：取桂皮研为粉状，将脐孔先用生理盐水擦洗，然后将桂皮粉置于脐眼内稍加压，以填平为度，再用4cm×4cm大小的胶布或活血膏覆盖固定，每日换药1次。（《中医外治杂志》，2000年第2期）

　　6. 生山栀子：取生山栀子（新鲜者尤佳）捣如泥，加少许食盐混匀，外贴于手厥阴心包经荥穴劳宫上，外用纱布包扎、固定，每隔12h调换，直至吐泻

完全停止。有脱水表现者加米汤频服，少数重度脱水者补液纠正电解质紊乱。（《中医外治杂志》，2000年第3期）

7. 吴茱萸：吴茱萸12g，研细末，取未熟的（生心饭）热饭适量与药粉混合成饼，温度适中，放在神阙穴及周围，用纱布绷带固定，时间为10h，以晚上敷用为宜。（《穴位用药》，人民军医出版社，1993年）

二、秘验方

【验方】

【组成】苍术、白术各20g，草豆蔻、白胡椒、荜茇各6g，赤石脂10g，石榴皮15g，山药15g。

【用法】上药研细末，置密封容器贮存备用。用时取药粉适量，以生姜汁调之，将其涂无菌纱布上，覆盖于脐部，外用绷带固定。每日或隔日换药1次，每晚用热水袋加温15～20min。

【来源】《中医外治杂志》，1996年第6期。

【验方】

【组成】吴茱萸30g，丁香2g，胡椒30粒，木香10g，砂仁15g，芒硝3g。

【用法】上药研末，每次取3g加陈醋调成糊状，敷于脐部，外用伤湿止痛膏固定，每日换药1次。用于伤食、脾虚泄泻。

【来源】《中医外治杂志》，1996年第6期。

【验方】

【组成】黄芩、黄连、黄柏、苍术各30g，砂仁、芒硝各10g。

【用法】上药研末，每次取3g用陈醋调成糊状，敷于脐部，外用伤湿止痛膏固定，每日换药1次，用于湿热泄泻。

【来源】《中医外治杂志》，1996年第6期。

【验方】

【组成】五倍子、吴茱萸。

【用法】上药按2：1比例共研为末备用。用时取药粉6g，用凡士林调成膏状敷脐部，用纱布胶布固定，每24h换药1次，一般治疗3～6h后起效，使用2～3日即可。

【来源】《中医外治杂志》，1995年第1期。

【验方】

【组成】党参30g，白术20g，吴茱萸、砂仁、苍术、陈皮、五倍子各10g。腹痛者加木香，大便清稀或水谷不化者加干姜、肉桂。

【用法】上药研细末，每次取5g，用陈醋调成糊状，置于脐中，以麝香壮骨膏严封，每3日更换1次，3次为1疗程。

【来源】《中医外治杂志》，1998年第2期。

验方

【组成】吴茱萸15g，胡椒30g，肉桂6g，大蒜子10g（捣烂），山药15g，车前子10g。

【用法】上药研粉，取药粉适量，与食醋调成糊状，敷于脐部，再将消炎止痛膏贴于脐上，每日1次。

【来源】《中医外治杂志》，1999年第4期。

验方

【组成】丁香3g，吴茱萸、白胡椒、艾绒各6g。

【用法】上药分研细末，混合备用。治疗时取药粉3g，陈醋适量，调成糊状，置于脐中神阙穴，外用胶布固定，每24h换药1次，2～5次见效。

【来源】《中医外治杂志》，1999年第5期。

验方

【组成】肉桂、干姜、丁香、细辛各等份。

【用法】上药烘干，研细末，拌匀，用纱布2层包好，敷于脐部，用胶布固定，隔日翻转1次，一般3日换1次药粉。

【来源】《中医外治杂志》，1999年第6期。

验方

【组成】干姜、小茴香、艾叶各20g，川椒15g。

【用法】上药共研细末，另取鲜姜30g捣烂，拌上药末，装纱布内敷脐，上以热水袋温敷，每日1次，每次0.5～1h，连敷3次为1疗程。停服其他药物，并根据脱水情况给予补液。轻度脱水给予口服补液盐口服补液，中度脱水给予口服或静脉补液，重度脱水者给予静脉补液。

【来源】《中医外治杂志》，2000年第1期。

验方

【组成】丁香、肉桂、五倍子各等份。

【用法】上药共研成粉，加水或醋调成膏状备用。将患儿脐部洗净，取10～15g药膏敷于患儿脐部神阙穴上，外加敷料固定，每日1次，3次为1疗程，使用2个疗程后评定疗效。如腹泻过频或伴有轻度或中度脱水者，配合液体疗法。

注意：敷药间隔时间要均匀，保持药物覆盖时间要充分，起到外敷药物的作用；天冷时应将药物加热（加热至人体正常温度）后再敷；治疗期间应注意饮食调理及保暖。

　　【来源】《中医外治杂志》，2001年第2期。

验方

　　【组成】丁香、吴茱萸各3份，木香、白术各1份。

　　【用法】上药烘干研末，充分混合，放入包装密封备用。按医嘱取药粉5～10g加酒调成糊状，敷于温水洗净的脐部，外敷自粘性无菌敷料，每24h更换1次，连续3～5日。

　　【来源】《中医外治杂志》，2002年第1期。

验方

　　【组成】白芍10g，肉桂、丁香各5g。

　　【用法】上药研粉，醋调贴敷于神阙穴处，每日贴敷1次。

　　【来源】《中医外治杂志》，2002年第2期。

验方

　　【组成】肉桂、泽泻、黄连各等份。

　　【用法】上药烘干后共研细末，用时取粉末3～5g，兑以山莨菪碱注射液2～6mg，加生理盐水适量调成饼状，隔1层医用纱布，敷于脐部神阙穴，外以胶布固定，每日更换1次，共用2～5日。

　　【来源】《中医外治杂志》，2003年第2期。

验方

　　【组成】白术、砂仁、丁香、吴茱萸各等份。

　　【用法】上药放铁锅焙干，共研细末装入瓶中封存备用。用前取药粉适量用新鲜姜汁（去皮生姜榨汁）调成糊状。将自制糊状中药敷于脐部，再用宽胶带覆盖、固定，每日1次，每次12h后取下，连续5日为1疗程。

　　【来源】《地方病通报》，2005年第4期。

温脐止泻散

　　【组成】藿香10g，土白术12g，云苓9g，吴茱萸6g，砂仁6g，肉桂3g，炒黄连5g，苍术9g，山楂10g。

　　【用法】上药烘干并研细末，过200目筛，密封贮藏备用。取药末3～5g，加陈醋适量调成糊状，贴敷于脐上，外用纱布固定。每日换药1次，3次为1疗程。

【来源】《中医外治杂志》，2007年第4期。

敷脐散

【组成】麸炒苍术、焦白术、吴茱萸、五倍子、车前子、儿茶各10g，冰片1g。

【用法】上药共研细末，瓶装密闭备用。取上药1~2g，用药棉少许包裹，置于脐中，用伤湿止痛膏覆盖。对胶布过敏者，取食醋少许将药粉和匀，制成饼状，置于脐中，上盖薄膜，再用纱布固定，每2日更换1次。

【来源】《中医外治杂志》，1992年第4期。

加味参香饼（用于秋季腹泻）

【组成】苦参、木香。

【用法】上药以6∶1比例共研细末，混匀贮瓶中备用；根据患儿大便常规检查结果分别取以下不同药物煎汁，去滓，以药汁和药末成饼状，如铜钱大小，用伤湿止痛膏把药物固定于脐部，每24h更换1次，一般换药1~5次。若大便常规检查仅见脂肪滴、不消化食物和少量白细胞者，取罂粟壳20g，浓煎取汁和药；若大便常规见大量白细胞、脓细胞及少量红细胞者，提示并发大肠杆菌感染，此时，切勿再用罂粟壳，应以马齿苋30g、肉桂10g浓煎取汁和药；若大便常规检查见有较多红细胞者，以茜草15g、地榆10g煎汁用。

【来源】《中医外治杂志》，1997年第3期。

验方（秋季腹泻）

【组成】云南白药，山莨菪碱。

【用法】取云南白药药粉倒入小器皿后加入0.2~1mg/kg山莨菪碱，加75%乙醇调和好后将药贴敷于神阙穴位上，用输液透气贴固定，每日1次，持续用药3日。

【来源】《江西医药》，2014年第49卷第12期。

脐疗散

【组成】苍术3g，砂仁2g，陈皮1.5g，丁香1g。

【用法】用棉纸做成4cm×5cm大小的棉纸袋。将上药混合研成粉末状，装入做好的棉纸袋中，即成。先将患儿脐部用温水洗净，神灯照射患儿脐部10min后，将脐疗散放于小儿脐部并用胶布固定，敷药后再用神灯照射20~30min，每24h更换1次，疗程1~4日。

【来源】《中医外治杂志》，1997年第4期。

参龙白芥散

【组成】红参、海龙、白芥子、细辛、甘遂、吴茱萸、苍术、木香、川芎、雄黄、丁香、肉桂、皂角各等份。

【用法】上药研细末，使用前加适量麝香、冰片密封保存。患儿取仰卧位，神阙穴拔罐5～10min，将参龙白芥散用鲜生姜汁调成糊状，做成直径1cm的圆饼贴到穴上，用胶布固定，一般每8～20h取下，隔日1次，3次为1疗程。

【来源】《中医外治杂志》，1997年第6期。

对脐丸

【组成】肉蔻5g，雄黄3g。

【用法】将肉蔻煨熟，与雄黄共为细末，醋糊为丸，如黄豆大小，晾干备用。每次1丸，用醋浸泡少时，放脐内，以胶布贴敷，间隔24～48h换药1次，至痊愈。

注意：因其收敛，故小儿外感热重，高烧未解时不宜早用，以免恋邪。

【来源】《中医外治杂志》，1996年第2期。

止泻散

【组成】广藿香、肉桂、吴茱萸、黄连、苍术、白术、小茴香、茯苓、砂仁、山楂、花椒各10g。

【用法】上药晒干或烘干，研细末备用。用时取消毒纱布4层约6～8cm^2，把药末5～6g置于第2到第3层纱布中部，然后贴脐，外用胶布固定，隔日换药1次。

【来源】《中医外治杂志》，1996年第6期。

暖脐散

【组成】丁香1份，肉桂2份，胡椒3份。

【用法】上药共研细末，贮瓶备用。将患儿脐部洗净擦干，取暖脐散适量（以填满脐窝为度），敷于脐部，用5cm×5cm大小的医用橡皮胶固定，顺时针按揉脐部3～5min，每日换药1次。轻、中度脱水者加服口服补盐液（ORS）适量。

【来源】《中医外治杂志》，1998年第3期。

止泻散（用于久泻不止）

【组成】麝香0.05g，肉桂3g。

【用法】上药共研粉。将药粉和匀，敷于脐中，先用油纸盖上，再用布袋或胶布固定，每3日换药1次。每日热敷3次。

【来源】《中医外治杂志》，1999年第4期。

自拟止泻散

【组成】Ⅰ号：木香、枳实、苍术、建曲；Ⅱ号：藿香、寒水石、苦参、苍术；Ⅲ号：肉桂、丁香、肉豆蔻、赤石脂。

【用法】上药各等份，共为细末，收瓶备用。Ⅰ号：用于伤食泄泻、消化不良性腹泻；Ⅱ号：用于外感湿热、寒泄及急性肠炎等；Ⅲ号：用于脾虚久泄、慢性腹泻。按辨证分型取药3g，加冰片少许，用藿香正气水调成糊状，填入肚脐，以敷料覆盖，胶布固定，每日以藿香正气水湿脐3～5次，每2日换药1次。

【来源】《中医外治杂志》，1999年第4期。

健脾敷脐散

【组成】苍术粉3g，木香粉1.5g，胡黄连粉1g，云南白药1g。

【用法】上药用醋调敷脐部，外用麝香大王膏固定。每日1次，3日为1疗程。

【来源】《中医外治杂志》，2001年第2期。

吴桂三香散

【组成】苍术、吴茱萸、肉桂各5g，丁香1.5g，麝香0.3g，木香、黄连、肉豆蔻各3g。

【用法】上药研成细末，装瓶密封，用时取5～7g与食醋适量调成厚糊状，置于脐部，盖住脐孔，以伤湿止痛膏贴盖固定，并用手轻轻按摩片刻，或用热水袋热敷3～5min，每24h换药1次，连用3日，一般1～3次见效，如翌日泻止除去，如腹泻未止，可连续贴6次。用于脾胃虚寒泄泻，婴幼儿腹泻，也可用于成人慢性肠炎腹泻。

【来源】《中医外治杂志》，2001年第3期。

敷脐散

【组成】五倍子50g，人参芦3枚，生地榆30g，白胡椒20粒。阳虚者加肉桂、补骨脂各5g；风寒证加白芷3g；湿热证加黄连3g；伤食者加莱菔子5g。

【用法】上药研为细末，过100目筛，每次用药末1.5g，用陈醋或植物油制成糊状，敷于脐部，外以纱布固定，每日换药1次。

注意：泄泻初起或有积滞者慎用；可进食生山药粉煮为糊，以加强药效；风寒、虚寒证加热敷，疗效更佳；患儿脐部皮肤破溃、糜烂者，及敷药后皮肤出现水疱皮疹者，暂不用。

【来源】《中医外治杂志》，2001年第4期。

清热膏

【组成】葛根、苦参、木香。

【用法】取上药等量研末过筛，混匀备用。先以生理盐水将患儿脐部擦净，将药粉适量置于脐窝内，轻压，以填平脐窝为宜，再以敷料及胶布固定。每日换药1次。

【来源】《中国民族民间医药》，2010年第13期。

【备注】适用于湿热泻。

止泻散

【组成】白术、白芍各1.5g，陈皮、升麻、车前子、吴茱萸、煨豆蔻、焦山楂、丁香各0.6g。

【用法】上药共研细末备用。此为3次用量，用时取上药末1/3，食醋调成稠糊状，外敷于用75%酒精消毒后的患儿脐窝内，剪取稍大于药糊的塑料薄膜压盖药糊上，外用医用纱布块覆盖，胶布固定，每24h换药1次，3次为1疗程。

【来源】《中医外治杂志》，2002年第4期。

验方

【组成】藿香、陈皮。

【用法】上药粉碎为200目细粉，将其按藿香粉∶陈皮粉∶黄凡士林＝1∶1∶4的比例加入灭菌黄凡士林（加适量石蜡调硬度）中，搅拌混合均匀，加热5min，冷却降温，凝固后制成1cm×1cm的膏块附着在医用输液贴（5cm×5cm大小）。操作：备好药贴，取得患儿及患儿家属的配合，定位足三里（双）、脾俞（双），用少许生理盐水清洗穴位部皮肤，擦干，贴上药贴，固定，嘱固定药贴至少2h，如发生不良反应可撤掉药贴。疗程：贴敷时间2h/次，1次/日，泻停为止。

【来源】《中医药临床杂志》，2014年第26卷第4期。

【备注】适用于湿热泻。

吴萸胡椒散

【组成】吴茱萸6g，苍术7g，白胡椒2g，肉桂、枯矾各3g。

【用法】上药共研为末，分为3份，每次取1份，用食醋适量调匀，置于神阙穴，外用麝香止痛膏固定，每日换药1次。

【来源】《穴位用药》人民军医出版社，1993年。

暖脐膏

【组成】干姜、黑胡椒、丁香、五倍子、吴茱萸、肉桂、制附片。

【用法】上药等量研末、过筛，混合均匀。用生理盐水擦拭患儿脐部，将药粉放在脐窝中，填平脐窝，然后再用敷料与胶布加以固定，换药次数1次/日。连续治疗3日。

【来源】《中国社区医师》，2016年第32卷第3期。

【备注】适用于风寒泄泻。

三黄粉（用于湿热泄泻）

【组成】黄连、黄柏、黄芩各等份。

【用法】上药为末，每次取3～5g，用大蒜液（取大蒜瓣数枚捣碎，入少量开水浸泡1h即可）适量调成糊状，涂于患儿神阙穴，用厚蜡纸覆盖，胶布固定。每日1～2次。

【来源】《穴位用药》人民军医出版社，1993年。

第四节　咳喘

咳喘，是小儿肺系疾病中的一种常见病症。临床以咳嗽痰多、气喘、发热或无热为主要特征。现代医学小儿咳喘属急、慢性支气管炎，喘息性支气管炎范围。盖因小儿"脏腑娇嫩，形气未充"，禀稚阴稚阳，肺、脾常不足，而卫表每见不固，故多外感六淫，内伤饮食，旋即咳喘痰多。又因小儿元阴未充，阳火易动，易成痰火相结之势。而阳气柔弱，不耐寒冷，则水饮易聚难化，故小儿咳喘，往往迁延或反复发作，是临床上较难彻底治愈的疾病。

一、单方便方

大蒜：大蒜适量，捣烂，每晚敷足心，麝香虎骨膏外贴，次晨取下，一般3～4次见效。（《中医外治杂志》，1992年第2期）

二、秘验方

验方

【组成】生天南星5份、白芥子1份。

【用法】上药共研细末，每次用5g姜汁或醋调敷天突、膻中穴，胶布固定，每日换药1次，3日为1疗程。

【来源】《中医外治杂志》，1991年试刊。

验方

【组成】百部30g，麻黄、白前、桔梗各20g，杏仁、延胡索、半夏、细辛各10g，薄荷冰6g。

【用法】上药共研细末，过120目筛，备用。若咳久者加白矾末，热咳者加黄芩末，取药末少许，白酒调和，敷风门、肺俞、神阙穴，然后用大块胶布或伤湿止痛膏贴封固定，不要漏气，每个穴位贴如5分钱币大小，每日1次，用3次以上症状无改善者，为无效。

【来源】《中医外治杂志》，1992年第1期。

验方

【组成】洋金花15g，白芥子24g，生甘遂15g，细辛15g，延胡索24g，白附子18g，丹参30g，公丁香15g，姜汁、白酒少许。热咳加冰片3g，朴硝30g。

【用法】上药除姜汁、白酒外共研细末，装塑料袋备用。每年三伏天各治疗1次，共3次，3年为1疗程。

治疗时让病人取俯卧位，从上到下按摩心俞、肺俞、膈俞穴及华佗夹脊穴，待背部发热，得气后，将上药取1/3，用姜汁、白酒调成软糊状，摊在6块直径2cm大小的圆形牛皮纸上，贴敷于以上腧穴，再覆盖塑料布及白布块，胶布固定，贴敷1.5～2h。贴敷后大约5min自觉背部发热、渐渐灼热为有效。贴敷结束后个别患者局部出现大小不等的水疱，一般不作特殊处理，2～3日自行吸收，极个别较大水疱，常规消毒，用一次性注射器抽出水液，涂上土霉素软膏即可。

【来源】《中医外治杂志》，1998年第4期。

验方

【组成】麻黄、葶苈子、胆南星各等份。

【用法】上药共研为末，用凡士林调和为药膏，涂在纱布上，每晚用温水泡脚15min后，用新鲜生姜，刀切面揉擦涌泉穴位至皮肤发红，外敷以药膏贴敷于涌泉穴处，每日1次，至咳止喘平，停止贴敷。

【来源】《中医外治杂志》，1999年第3期。

验方

【组成】吴茱萸、胆南星、白芥子、桃仁各等份，巴豆减半。

【用法】上药共研细末，每次用20g醋调成糊外敷双足涌泉穴，每日1次。

【来源】《中医外治杂志》，2001年第4期。

验方

【组成】风寒型方：桃仁、杏仁、细辛、麻黄；风热型方：桃仁、杏仁、柴胡、黄芩、胆南星。

【用法】上药分别烘干，研末备用。使用时取上药各等份混合后，用醋调成直径约1cm圆饼状，贴敷于膻中、双肺俞穴，外用麝香追风膏固定，每日1次，3日为1疗程。

【来源】《中医外治杂志》，2003年第2期。

验方

【组成】大黄、芒硝。

【用法】上药以1：1比例研末，蒜泥调和备用。先用温水清洁患儿背部皮肤，将药涂于棉纸上敷于治疗处，大小约5cm×5cm贴敷于患儿两侧肺俞穴，或贴敷于听诊啰音最明显处，用纸胶固定，时间均为每次20min左右，每日2次。7日为1疗程。

【来源】《上海护理》，2007年第5期。

验方

【组成】虚寒型方：甘遂、白芥子、延胡索、细辛、半夏、胆南星；实热型方：甘遂、白芥子、杏仁、桔梗、延胡索、细辛。

【用法】上药等量研末后与生姜汁搅拌成膏状，做成黄豆大小药丸备用。

每年盛夏三伏日，即头伏、中伏和末伏3日，治疗时间取这3日的10～14点，取大椎、定喘、中喘、肺俞、肾俞、心俞、天突、膻中等穴，将上药贴敷于穴位上，3年为1疗程。

【来源】《中医外治杂志》，2007年第4期。

验方

【组成】白芥子、延胡索各2份，甘遂、细辛各1份，肉桂0.5份。

【用法】上药研细末，加入凡士林调成膏状，做成直径1cm的药饼，用胶布固定于所选穴位上。取双侧肺俞、心俞、隔俞穴，在7～8月期间予穴位贴敷治疗。每隔3日贴敷1次，每次2～3h，敷时或敷后局部皮肤出现灼热、疼痛、红肿、起疱等，可减少贴敷时间，10次为1疗程。

【来源】《中医儿科杂志》，2005年第1期。

消罗散

【组成】杏仁、桃仁、栀子各等份。

【用法】上药共为细末备用。取鸡蛋清少许，将适量杏栀散调成糊状，摊在纱布上，敷于膻中穴，保持温度，每日1次。

【来源】《中医外治杂志》，1991年试刊。

定咳散

【组成】麻黄、大黄、蝉衣、阿魏。

【用法】除阿魏外，其他几味药各取等份，共研细末，过80目筛，以瓷瓶或玻璃器皿盛贮，勿令泄气。每次取2g药末，加入少量30%的酒精，调成饼状，再加0.5g阿魏调成饼状，敷于天突穴，外用胶布固定，每日1次，3次为1疗程。

【来源】《中医外治杂志》，1993年第3期。

四子散

【组成】白芥子、苏子、莱菔子、葶苈子各等份。

【用法】上药研细为末，瓶装备用。用四子散30g加麦面粉等量，用温开水调成糊状，涂在无菌棉布或数层纱布上，厚度3cm。将四子散布贴在患儿的胸、背部（局部皮肤涂麻油），注意避开心脏部位。外面再用干布或毛巾包好。经过10～15min，待皮肤发红，即可取下，再用温湿纱布擦拭敷药处，让患儿盖好衣被睡觉。每日2～3次，3日为1疗程。

【来源】《中医外治杂志》，1993年第3期。

一捻金加减（用于咳嗽）

【组成】大黄、槟榔各30g，牵牛子60g，朱砂15g，木香4g。

【用法】上药共研细末。加轻粉0.3g蜜调敷脐。

【来源】《中医外治杂志》，1995年第4期。

止咳膏（用于咳嗽）

【组成】麻黄、细辛、五味子、生半夏、生天南星各等份。

【用法】上药混合晒干，研成细粉末过筛，加入适量樟脑粉后，与凡士林混合拌匀，搓成条状药锭，做成每粒约3g的丸药密封备用。

治疗时取伤湿止痛膏1份，分成两张摊于桌上，分别在每张的中心置一丸药，按压成2mm厚的圆形药贴即可用于治疗。婴幼儿及6岁以下儿童，药丸及伤湿止痛膏均减半使用。

【来源】《中医外治杂志》，1998年第3期。

追风麻黄散

【组成】生麻黄0.5g。

【用法】取麝香追风膏一片，生麻黄捣为散0.5g，以高度白酒搓湿为度，平敷于麝香追风膏内心，贴于背部定喘穴。每日1贴。

【来源】《中医外治杂志》，1998年第4期。

肺炎贴膏（用于小儿肺炎）

【组成】肉桂12g，丁香、川乌、草乌、乳香、没药各15g，红花、当归、川芎、赤芍、透骨草各30g。

【用法】上药共研细末，用凡士林调成10%油膏。将油膏摊在无菌油性软纸上，再用无纺布包裹，做成5cm×15cm大小的膏药，油纸侧朝外，用胶布固定在背部肺俞穴，2日为1疗程。对高热、气喘者，可协用黄芩10g、黄连10g、大黄10g，共研细末，调匀外敷前胸剑突部，予胶布固定，约2h去药。

【来源】《中医外治杂志》，1999年第2期。

宁嗽散（用于风寒咳嗽）

【组成】细辛、白芥子、半夏、杏仁、百部。

【用法】上药研成粉末，按2：2：1：3：3和匀，用醋调成膏状，制成黄豆大小药丸备用。

取穴：3岁以下患儿取双侧涌泉、天突穴，4岁以上患儿取肺俞、天突穴，因小儿皮肤幼嫩，取膻中穴与天突穴交替使用，定喘穴作为肺俞穴的替换穴位。取以上穴位，将药丸置于穴位上，用肤疾宁覆盖，每24h更换药物。

【来源】《中医外治杂志》，2002年第5期。

敷背散（用于哮喘）

【组成】白芥子30g，细辛、延胡索、甘遂各15g。

【用法】上药共研细末备用。取上药末醋调贴敷风门、肺俞穴，每次贴2h揭去，较大儿童可贴2～4h，隔日贴1次，3次为1疗程。如痰多加贴两足三里穴；肾虚加贴肾俞穴。

【来源】《河南中医学院学报》，2006年第3期。

儿哮散（用于哮喘）

【组成】白芥子1份，细辛、当归各半份。

【用法】上药共研细末，过100目筛，配合等份的蜂蜜调和做成膏药，用时分敷肺俞、陶道穴，每次敷药1h，早晚各敷1次，5日为1疗程，疗程之间间隔2日，连续治疗4个疗程。

【来源】《四川中医》，2005年第4期。

自拟定喘膏

【组成】白芥子、细辛、甘遂、肉桂。

【用法】上药各等份研末备用。临用时生姜汁调成膏状再加上麝香，贴敷背部穴位。取穴：第一次为定喘、肺俞、膏肓；第二次为大椎、风门、脾俞；第三次为大杼、肺俞、肾俞。每次贴4～6h，每10日1次，3次为1疗程，每隔半年可重复1次，共3个疗程。治疗期间均停用抗组胺药、支气管扩张药及肾上腺皮质激素类等药物。

【来源】《中国乡村医药杂志》，2005年第7期。

咳喘散

【组成】甘遂5g，白芥子、细辛、白芷各3g。

【用法】上药研末过筛，加醋调拌后，搓成弹丸大药丸5个，蘸上少许姜末，用胶布贴敷在穴位上。第一组穴位取天突、肺俞、足三里；第二组取定喘、膏肓、丰隆；第三组取膻中、步廊、足三里；第四组取天突、肾俞、涌泉。入伏后每组穴位敷两次，每次贴敷时间为：3～6岁1.5～2h，6岁以上2.5～3h，均在上午10时至下午2时之间进行，两次贴敷之间间隔3日。每年贴敷8次为1疗程，须连续进行3个疗程。每次取下药丸时，敷药处局部皮肤会出现潮红，几天后稍有脱屑，无瘢痕。

【来源】《中成药》，2002年第9期。

自拟三白贴敷散

【组成】白芥子、白附子、白胡椒、细辛、延胡索各100g。

【用法】上药混匀研末，装瓶备用。用时取适量用姜汁醋调成硬币大小药团，敷于背部肺俞穴或阿是穴（啰音密集处），用活血止痛膏固定后，嘱患儿平躺，或夜晚临睡前敷上，清晨取下，使其药物紧贴皮肤。用时婴儿3～5h，幼儿6～8h，每日1次。

【来源】《中医药临床杂志》，2004年第5期。

第五节　痄腮

　　流行性腮腺炎又称痄腮，是一种急性上呼吸道传染病。是以耳垂为中心，发生局部红肿热痛的腮腺非化脓性炎症。以15岁以下儿童多见，成年人也有偶发。本病具有很强的传染性，一旦感染此病，局部便可发生肿胀，轻者稍感疼痛，张嘴困难，影响咀嚼，重者发热，也可并发睾丸炎、胰腺炎等。

一、单方便方

1. 大蒜：大蒜50g捣烂如泥，加少量面粉，用醋调匀，敷患处，每日1次。（《中医外治杂志》，1992年第2期）

2. 仙人掌：取新鲜仙人掌1块，去除刺、毛，用清水洗净，捣烂如泥（忌用铁器）敷于患处。每日2～3次，一般2～3日即可。（《中医外治杂志》，1997年第1期）

3. 地龙：用活地龙（白颈蚯蚓为佳）5～6条，洗净，放入碗内，再放入白糖20～30g，待半小时即浸出溶液涂肿患处，每日2～3次。（《中医外治杂志》，1997年第1期）

4. 马齿苋：用鲜马齿苋、仙人掌各等份捣烂外敷，药干即换。（《中医外治杂志》，1996年第2期）

5. 冰硼散：用冰硼散3g加冷开水拌湿后敷于肿胀处，纱布固定，每2～3日换药1次。一般敷药5日左右即可肿消病愈。（《中医外治杂志》，1995年第2期）

6. 野菊花叶加料：常规处理患部，取鲜野菊花叶一把，洗净，捣烂如泥状，加入赤小豆粉30g，用适量鸡蛋白调和上述药泥，涂布在纱布上并贴于患处，加以固定。一般每日换药1次，重者每日换药2次。（《中医外治杂志》，1998年第4期）

7. 天名精：取鲜天名精100g洗净，捣成泥状，加入冰片少许混合均匀，敷患处，每日3～4次。若发热甚，可静滴双黄连注射液，若有合并症则应配合其他内治法。（《中医外治杂志》，1998年第5期）

8. 鸡蛋黄加盐：根据病变部位肿胀的大小情况，取红皮鸡蛋1～3个，去蛋清，留取蛋黄放入干净药碗中；加入食盐（精制加碘食盐）10～30g共捣，捣至有一定黏度（依药锤上提时感到有拉力为度）；再加入冰片适量，搅拌均匀备用。将患处用温盐水擦干后，将上药直接涂于纱布上外敷患处，大小以能将腮腺的肿胀部位全部覆盖为度。每24h换药1次，在敷药期间，应禁食辛辣之物。（《中医外治杂志》，1999年第3期）

9. 双黄连粉针剂：用双黄连粉针剂适量，加适量的鸡蛋清调匀，涂敷患处，外用纱布敷盖，每日换药2次，3日为1疗程，多数用药3次后，症状即明显减轻，用药1周即可。（《中医外治杂志》，1999年第4期）

10. 紫花地丁调醋：常规处理患部，取鲜紫花地丁100g，捣成泥状，加入食醋少许，调匀，涂布在纱布上，并贴于患处，加以固定。一般每日换药1次。重者每日换药2次。（《中医外治杂志》，1999年第6期）

11.水仙根：取水仙根1个（以个大、内心充实者为佳），捣成泥状，将利巴韦林8片、阿莫西林胶囊3粒一块研末倒入水仙泥中，搅拌均匀，敷在腮腺肿胀处，剪一块比敷药面积略大的食品保鲜膜覆盖后，再用纱布及胶布固定，每日早晚各换药1次，直至痊愈。（《中医外治杂志》，2000年第5期）

12.相思子鸡蛋清糊剂：相思子20g，炒微黄研粉，取1/2与1个鸡蛋清搅匀成糊状，摊于纱布上，外敷患处，药用范围可稍大于腮腺肿胀部位，每日换药1次，直至治愈为止。（《中医外治杂志》，2001年第2期）

二、秘验方

验方

【组成】吴茱萸15g，冰片少许。

【用法】上药捣成粉以鸡蛋清调匀，贴敷双侧足心（即涌泉穴），每日1次，敷3～4次肿即消退。

【来源】《中医外治杂志》，1996年第1期。

验方

【组成】吴茱萸5g，生大黄、黄连各3g，制天南星2g。

【用法】上药研为细末，用醋调为板状，摊于敷料上，敷于双侧涌泉穴。敷药后用绷带包扎，24h后取下，再换贴新药，连用3～4日即可。敷药期间，如敷药干燥者，可用陈醋滴在绷带上以润之。

【来源】《中医外治杂志》，1999年第6期。

验方

【组成】吴茱萸10g，胆天南星6g，生大黄10g，紫金锭10片。

【用法】上药共研细末，每次取8g，用陈醋调糊状外敷双足涌泉穴，每日换药1次。

【来源】《中医外治杂志》，2001年第4期。

验方

【组成】侧柏叶30g，白糖10g，明矾少许。

【用法】上药捣烂如泥，贴敷于肿大之腮腺处，干后即换，大约每日换药3～4次。发热重者给予适量退热药物治疗。

【来源】《中医外治杂志》，2002年第5期。

胆黄散

【组成】大黄、芒硝、吴茱萸各50g，胆南星、黄芩30g。

【用法】上药研成末过80目筛，贮瓶备用。根据肿块大小，取其适量药末，用食醋调成糊状，用敷料块贴于患处，每日换药1次。

【来源】《中医外治杂志》，1996年第1期。

朱黛膏

【组成】朱砂、青黛各15g，凡士林50g。

【用法】将朱砂加少量乙醇研成粉末状，凡士林加热熔化后将后两药加入混匀，再以3%的比例加入氮酮反复搅匀即得。

视腮肿范围大小，取朱黛膏适量，摊涂在中间衬有油纸的敷料上，贴于肿胀部位，面积要略大于腮肿区，每日换药1次，至肿消为止。

【来源】《中医外治杂志》，1996年第2期。

银芷散

【组成】金银花、白芷、大黄、黄芩、赤小豆各10g。

【用法】上药各研为细末，再加青黛6g即成。用时适量，以米醋调如糊状，涂于患处，每日3～5次。嘱忌食鱼腥辛热之品。

【来源】《中医外治杂志》，1996年第4期。

红消炎膏

【组成】红硇砂45g，芒硝10g，月石10g，雄黄15g，朱砂60g，冷霜适量。

【用法】前五味药共研细末，过120目筛，然后与冷霜按等量递增法充分搅拌均匀。膏色桃红，可消炎解毒，消肿散结止痛。根据病变范围大小，取适量红消炎膏摊贴局部，每1～2日换药1次，至愈为度。

【来源】《中医外治杂志》，1995年第6期。

自拟清热解毒散

【组成】胡黄连、吴茱萸各等份。

【用法】上药共研细末，7.5g为1剂，用醋调成糊状敷于双足心涌泉穴，每次用量可连敷3宿。

【来源】《中医外治杂志》，1999年第4期。

自拟六神仙人膏

【组成】六神丸、仙人掌。

【用法】先将六神丸研成细末，再与仙人掌按1∶2同捣如泥状，加少许风油精及凡士林调和，根据患儿腮腺肿胀范围制成厚约1cm药饼，置于塑料布或油纸上面，敷于患处，药膏面积略大于病灶部位。每日1次，重者每日2次，并根据发病部位外敷对侧涌泉穴，病灶在左敷于右，病灶在右敷于左。

【来源】《中医外治杂志》，2000年第4期。

青黛散

【组成】青黛、生石膏粉各15g，冰片6g，大蚯蚓10条（为1次用量）。

【用法】取活蚯蚓放入碗内，待吐出泥沙后，用清水冲洗净，加适量白糖，待蚯蚓溶化后，加入余药和少量米醋，搅成糊状即成。

清洁消毒两侧腮腺区后，均匀涂上药糊，用略大于药面积的软塑料膜覆盖加绷带包紧，每日换药1次，重者每日2次。

【来源】《中医外治杂志》，2000年第6期。

紫花地丁合蒲公英方

【组成】紫花地丁、蒲公英。

【用法】将紫花地丁及蒲公英鲜品捣烂为糊，用2层纱布包裹好，展平敷于患处，若无鲜品，可用干品各10～15g，鸡蛋清调为糊状，同法敷于患处，每日早、晚各1次，每次30min，7日为1疗程。

【来源】《中医外治杂志》，2002年第4期。

梅花点舌丹方

【组成】梅花点舌丹数粒，沙蒿子30g。

【用法】取梅花点舌丹研碎，与沙蒿子加食醋适量，调成糊状（视其干稀增减量），贴敷腮部患处，约3h。如变干，取下来再加食醋调敷，直至病愈为止。

【来源】《中医外治杂志》，2003年第1期。

复方丝瓜膏

【组成】丝瓜（鲜者用量加倍）、虎杖、赤小豆各等份。

【用法】上药共研细末，用鸡蛋清适量调成膏状，外敷患腮，每日换药1次，病愈为止。

【来源】《中医外治杂志》，2003年第6期。

如意金黄散

【组成】天花粉、黄柏、大黄、姜黄、白芷、厚朴、陈皮、甘草、苍术、生天南星各等份。

【用法】上药研为细末，用米醋调成软膏，放入膏缸内备用。用时将药膏摊于纱布敷于患处，每2日换药1次。

【来源】《中医外治杂志》，2003年第6期。

冰黄散

【组成】冰片、大黄、雄黄、芒硝各适量。

【用法】上药混合，研细末，装入小瓶备用。先用生理盐水清洁肿大之腮腺处，待干后将药物平摊于伤湿止痛膏上，贴患处5～7日，只贴1次，中间不用换药。病情严重者，同时口服西药维生素C、吗啉胍，均每次1～2片，每日3次，连服3日。

【来源】《中医外治杂志》，2004年第1期。

黄杖散

【组成】吴茱萸9g，虎杖5g，紫地丁6g，胆南星3g。

【用法】上药共研细末，取6～15g，加醋适量调成糊状，敷涌泉穴，上盖塑料薄膜，再加纱布，胶布固定。

【来源】《穴位用药》人民军医出版社，1993年。

黄黄蔹星散

【组成】吴茱萸15g，白蔹、大黄各6g，胆南星3g。

【用法】上药共研细末，每次用3～15g。使用时，先用酒精擦两足涌泉穴，然后将药摊于敷料上，贴于涌泉穴，再用绷带固定。隔24h换药1次，病情严重者可连用，若敷药干燥，可用醋滴在绷带上以润之。

【来源】《穴位用药》人民军医出版社，1993年。

第六节　惊风

惊风也称惊厥，是以肢体抽搐、两目上视和意识不清为特征的小儿常见病之一。临床上分为急惊风和慢惊风两种。急惊风往往高热39℃以上，面红气急，躁动不安，继而出现神志昏迷，两目上视，牙关紧闭，角弓反张，四肢抽搐等；慢惊风表现为嗜睡无神，两手握拳，抽搐无力，时作时止，有时在沉睡中突发痉挛。现代医学认为惊风是中枢神经系统功能紊乱的一种表现。

验方

【组成】生天南星、生山栀各等份。

【用法】上药共研细末，取12g加入少许面粉，用黄酒调和成饼状，分成4块，敷于劳宫穴及涌泉穴，绷带固定，24h揭去，2次为1疗程。

【来源】《中医外治杂志》，1991年试刊。

验方

【组成】杏仁7粒，桃仁7粒，栀子7个，飞罗面15g。

【用法】上药共捣烂，用好烧酒调匀。涂手心、足心，用布包扎。

【来源】《普济良方》。

急惊秘风膏

【组成】胆南星、全蝎各32g，牛蒡子15g，朱砂12g，巴豆仁10g，大黄48g，黑丑24g，半夏、枳实各15g，牙皂10g。

【用法】麻油熬，铅丹收。贴肺俞穴。

【来源】《理瀹骈文》。

第七节 遗尿

小儿遗尿也称尿床，指3～5岁以上小儿，睡眠中小便自遗、醒后方觉的一种病症。

验方

【组成】麻黄、巴戟天、硫黄、茯神各等份。

【用法】上药研为细末，密封备用。于每晚睡前3h，先用75%酒精消毒清洗脐部，然后取药末5～10g配以适量蜂蜜调和均匀，置于患儿脐孔中央，以纱布覆盖，再用胶布固定，翌晨去掉贴药。

【来源】《中医外治杂志》，1996年第1期。

脐疗方

【组成】丁香10g，九香虫20g，益智仁20g，桔梗5g。

【用法】上药共研细末，过80目筛，贮瓶备用。治疗时，先在脐部正中任脉部位由天突至曲骨上下来回推按30次，再在背部正中督脉部位由长强至大椎上下来回推按30次，用75%酒精消毒脐部，取药物5～8g，用白酒调匀敷于脐中，外用纱布覆盖，胶布固定，每晚换药1次，7日为1疗程，一般治疗1～4个疗程。另外坚持睡前小便1次。

【来源】《中医外治杂志》，2001年第4期。

验方

【组成】五倍子、五味子、菟丝子、煅龙骨各等份。

【用法】上药共研细末，用温开水调成厚糊状，外贴敷神阙、命门、膀胱俞三穴，用胶布固定，隔日1次，2周为1疗程。

【来源】《中医外治杂志》，2004年第1期。

验方

【组成】附子、白术、吴茱萸各等份。

【用法】上药研碎成细末，过100目筛，装瓶备用。每晚先取鲜姜捣汁少许，取上药末两汤勺，用生姜汁拌匀，搓成一圆硬币大小的药饼3个，分别敷于小儿双足涌泉（足心）、神阙（肚脐眼）穴3处，外用塑料纸覆盖，用胶布固定，次日早起时取下，用温水洗净穴位处，晚上继续上述方法。个别患者出现红肿瘙痒及水疱者，可将姜汁改为麻油或米糊等调敷，也可改为每4日外敷1次，1周为1疗程。

【来源】《中医外治杂志》，2004年第3期。

验方

【组成】公丁香5粒，桂圆核1粒，益智仁3g。

【用法】上药共研成极细粉，用老姜捣取自然汁，调和做一小饼备用。于晚间小儿上床睡觉时，将药饼烘温，敷在患儿肚脐孔上，外加纱布4层覆盖，并用胶布固定，翌晨去掉。

【来源】《中草药外治验方选》，安徽科学技术出版社，1984年。

遗尿药粉

【组成】丁香、肉桂各10g，白胡椒、桑螵蛸、金樱子各15g。

【用法】上药共研细末装瓶内备用。取药粉1.5～2g，以75%酒精（或白酒）数滴调成糊状，敷于肚脐上，再贴上暖脐膏，盖上1层塑料薄膜，并用胶布固定。每日换药1次，7次为1疗程。

【来源】《中医外治杂志》，1993年第3期。

遗尿散

【组成】麝香1份，芡实、白果、菖蒲、远志、乌药、益智仁各2份。

【用法】上药共研细末，混匀，每次用白酒调和敷于小腹关元穴，用2cm×2cm大小的胶布固定，每日换药1次，冬季可隔日换药1次。

【来源】《中医外治杂志》，1994年第4期。

自拟补肾固摄散

【组成】沙苑蒺藜100g，骨碎补、覆盆子、五倍子各50g。

【用法】上药共研末，过60～80目筛备用。治疗时每次取5g，白酒适量调润，压成薄饼状，贴敷脐部或涌泉穴，纱布覆盖固定，每日1次，5次为1疗程。

【来源】《中医外治杂志》，1997年第5期。

温肾散

【组成】附子10g，肉桂6g，五味子10g。

【用法】上药共研细末，加适量米醋捏成直径2cm大小药饼，贴敷中极、关元及两侧肾俞穴，药饼外以塑料薄膜覆盖，胶布固定。每日换药1次，15日为1疗程。皮肤有破溃者忌用，敷药局部有过敏、瘙痒者停药即愈。

【来源】《中医外治杂志》，1996年第1期。

遗尿散

【组成】麻黄、益智仁、桑螵蛸各2份，肉桂、丁香、石菖蒲各1份。

【用法】上药共为细末，过80目筛，贮瓶备用。每次用药3g，用陈醋调成饼状，敷神阙穴，外用胶布固定，敷36h后取下，隔12h后再敷，连续3次，以后改为每周1次，以巩固疗效，2周为1疗程。

【来源】《中医外治杂志》，1998年第5期。

缩泉散（用于遗尿久不愈）

【组成】肉桂粉、小茴香粉各1.5g。

【用法】将干药粉调湿，放入脐中，用油纸隔后，再用5层布将药压紧，让药自然吸收，每日1换，5日为1疗程。

【来源】《中医外治杂志》，1999年第4期。

遗尿粉

【组成】覆盆子、金樱子、菟丝子、五味子、芡实、仙茅、仙灵脾、桑螵蛸各30g，益智仁、乌药各15g。

【用法】上药焙干，共研细末，装瓶备用，密封，防止挥发损失药效。取遗尿粉约1.5g，倒满患者肚脐。滴1～2滴酒精或一般白酒，再贴上伤湿止痛膏；或垫1～2层无菌纱布后胶布固定。每2日更换1次，部分患者可同时加用遗尿粉冲服，每日早晚各1次，4～9岁者每次服用4～5g，10岁以上者每次服用5～6g，口服粉剂时可加些白糖调拌后内服。

【来源】《中医外治杂志》，1999年第6期。

加味独圣散

【组成】五倍子、煅龙骨各等份。

【用法】上药研为细末，瓶贮备用。每晚取少许药末，加适量洁净水调成糊状，敷满脐窝，上盖纱布，胶布固定，每晚换药1次，一般连敷7～10日即可。亦可用于治疗小儿盗汗。

【来源】《中医外治杂志》，2004年第1期。

小儿遗尿方

【组成】王不留行。

【用法】采用耳穴贴敷法。取穴：耳穴取肾、膀胱、遗尿点、兴奋点、脑点、肺、脾。

操作：耳郭常规消毒后，在5mm×5mm大小的胶布中央放一粒王不留行籽，将其贴于双侧耳穴上，用手指按压籽粒，使局部有明显胀、热、痛感，每天2～3次，每次2～3min，以手压有稍痛感者为宜，保留5天后取下。休息2天后再换贴，4周为1疗程。

【来源】《上海中医药杂志》，2009年第43卷第11期。

第八节　乳蛾（扁桃体炎）

小儿乳蛾即扁桃体炎，是儿科常见病，一年四季均可发生，尤以夏秋两季发病为多，主要以咽部疼痛、喉核红肿、表面或有黄白脓样分泌物为特征。

验方

【组成】斑蝥10g，全蝎、僵蚕、乳香、没药、血竭各5g，玄参2g，冰片1g，樟脑2g。

【用法】上药共研细末，密封贮存备用。取双侧列缺穴，先用一小块伤湿止痛膏，中间剪一小洞贴在穴位上，然后取适量药散放在小洞上面，再用一块伤湿止痛膏盖在上面即可，2.5h后取下。每日2次，3日为1疗程。

【来源】《中医外治杂志》，1994年第3期。

加味冰蝎散

【组成】冰片10g，全蝎、山豆根、黄芩、荆芥、丹皮各100g。

【用法】上药混合共研细末，过80目筛，瓶装备用。每次用6g，分两包，用薄药棉裹成药饼，然后用活血止痛膏分敷于双侧外廉泉穴，每日1次，5日为1疗程。

【来源】《中医外治杂志》，1993年第4期。

第九节　湿疹

　　婴儿湿疹，是发生于婴儿头面部的急性或亚急性湿疹样皮肤病，个别婴儿可发生于躯干或四肢。大多数患儿有遗传过敏史，喂养不当、消化不良及环境因素都可成为发病的诱因。临床以湿疹样皮损为特征，属中医学"奶癣"、"湿癣"范畴。

验方

【组成】吴茱萸30g（炒黄），乌贼骨20g，硫黄6g。

【用法】上药共研细末。有渗出液者撒干粉，无渗出液者，同蓖麻油（或香油）调糊，隔日1次，外敷后用纱布固定。

【来源】《中医外治杂志》，2001年第4期。

乌龙膏

【组成】松香120g，表心纸2张，香油250g。

【用法】松香研碎为末，用表心纸包裹成长条，然后用香油浸透。下放碗1个，接点燃后流下药液，候凉备用。湿疹周围用淡盐水洗净，然后用药液涂患处即可。每日5～6次。

【来源】《中医外治杂志》，1997年第1期。

黑豆油膏

【组成】黑豆、氧化锌、香油。

【用法】用铁罐或砂罐盛黑豆2.5～3kg，然后把药罐加上带孔（孔要小于黑豆粒）的铁盖倒置炉上，用锯末或谷糠、煤炭之类的燃料逐渐加热，从罐口接取溜油，注意火力不可太猛，以免黑豆烤焦，影响溜油；罐口与炉底要严密接触，谨防漏火，以免误燃溜油。将黑豆油30ml，氧化锌70g，香油适量调成糊状，装瓶备用。将黑豆油膏涂于患处，纱布覆盖，每日2次，一般3～5日即愈。

【来源】《中医外治杂志》，1996年第4期。

湿疹散

【组成】青黛60g，枯矾15g，川黄柏60g，冰片5g，滑石120g，炉甘石

90g，煅石膏120g。

【用法】上药研细末，过200目筛，置密封瓶中备用。如创面干燥，加凡士林调和药粉涂搽患处。

【来源】《中医外治杂志》，1996年第4期。

婴湿散

【组成】方1：青黛30g，大黄20g，黄柏20g，轻粉10g，海螵蛸20g。方2：青黛30g，大黄20g，黄柏20g，黄连15g，炉甘石30g，冰片10g。

【用法】上药分组研制细末备用。干性型用方1，按2.5∶10比例（药末∶凡士林），将药末徐徐调入烊化冷却后的凡士林内调匀成膏，每日3～4次涂擦病变部位。湿性型用方2，按3∶10比例（药∶油），将药末与凤凰油调成糊状膏（凤凰油即是将煮熟鸡蛋黄，放在锅内用文火煎熬，炼枯去渣存油）。每日3～4次轻轻搽擦患处。每次涂药时要将患处原涂药膏轻轻擦净，尽量避免堆积。

【来源】《中医外治杂志》，1995年第1期。

验方

【组成】洁尔阴、冰硼散。

【用法】用3%洁尔阴湿敷，稍干后撒上冰硼散治疗，每日2次，4日为1疗程。

【来源】《中医外治杂志》，1998年第5期。

湿疹散（用于急性肛周湿疹）

【组成】黄柏50g，龙骨45g，青黛50g，儿茶150g，薄荷30g，冰片5g。

【用法】上药共研细粉，混匀适量，均匀撒布于病灶处，用纱布覆盖固定。早晚各1次，1周为1疗程。并忌食辛辣鱼腥食物。

【来源】《中医外治杂志》，1999年第3期。

石黄散

【组成】熟石膏180g，黄柏60g。

【用法】取上药研极细末，混匀即成。用时取适量，以冷开水调成糊状，涂敷于患处皮肤。

【来源】《中医外治杂志》，1999年第4期。

紫柏油膏

【组成】紫草、黄柏各50g。

【用法】上药研成极细末，取香油150ml，加热后，将紫草和黄柏粉放入香油内均匀混合成膏备用，每日局部涂药3次。

【来源】《中医外治杂志》，2004年第3期。

第十节 溢乳

婴儿溢乳症，是指婴儿最常见的消化系统疾病之一。现代医学属于功能性胃食管反流。其原因是食道下端括约肌发育不成熟及胃排空延迟。中医学认为本病是由于乳食内伤，感受外邪，胃中蕴热或脾胃虚寒等影响胃的正常功能，导致胃失和降，气机上逆而呕吐。总之脾胃中气虚弱是其本，寒热失调、喂养失宜是其外因。

溢乳散

【组成】苍术、厚朴、藿香、砂仁、半夏、丁香、吴茱萸、连翘各5g，生姜10g。

【用法】上药研粗末，生姜捣碎，加少量水拌湿润，炒热后喷撒少许，趁热装入布袋内，热敷上腹部（中脘、上脘穴），外敷热水袋以保持温度，每日2～3次。

【来源】《中医外治杂志》，1997年第1期。

第十一节 疳积

疳积，是积滞和疳证的总称。积滞也叫食滞或食积、停食，是由消化不良引起小儿停食。疳证是由于喂养不当，或多种疾病的影响，使脾胃受损，气液耗伤，导致全身虚弱羸瘦、面黄发枯的小儿常见慢性病证。西医学的小儿营养不良及多种维生素缺乏症属于疳积范围。

一、单方便方

巴豆：用去壳生巴豆一粒，优质大枣一粒。将巴豆子3/4嵌于大枣内，1/4

露于大枣外，露出大枣外的巴豆面外贴于足三里（男左女右），用胶布固定，待局部有轻度烧灼感去掉即可，一般为30～60min。生巴豆对局部皮肤刺激性大，可出现红色丘疹或水疱，一般不需处理。若水疱严重者可按无菌操作，沿水疱下缘推出液体。一般治疗2～3次，间隔时间为3日，以丘疹、水疱消失为宜。（《中医外治杂志》，1997年第3期）

二、秘验方

验方

【组成】方1：桃仁、杏仁各10g，生栀子15g，皮硝20g。方2：花椒8g，砂仁、肉桂各15g，吴茱萸10g。

【用法】本病初起多见实热。症见纳呆口臭，烦躁不安，腹膨便秘，溲黄多饮。此时应用方1；若迁延失治转为虚寒，症见精神萎倦，纳少便溏，腹膨如鼓，尿清肢冷，此刻则应用方2。两方各自研成细末，各加入一撮面粉，方1用米醋调匀，方2用白酒调匀。做成饼状贴敷脐部，外用宽布条捆扎。药饼大小以上能达到"中脘"，下边达到"气海"，两边覆盖天枢穴为好，每日更换1次，3日为1疗程。一般使用2个疗程。

【来源】《中医外治杂志》，1995年第4期。

验方

【组成】桃仁、生山栀各6g，生大黄、杏仁、山楂各5g，皮硝4g，香葱根若干，面粉若干，红枣7枚，鸭蛋1枚。

【用法】前六味药研末，葱根和红枣（去核）捣烂，并与鸭蛋清拌匀制成饼状。敷神阙穴24h后取下。

【来源】《中医外治杂志》，2002年第2期。

验方

【组成】朱砂、胡黄连各3g，公鸡肝1个。

【用法】先将前两味药共研成极细粉，再取未下水洗过的新鲜公鸡肝1个，共捣烂如泥状。

　　将患儿囟门上之头发剃光，旋将鸡肝药泥敷上，任其自干自落。通常敷药泥后，热即逐日减退，面色亦逐渐转红，肌肉逐渐转健，待所敷药泥全部自动落尽，病即愈。

【来源】《中草药外治验方选》，安徽科学技术出版社，1984年。

疳积散

【组成】杏仁、桃仁、山栀、红枣、皮硝各20g。

【用法】上药共研细末备用。每晚睡前取药末20g，加葱白7根，黄酒2滴，蛋清适量调匀，捏成圆形药饼，贴敷脐部神阙穴，外用纱布固定，翌日晨起除去，连敷5次为1疗程。一般使用1～2个疗程。

【来源】《中医外治杂志》，1996年第3期。

消疳散

【组成】生栀子、丁香各30粒，杏仁9g，白胡椒6g，葱头7个，面粉1匙。

【用法】上药研末，用高粱酒适量，鸡蛋1个（用蛋清），调匀，以荷叶为托，贴敷涌泉穴。

【来源】《穴位用药》人民军医出版社，1993年。

治疳灵

【组成】生栀仁30粒，桃仁7粒，皮硝9g，葱头7个，飞罗面1匙，鸡蛋1个去黄，蜂蜜适量。

【用法】上药研为细末，用蜂蜜、蛋清调匀。荷叶为托，贴敷肚皮上，用纱布固定。忌食生冷、鱼腥、点心等。

【来源】《经验奇效良方》。

第十二节 盗汗

盗汗，又称寝汗，是指睡后汗出，醒后汗泄即收的一种病证。小儿盗汗的发生，多由体虚所致。小儿血气嫩弱，若大病久病之后，气血亏损；或先天不足，后天失养的体弱小儿，气阴虚亏。气虚不能敛阴，阴亏虚火内炽，迫津外泄而为汗。

验方

【组成】生黄柏、五倍子各等份。

【用法】上药共研细末，贮瓶中备用，另备5cm×6cm大小的一张医用橡皮膏。施治前先将患儿脐部洗净擦干，然后取药面适量（约将脐窝填满为度），用温开水调药作饼，置于胶布正中，敷于脐内，保留24h换药，作

为1次治疗，并作疗效观察记录。

【来源】《中医外治杂志》，1995年第5期。

止汗散

【组成】五倍子、龙骨、朱砂。

【用法】上药按2：1：1研粉备用。随机用药，睡前将患儿脐部擦净，再将药粉与陈醋调成泥团如蚕豆大小敷于脐中，然后用4cm×4cm大小的胶布一块贴在放好药团的脐眼上，胶布中点对准脐眼。每次敷药12h，3次为1疗程。

【来源】《中医外治杂志》，1995年第4期。

止汗散

【组成】郁金粉12g，牡蛎4g。

【用法】上药和匀，以米汤适量调和，敷双侧乳中穴上，卧时施之。用胶布或清凉膏贴好，防止药粉脱落，24h后更换1次，连续外敷4日为1疗程，如皮肤接触胶布处出现红痒或起疱流水现象者，亦可隔日使用。

【来源】《中医外治杂志》，2002年第6期。

第十三节　面神经炎

面神经炎，指面神经管内段（茎乳突孔内）的急性非化脓性炎症，多因局部吹风受凉后，局部神经营养血管痉挛肿胀受压，造成面神经缺血引起四周性面瘫。

单方便方

斑蝥：斑蝥1只，葱白少许。将斑蝥去双翅及头，研细粉，将葱白切碎，与斑蝥粉调成绿豆大小之丸，然后将药丸放置胶布上，贴于患侧（即口斜的对侧）的颊车穴，8～10h后去之，该处会有一小疱出现，用无菌纱布覆盖。若无效，可用同法贴患侧的下关穴。（《中医外治杂志》，1995年第5期）

第十四节　急性溃疡性口炎

急性溃疡性口炎主要表现为发热、流涎、拒食或进食哭闹。检查可见口腔两侧颊黏膜、齿龈及舌边呈大小不等、界限清楚的溃疡糜烂面，覆盖以黄色腐膜，周围黏膜红肿、舌尖红赤、舌苔黄腻等。

溃疡膏

【组成】茵陈蒿、黄柏、黄连、生地黄、白术、甘草各等份。

【用法】上药研细末、用蜂蜜及75%乙醇调成糊状贴敷脐部；以纱布块覆盖，周围用胶布固定，敷3～4h揭去，每日贴敷1次，4次为1疗程。口腔患处先用4%苏打水清洗，另再涂溃疡散（泼尼松2.5mg×3片，维生素B_1 5mg×3，锡类散0.9g，共研成细末）每日6次，4日为1疗程。

【来源】《中医外治杂志》，1998年第2期。

第十五节　水疝

水疝，是阴囊积水水肿之病证。症见阴囊部肿胀疼痛，阴汗时出，或见阴囊部肿大光亮如水晶状，不红不热；或有瘙痒感，破溃伤流黄水；或于小腹部按之而有水声。相当于西医睾丸鞘膜积液，阴囊水肿等病。

愈疝膏

【组成】仙茅、巴戟天、葫芦巴、党参、黄芪、升麻、柴胡、川楝子、延胡索、乌药、熟地黄、鹿角霜、丹皮、泽泻、川牛膝、云苓各50g，荔枝核、橘核、山药、山萸肉、车前子各100g。

【用法】将麻油1500g与上药纳入锅内文火炸枯，去渣滤净，加铅丹（烘透）600g，熬至滴水成珠不粘指为度，撤下锅来，搅和冷却后每5g置于直径约5cm的圆形牛皮纸内，裹好备用。用时加热贴于两侧肾俞穴，每周更换1次。

【来源】《中医外治杂志》，1998年第4期。

水疝散

【组成】五倍子100g，元明粉、何首乌、白芷、生山栀各50g，甘遂10g，冰片适量。

【用法】上药共研细末，贮瓶密封备用。将水疝散用鸡蛋清调成糊状，涂于患处皮肤上，每日1次，不须包扎，稍候片刻药粉能自行凝结于患处，一般连续5～10次见效，见效后再敷5日以巩固疗效。

【来源】《中医外治杂志》，1999年第1期。

牡苏散

【组成】紫苏叶、生牡蛎各等份。

【用法】上药研为细末，用泡热茶水调匀适量药末，再加用米醋调成黏糊状，加醋时便发出"喳"之声，立即涂敷患处，即调即涂，每日1～5次。复涂前可用温茶水洗净患处，候干再涂药，1周为1疗程。

【来源】《中医外治杂志》，2002年第3期。

第十六节　便秘

　　小儿便秘，是指婴幼儿大便异常干硬，引起排便困难。患儿排便时会因肛门疼痛而哭闹不安，多日便秘的小儿还会出现精神不振、食欲不好、腹胀等症。

一、单方便方

大黄粉：大黄粉10g。白酒适量调成糊状，涂于患儿神阙穴，用纱布固定后，再用热水袋热敷10min左右，每日1次。（《穴位用药》，人民军医出版社，1993年）

二、秘验方

通便散

【组成】生大黄、枳实。

【用法】上药按2∶1比例共研细末，装瓶备用。每次取3g，用醋调成饼状贴于脐部神阙穴，用胶布或纱布固定，每日1次；配合腹部按摩，每日2次；同时改善婴幼儿饮食的内容和习惯，训练排便习惯。

【来源】《中医外治杂志》，1999年第3期。

通便散

【组成】大黄30g，芒硝20g，炒莱菔子15g，芦荟30g。

【用法】上药焙干、研面、过细筛，分20份。每次取1份，以香油或植物油调成糊状，敷以脐部，以纱布或塑料薄膜敷盖，胶布固定。每日1次，每次12～15h，5日为1疗程，胶布过敏者以绷带缠裹。

【来源】《中医外治杂志》，2000年第5期。

大黄冰片散

【组成】大黄10g，冰片2g。

【用法】大黄研成极细粉，与冰片混匀研合，制成散剂备用。将制成的大黄冰片散醋调为糊，置于伤湿止痛膏中心敷脐，每12h换药1次，为巩固疗效，可连续贴2～3次。

【来源】《中医外治杂志》，2000年第6期。

验方

【组成】王不留行籽。

【用法】耳穴贴敷：①取穴，直肠、大肠、小肠、便秘点、脾胃、神门、交感、枕、肾上腺、内分泌。②操作，耳郭常规消毒后，在5mm×5mm大小的胶布中央放一粒王不留行籽，将其贴于双侧耳穴上，用手指按压籽粒，使局部有明显胀、热、痛感，每天2～3次，每次2～3min，以手压有稍痛感者为宜，保留5日后取下，休息2日后再换贴，7日为1个疗程，连续4个疗程。

【来源】《现代中西医结合杂志》，2011年第20卷第26期。

第十七节　尿布皮炎

　　尿布皮炎，是由多种因素引发的在尿布区域的局限性皮炎，多发生于1～4个月婴儿，其主要原因是尿布区域皮肤长时间受尿、便刺激，使皮肤受潮受湿，局部抵抗力降低，加上反复摩擦，同时由于粪便中的氨生成菌在湿尿布上分解产生氨，由氨的刺激作用引发皮炎。

芷柏扑粉

　　【组成】五倍子、白芷、荆芥、黄柏各2份，苍术1份。

　　【用法】上药分别炒炭存性，混合，入粉碎机粉碎，过100目筛备用。取以上药粉45g，加入医用滑石255g，再入粉碎机，混合均匀，每25g塑料袋密闭包装备用。

　　用温水清洗患处，干纱布吸干水分，用棉花蘸本药每日4～5次外扑。如局部表皮剥脱严重，先予涂抹3%硼酸软膏，再外用扑粉。

　　【来源】《中医外治杂志》，1999年第4期。

松花粉合滑石粉

　　【组成】松花粉60g，滑石粉40g。

　　【用法】上药混匀，存放一洁净的医用容器中，治疗时先将患侧洗净、擦干，再用干棉花球蘸取配制好的药粉，拍打外搽患处，有糜烂破损部位应适当多涂，以患处全部拍打外搽为止。每日3～4次。

　　【来源】《中医外治杂志》，2000年第5期。

验方

　　【组成】中药洗剂方：大黄、黄柏、明矾各20g，苦参、蛇床子各30g。青黛散方：青黛、黄柏各15g，滑石、石膏各30g（研极细粉）。

　　【用法】中药洗剂每日1剂，水煎滤取药液约1000ml，每日浸泡外洗患处3次，每次药液加温以不烫手为度。若皮损严重、有脓性分泌物，则先用无菌药棉蘸药液将其清除后再予浸泡冲洗；每次浸洗后，当患处皮肤将干而未干时，予以敷扑青黛散。

　　【来源】《中医外治杂志》，2000年第6期。

第十八节　胎黄

胎黄，是指婴儿出生后，全身皮肤、面目、尿液发黄为主症的一种证候。因与胎禀因素有关，故称"胎黄"或"胎疸"。生理性胎黄，于出生后2～3日出现黄疸，足月儿于出生后10～14天自行消退，禀赋虚弱的早产儿持续较长。一般情况良好，饮食尚可，二便正常；病理性胎黄，于出生后24h即出现，2～3周仍不消退，甚至继续加深，或退而复现，或出生后一周或数周后始出现黄疸，症状较重，精神萎靡，食欲不振，甚则见抽搐，昏迷，危及生命。

加味金黄散

【组成】大黄、黄柏、姜黄、白芷、天南星、陈皮、苍术、厚朴、天花粉、甘草。

【用法】患儿分阳黄与阴黄两类。阳黄类加大生大黄用量，阴黄类加肉桂粉。用藿香正气水将加味金黄散调成糊状，做成直径约4cm、厚约1cm圆形饼状，放置脐中，外用纱布包扎，每日换药2次。

【来源】《中医外治杂志》，1999年第6期。

第十九节　小儿感冒

小儿感冒，是由外感时邪病毒所致，以发热恶寒、头身疼痛、鼻塞喷嚏、喉痒咳嗽等为主要临床表现的外感疾病。由于小儿冷暖不知调节，肌肤嫩弱，腠理疏薄，卫外机能未固，故易于罹患。受病以后，因脏腑嫩弱，故传变较速，且易兼夹痰壅、食滞、惊吓等因素而使病证复杂。本病相当于西医学的上呼吸道感染。

验方

【组成】延胡索、白芥子各60g，甘遂、皂角、桔梗、生川乌各40g，花椒20g，公丁香10g。

【用法】上药粉碎，过100目筛，装入深色瓶中备用。每次用药10g，用黄酒调成膏状，分成六等份，排在方块胶布中间。

将药物贴于膻中、天突、大椎、肺俞、神阙穴，每次贴2h左右，贴后皮肤发红，很少起疱。若患儿感贴处皮肤痒，应提前将药物拿掉。每年的初伏、中伏、末伏3天，各治疗1次，共3次，连续治疗2年，观察治疗效果。

【来源】《中医外治杂志》，2000年第2期。

改良鼻塞包

【组成】改良鼻塞包方1：薄荷30g，紫苏叶25g，蒲公英30g，荆芥30g，防风25g，黄芪40g，冰片10g；改良鼻塞包方2：紫苏叶30g，麻黄15g，黄芪40g，防风30g，冰片5g。

【用法】将上述两方的前五味药干燥后粉碎，与冰片混匀，分成30份，并分装入4cm×6cm大小的纱布袋中，缝好备用。将麝香壮骨膏剪成5cm×7cm大小备用。

风热型选用方1，风寒型选用方2。用时，取药包一个，外敷于小儿前囟，外盖麝香壮骨膏固定。每日1换。

【来源】《中医外治杂志》，2000年第5期。

止咳散

【组成】桃仁5g，山栀子5g，细辛5～10g，杏仁5g，白芥子2.5～5g，大蒜1～2瓣（打成泥）。

【用法】前五味药研粉，再加入蒜泥、鸡蛋白调成糊状，圆形，直径略小于患儿足的横径，洗净两足底，涂上食油或石蜡油后敷上药糊，每昼夜贴1次，每次贴12h。

【来源】《中医外治杂志》，2000年第5期。

羌苍白矾膏

【组成】羌活10g，苍术、白矾各6g。

【用法】上药研为细末，鲜姜汁调膏，敷劳宫穴和涌泉穴。

【来源】《穴位用药》，人民军医出版社，1993年。

杏苏散

【组成】杏仁、紫苏叶、延胡索、桔梗、陈皮、云苓各等份，白蜜8g，葱白3根，生姜1片。

【用法】前六味药共研细末，加入白蜜、葱白、生姜，打烂搅拌成团。

生萝卜汁和大枣共煎汤，冲入药团，调成药饼，敷神阙穴，每12h换药1次。

【来源】《穴位用药》人民军医出版社，1993年。

桑菊饮

【组成】桑叶、菊花、桔梗、连翘、杏仁、薄荷各等份。

【用法】上药共研细末，加葱白、芦根煎汁、白蜜8g，共调为饼，外敷神阙穴。

【来源】《穴位用药》人民军医出版社，1993年。

豉翘薄荷膏

【组成】淡豆豉30g，连翘15g，薄荷10g。

【用法】上药共研细末，过筛。用时取药末20g，加大葱适量，捣匀如膏，敷风池、大椎穴，外用纱布覆盖，胶布固定。取药末10g，填于神阙穴内，用冷水滴药上（四周用面条围住，以防水外溢），待药气入腹内。

【来源】《穴位用药》，人民军医出版社，1993年。

第二十节 小儿淋巴结炎

小儿淋巴结炎，指皮下肿起如核的结块，多由湿痰留聚而成，结块多少不一，不红不肿，不硬不痛，用手触摸，如同果核状软滑而能移动，一般不会化脓溃破。痰核大多生于颈、项、下颌部，亦可见于四肢，肩背。生于身体上部的多兼风热，生于身体下部的多兼湿热。

复方藤甲膏

【组成】藤黄40g，穿山甲25g，红花20g，硇砂10g，龙脑香5g。

【用法】先将红花晒干，再与诸药混合研成细末，过80目筛，以该药粉30%的比例与凡士林制成软膏，贮存备用。

将药膏均薄摊于纱布上，外敷于肿大之淋巴结处，胶布固定，每日换药1次，疗程为10日。治疗期间除针对原发病灶加用青霉素肌内注射或口服头孢类等抗生素外，不作任何处理。

【来源】《中医外治杂志》，2000年第3期。

第二十一节　脱肛

　　脱肛，是直肠黏膜、肛管、直肠全层和部分乙状结肠向下移位并脱出肛门外的一种疾病。

五倍子散

　　【组成】五倍子、椿皮各50g，三七25g，盐酸罂粟碱注射液30mg。

　　【用法】前三味药烘干，研细末，过筛，装入胶囊备用，每粒0.5g。用75%酒精棉球消毒肚脐，用五倍子散1g，盐酸罂粟碱1支调成糊状敷脐，以塑料薄膜覆盖，伤湿止痛膏固定，每次便后清洗肛门脱出肿物，用纱布撒五倍子散复位，每日肚脐换药1次，10日为1疗程，中间停2～3日，再进行下一疗程或连续使用直到症状消失为止。

　　【来源】《中医外治杂志》，2000年第4期。

第二十二节　新生儿硬肿症

　　新生儿硬肿症，系指新生儿期由多种原因引起的皮肤和皮下脂肪变硬，伴有水肿、低体温的临床综合征。单纯由寒冷引起者又称新生儿寒冷损伤综合征，重症多合并多器官功能损害。

验方

　　【组成】乳香、没药、川乌、草乌各8g，肉桂6g，丁香9g，当归、红花、川芎、赤芍、透骨草各15g。

　　【用法】上药共研细末后加入凡士林500g，调和制成软膏抹在纱布棉花垫上，加温包敷在硬肿面。给予保暖，防止烫伤，隔日换药1次。

　　【来源】《中医外治杂志》，2001年第2期。

复方紫草油

　　【组成】虎杖30g，大黄、白芷各18g，乳香、没药各15g，当归20g，地榆25g，红花20g，紫草500g，冰片8g等。

【用法】除冰片外，其余中药洗净、烘干，加入5kg芝麻油，于80℃热水浴上浸渍4～6h，浸液加冰片，然后过滤、灌装，流通蒸汽高温灭菌。最后按每100ml复方紫草油中加入2000mg注射用维生素E针剂混合使用。

【来源】《中医外治杂志》，2001年第4期。

第二十三节　脐疮

脐疮，是由于脐湿长期不愈，或脐带脱落过早，摩擦损伤，感染邪毒，化热生腐侵蚀脐周。症见脐部发红，甚则波及脐部周围，肿胀疼痛，化脓糜烂，兼有发热，烦躁不安。

冰黄散

【组成】大黄50g，黄连30g，冰片15g。

【用法】取大黄，炒炭存性，研末，过100目筛，黄连研末，过100目筛，加入冰片研末，混匀，储瓶备用。

用生理盐水或双氧水清洗脐部，待干后取冰黄散1g左右，外敷于脐部，可用纱布包扎，也可不用，每日1～2次。

【来源】《中医外治杂志》，2001年第3期。

第二十四节　斜疝

斜疝，是腹股沟区出现的可复性肿块，开始肿块较小，仅在病人站立、劳动、行走、跑步、剧咳或婴儿啼哭时出现，平卧或用手压时肿块可自行回纳、消失不见。右侧腹股沟疝较为多见。

单方便方

吴茱萸：先将疝块回纳至腹股管皮下环，吴茱萸粉醋调敷环口及四周，环口上压直径2cm左右硬币1枚，绷带固定。隔日换药1次。（《中医外治杂志》，

2001年第5期）

第二十五节　鹅口疮

　　鹅口疮又称雪口，中医认为主要是由于胎中伏热，蕴积心脾二经，熏蒸上窍，营养不良所致。病后体弱的婴幼儿易患。

蜘蛛枯矾散

　　【组成】蜘蛛1个（腹大色黑者佳），白矾5g，明雄黄少许。

　　【用法】将白矾放铁勺内，再将蜘蛛放白矾上面，用火烧炼，以白矾无稀液、蜘蛛干为度，凉后取出加入明雄黄少许，共研成细末，贮瓶备用。用时取少许吹入口糜处，每日2～3次。

　　【来源】《中医外治杂志》，2001年第5期。

吴附膏

　　【组成】吴茱萸10g，附子10g等。

　　【用法】上药共研细末，用食醋调成糊状，外敷足心涌泉穴，胶布固定，每日1次。

　　【来源】《中医外治杂志》，2006年第6期。

第七章

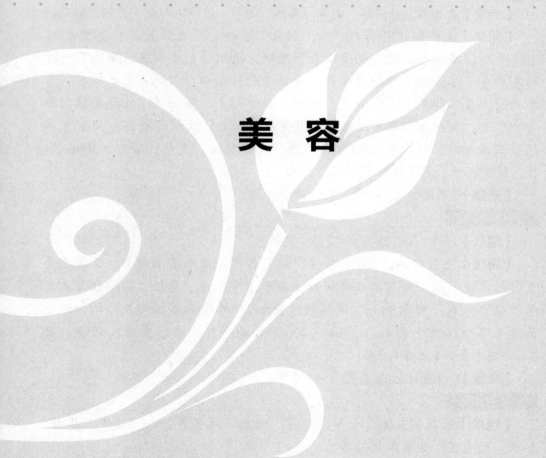

美　容

第一节　痤疮

痤疮，俗称青春痘、粉刺、暗疮，中医古代称面疮，酒刺，是一种发生于毛囊皮脂腺的慢性皮肤病，多发于头面部、颈部、前胸后背等皮脂腺丰富的部位。痤疮（青春痘）的主要临床表现为黑头粉刺、白头粉刺、炎性丘疹、脓疱、结节、囊肿，易形成色素沉着、毛孔粗大甚至瘢痕样损害。

倒膜粉

【组成】蛇舌草、益母草、黄芩、黄连、赤芍、地榆、归尾、连翘、白芷。

【用法】上药各适量研成细末，制成倒膜粉。用法如下：①清洁皮肤。患者平卧，用清水或洗面奶清洁表面皮肤；②用磨砂膏彻底清除毛孔内污垢及死皮；③涂按摩膏按摩面部，并在痤疮所在相应穴位上重点按摩，如额部的上星、印堂，鼻部迎香、巨髎，颊部颊车、下关等；④施面膜。擦去按摩膏，用脱脂棉将眉、眼、口做保护性遮盖，取倒膜粉250g用30℃水适量调成糊状，迅速敷盖面部，倒膜粉自行变硬，发热，冷却，30min取掉，涂收缩水，每5日1次，3次1疗程。

【来源】《中医外治杂志》，1994年第1期。

浮萍散面膜

【组成】浮萍10g，珍珠粉1g等。

【用法】上药研细，过100目筛，封装备用。温水清洁面部，常规消毒炎症性皮疹，黑头粉刺用痤疮针或小镊子清除脓疱、角栓，涂擦红霉素软膏于伤口，离子喷雾5min，浮萍散适量加2/3蜂蜜调成稀糊状，均匀涂于面部（眼口除外）约4mm，30～40min后洗净，外涂维生素B_6软膏，每5～7日1次，4次为1疗程。

【来源】《中医外治杂志》，1997年第2期。

金黄散加味

【组成】天花粉500g，大黄、白芷、黄柏、姜黄各250g，陈皮、厚朴、苍术、天南星、甘草各100g等。

【用法】上药共研细末，过80目筛。以雄黄100g，冰片、薄荷冰各

50g，入上药末内研至均匀且手捻无粗颗粒。临症如见皮损色鲜红，顶有脓尖、痛痒较重者在面膜粉内加10%白蔹粉；皮损色暗红、按之有硬结者加10%当归粉；皮损油脂多伴黑头白头粉刺者加白藓皮10%和升华硫黄5%。

用时取加味金黄散15～25g，以凉茶水调成糊状，均匀涂于皮损及周围，厚约2～4mm。每晚1次，每次做30min，稍干则以水润湿。

【来源】《中医外治杂志》，1998年第1期。

中药倒模

【组成】硫黄5g，大黄5g，枯矾10g，黄连4g，黄柏5g，薄荷6g，菊花6g，冰片1g，牡蛎6g。

【用法】上药研成极细粉末。每次用霜剂基质5g，加入药末2g，调成糊状。

先记下治疗者面部丘疹、脓疱、囊肿数目。操作者清洗双手，患者仰卧，用毛巾扎好头发，治疗巾铺于颈部。用温开水清洗患者面部，然后用洗面奶洁面，不用磨砂膏而直接在洁面后将药物均匀涂于面部（眼、鼻、口不能入药）进行按摩。其手法及顺序应沿皮脂腺排出管及颜面肌束方向进行：①双颊螺旋式按摩；②皱眉肌弹拨；③鼻旁按摩；④额部螺旋式按摩；⑤消鱼尾纹螺旋式按摩；⑥眼轮匝肌圆形按摩；⑦口轮匝肌圆形按摩；⑧下颌弹拨；⑨双颊颤抖及啄叩；⑩额部叩击。每组手法做20～30次，全过程约15～20min，按摩完毕再均匀涂上一层药物。在整个按摩过程中，同时使用离子喷雾器进行蒸汽浴。最后用干燥脱脂棉遍盖发际、眼、眉、口，取医用石膏300g加40℃温水200～250ml，调成糊状，迅速从额部开始均匀涂布于整个面部（留出鼻孔呼吸）。石膏经凝固成模，由热至冷却，全过程约20～25min，取下石膏模和遮盖物，将多余药末擦掉。每6日作1次，1月为1疗程，2个疗程后观察效果。若伴有粉刺者和脓疱者在治前先用粉刺针排出，但注意消毒。

【来源】《中医外治杂志》，1996年第6期。

中药倒喷法

【组成】白芷、白及、白僵蚕、茯苓、薄荷、艾叶各等份。

【用法】上药研成细末，用蜂蜜调成糊状。操作如下：①洁面；②紫外线负离子行热喷雾5～8min后接冷喷雾15min；③涂按摩膏按摩面部皮肤，并对面部相应穴位（印堂、太阳、攒竹、鱼腰、丝竹空、睛明、四白、承泣、童子髎、人中、下关、颊车、地仓、承浆）做补泻按摩；④擦去按摩膏，先用酒精擦患处，再用痤疮针排出成熟的粉刺和黑头，用热毛巾湿敷面部后再涂面膜；⑤将上中药面膜均匀涂敷面部2～3min，眼睛周围、眉毛及上下唇不宜涂；⑥20～30min后揭去面膜，涂上润肤品。每周3次，余4日均为洁面后自行倒膜。2周为1疗程。

【来源】《中医外治杂志》，1998年第3期。

升丹膏

【组成】红升丹一耳匙（0.3g），皮炎平2支（40g）。

【用法】上药调和备用。清洗患处，取调好的药膏少许擦于患处，如擦雪花膏状，每日擦1～2次，连用1～2日后停药3日，为1疗程。

注意：升丹有一定毒性，不可大面积长期用药，如连用5～7个疗程未治愈者则不可再用。

【来源】《中医外治杂志》，1999年第4期。

中药面膜（用于毛囊虫皮炎、酒渣鼻、面游风）

【组成】金银花、紫花地丁、黄柏、苦参各50g。

【用法】上药加水3000ml，浸泡15min，煮沸20min，将两次滤出的药液混合，再浓缩至500ml，装瓶备用。

首先常规洁面，继用75%乙醇棉签进行面部消毒，采用高压消毒过的暗疮针清除成熟的脓疱疹及鳞屑，然后在患处薄涂20%甲硝唑霜，取面膜粉（市售）30g，放入面膜调拌碗中，加入上述中药液30ml，混匀成稀糊状，均匀敷于颜面部（眼眶、鼻孔及口唇除外），待面膜干裂（约1h），操作者用手指揭起面膜，洗脸，拭干面部，外搽少许收缩水，每5日做1次，4次为1疗程。

【来源】《中医外治杂志》，2000年第1期。

陈小粉（用于面部疔疮）

【组成】陈小粉。

【用法】将陈小粉以醋适量调成糊膏状，直接遍敷于病变处（有胡须、毛发处须隔一层薄棉纸外敷，以防换药时不致因药膏干硬而拔掉毛发、胡须等），每日1次，直至炎性肿块消失，若患处自溃出脓，则改用他药换药治疗。

【来源】《中医外治杂志》，2000年第2期。

千捶膏（用于面部疔疮）

【组成】土木鳖5个（去壳），巴豆肉5粒，苦杏仁（去皮）3g，蓖麻仁23g，真铜绿3g，制乳香、制没药各10g，嫩松香125g。

【用法】先将后四味药分别研末和匀，再将余药分别研碎，置石臼内捣和，然后边捣边加入以上药末，直至成膏为度，贮罐备用。冬季温度较低，不易成膏，故最好在夏季制作。

用时取适量药膏，按疮形大小捏成0.5cm厚之药饼，置胶布或膏药上外贴，已溃可按疮口之深浅，捏成图钉状之药丁插入疮口，待脓尽，仍以药饼外贴，直至收口。未溃者3日1换，已溃者2日1换，一般3～7日即可。肿胀范围较大者，可加贴马氏青敷，全身症状明显或有并发症者，可选用七星剑汤、五味消毒饮、黄连解毒汤、疔毒复生汤、犀角地黄汤，随证加减内服。

【来源】《中医外治杂志》，2000年第5期。

中药消痤粉

【组成】丹参、金银花各100g，黄芩、连翘、生薏苡仁、蒲公英、皂刺各60g，大黄、白芷、防风各40g。

【用法】按上述处方量或倍量称取药材，淘洗干净，干燥，80℃灭菌2h，粉碎，过100目筛，细粉装入洁净瓶内密闭备用。

首先采用适宜油性皮肤的洗面奶洁肤，同时加用紫外线离子喷雾10min。对不是严重痤疮的患者，可用消痤粉与按摩膏混合进行经络按摩，同时应用离子喷雾15min，后将适量的消痤粉用蒸馏水调成糊状，均匀涂布于患处，再行石膏倒膜25min，去膜，净面即可。以上治疗每周1次。

【来源】《中医外治杂志》，2000年第5期。

中药面膜

【组成】大黄、黄芩、黄连、白及、硫黄各等份。

【用法】上药共研细末，过80目筛，袋装备用。治疗时宜先清洁面部皮肤，根据病变部位范围大小取适量备用面膜粉用开水调和成糊状，待稍凉后均匀地涂敷于患部1～2mm厚，其上再覆以等范围大小塑料薄膜以保湿，约30min后去除面膜，洗净面部即可，此为1次治疗。每日治疗1次，1周为1疗程。

【来源】《中医外治杂志》，2001年第2期。

颠倒散加味

【组成】大黄、硫黄、芦荟各等份，轻粉1/10。

【用法】大黄、硫黄、轻粉研末，过120目筛备用。用时清水洁面后，以适量芦荟水调糊状外敷皮损处，1～2h后洗去，每日1～2次，连续治疗10日后判断疗效。治疗期间忌服辛辣肥腻油炸之品。

【来源】《中医外治杂志》，2001年第5期。

验方

【组成】黄连、黄柏、黄芩、金银花各10g，当归、桃仁、赤芍各15g，蒲公英、野菊花、丹参各30g，甘草6g。

【用法】上药研细粉用温水调匀涂在痤疮患处。

【来源】《中医外治杂志》，2001年第6期。

中药面膜

【组成】天花粉、黄连、大黄、苦参各120g，甘草80g，土茯苓、白芷、白及各100g。

【用法】上药研成细末，过80目筛，加入硫黄粉80g，再按2∶1的比例加入医用淀粉，即为面膜散。

嘱患者用温水洗净面部后仰卧。取面膜散60～80g，加开水调成糊状，用敷料遮盖好口、眼部，然后将药糊敷在面部厚约4～5mm。再用面膜贴在药糊外，用手轻拍数下。注意要保持鼻孔通气顺畅。待40min后，揭去面膜，用压舌板刮掉药膜，用干毛巾擦净面部。嘱患者治疗当天不再洗脸，少吃辛辣、肥甘之品，多食蔬菜，保持睡眠充足。隔日治疗1次，7次为1疗程。

【来源】《中医外治杂志》，2002年第4期。

自制蟹黄膏

【组成】山慈菇30g，青黛、黄柏、大黄各10g，硫黄5g。

【用法】上药共研细末，加入105g凡士林中，调匀，装瓶备用。每晚睡前温开水洗脸后，将药膏涂于面部患处厚约2～3mm，上覆消毒纱布块，次日清晨用茶叶水将药膏洗去，每晚1次，7日为1疗程。

【来源】《中医外治杂志》，2003年第4期。

第二节　黄褐斑

　　黄褐斑又名肝斑，是发生于面部的黄褐或深褐色斑片。大小不定，形状不规则，边界清楚，基本对称，常分布于颧、颈、鼻或口周，无任何自觉症状，但会影响美观。夏季颜色加深，临床表现女性多见，尤其好发于育龄期妇女，男性也可发生。

祛斑面膜霜

【组成】白附子、白芷、白僵蚕、当归、红花各等份。

【用法】上药研成粉末状制成霜剂。用法如下：①先让患者平卧，三角巾包扎头部，用3%双氧水清洁面部。②用自制的祛斑面膜霜15g左右分五点式涂布于双颊、额、鼻及下颌处。③借助祛斑面膜霜的滑润作用，顺皮肤纹理，肌肉走向，经络走行进行十二组手法按摩。上述手法做完后再薄涂一层药物霜。④用薄层脱脂棉花将口、眼行保护性遮掩，留出鼻孔以便呼吸。⑤取口腔科用石膏粉400g，用40℃左右清水调成糊状（夏季可用冷水调），迅速而均匀地涂敷于面部，并盖上毛巾，任其发热至冷却。⑥待完全冷却后，目额部掀起已凝固的成型石膏膜，用纱布擦去多余擦剂。一般隔6日做1次，8次为1疗程，每日外搽2次祛斑面膜霜。

【来源】《中医外治杂志》，1997年第3期。

自拟祛斑膏

【组成】制硫黄、密陀僧、冰片各1g（研极细末），维生素E注射液5mg。

【用法】上药加入白凡士林10g调匀，瓶装备用，根据需要可按比例配用。早晚用凉水清洗患部，再涂祛斑膏，并加以按摩至局部发热为度。用药期间可出现患部及周围正常皮肤颜色变黑，这属正常反应。

【来源】《中医外治杂志》，1999年第3期。

验方

【组成】桃仁、白杏仁、麦冬、白术各50g，牛蒡子、红花各10g。

【用法】将杏仁、桃仁用清水浸泡24h，捞出后去皮、晾干，研成极细药面。另将麦冬、牛蒡子、红花研碎，过180目筛，两药末混合，放瓶内备用。

每晚临睡前，用温水洗净脸部，待干后取鲜鸡蛋清一个，放入干净小碗内，取药面调成糊状，用压舌板均匀涂于黄褐斑处，干后带药入睡，次日早起床后即揭去面膜，每日1次，7日为1疗程，坚持使用2～3个疗程，休息3～5日，继续巩固使用1个疗程。

【来源】《中医外治杂志》，2000年第5期。

验方

【组成】白芍、白及、白芷、浙贝母、红花、西洋参、密佗僧。

【用法】白芍1份，大白及（去皮）2份，大白芷（去皮）1份，浙贝母2份，红花2份，西洋参1份等洗净水煎过滤，浓缩备用。密佗僧1份研末，过200目细筛，取羊毛脂、甘油等为复合基质。诸药混匀，使膏色淡黄，膏体细腻，微具芳香，黏度适中，分装备用。

用时涂擦患处，轻轻按摩10min以上，早、晚各1次，部分病人配合面膜使用，1个月为1疗程。

【来源】《中医外治杂志》，2001年第1期。

验方

【组成】绿豆粉240g，白芷6g，防风3g，白僵蚕6g，滑石粉3g。

【用法】上药共研成极细粉，瓶贮备用。每晚于临睡时取适量用温开水调和涂搽面部，翌晨以温水洗去。通常连用5～7周。

【来源】《中草药外治验方选》，安徽科学技术出版社，1993年。

第三节　美白

五白散

【组成】白菊花、白芷、白及、白蔹、白附子等。

【用法】上药研成细末制成面膜粉。患者平卧，先用洗面奶清洁面部皮肤，紫外线负离子喷雾（免开紫外光灯）15min，用磨砂膏清洗毛孔污垢及死皮。涂按摩膏按摩面部，对神庭、上星、头维、印堂、山根、四白、太阳、承泣、阳白、上关、下关、迎香、地仓、颊车等穴位行重点按摩。擦去按摩膏，用脱脂棉球将眉、眼及口做保护性遮盖，取适量五白散面膜粉，用30℃水搅拌调成糊状，迅速敷盖整个面部，厚度0.8cm，颜面周边用毛巾护围，30min后揭掉面膜，隔日1次，6次为1疗程。

【来源】《中医外治杂志》，1995年第3期。

双白散

【组成】白芷、白附子（两者比例6∶4）。

【用法】取极干燥药材研碎，过100目筛子。每晚用新鲜绿茶调成糊状，均匀涂在患处。

【来源】《中医外治杂志》，1995年第6期。